Marc d'Avoine

Arzt und Praxis in Krise und Insolvenz

RWS-Skript 372

Arzt und Praxis
in Krise und Insolvenz

3., neu bearbeitete Auflage

von

Rechtsanwalt Dr. Marc d'Avoine,
Fachanwalt für Steuerrecht und Handels- und Gesellschaftsrecht, Ratingen

RWS Verlag Kommunikationsforum GmbH · Köln

Die Deutsche Nationalbibliothek verzeichnet diese Publikation in der Deutschen Nationalbibliografie; detaillierte bibliografische Daten sind im Internet über http://dnb.d-nb.de abrufbar.

© 2019 RWS Verlag Kommunikationsforum GmbH
Postfach 27 01 25, 50508 Köln
E-Mail: info@rws-verlag.de, Internet: http://www.rws-verlag.de

Satz und Datenverarbeitung: SEUME Publishing Services GmbH, Erfurt
Druck und Verarbeitung: Hundt Druck GmbH, Köln

Vorwort zur 3. Auflage

Aus dem Blickwinkel vieler Patienten erscheinen Ärzte oft als „Spitzenverdiener". Das trifft für diverse Fachärzte sicher auch zu. Bei den selbständigen „Fachärzten für Allgemeinmedizin" kann die Realität durchaus anders aussehen, ebenso bei Praxen, die einen geringen Anteil an Privatpatienten versorgen. Aber nicht nur die Umsätze, Kosten und Ergebnisse können Auslöser für wirtschaftlich angespannte Situationen einer Einzel- oder Gemeinschaftspraxis oder eines medizinischen Versorgungszentrums (MVZ) sein. Auch das Umfeld der Ärzte und außerberufliche Ursachen lösen mitunter wirtschaftliche Schieflagen aus, welche in eine existenzielle Krise des Arztes, der Praxis oder des medizinischen Versorgungszentrums münden können. Die Krise kann überwunden, gar beherrscht und gelöst werden. Deren Erkennung, Analyse und Behandlung sowie Lösung im Interesse aller Beteiligten bei gleichzeitigem Praxiserhalt ist ein Ansatz dieses Werkes.

Dass wirtschaftliche Schieflagen nicht vor freiberuflichen Praxen und Berufen wie denen des Arztes Halt machen, zeigen die statistischen Werte: Das Statistische Bundesamt meldete für 2018 insgesamt 19.000 Unternehmensinsolvenzen. Darunter sind nicht nur Kapitalgesellschaften aus unterschiedlichen Branchen, sondern auch Kleingewerbe, Freiberufler und ebenso Ärzte. Im Gesundheits- und Sozialwesen waren 444 eröffnete Insolvenzverfahren zu verzeichnen. Bezogen auf 10.000 Unternehmen entsprach dieses laut „Destatis" einer „Insolvenzhäufigkeit" von 83 Fällen. Insolvenzen sind auch bei Ärzten und Medizinischen Versorgungszentren (MVZ) inzwischen keine exotischen Erscheinungen mehr, sondern gehören zum Wirtschaftskreislauf.

In der Bundesrepublik sind aktuell rund 385.000 Ärzte aktiv, darunter sind rund 95.000 Zahnärzte. Wie aus dem „Ärztemonitor 2018" der KBV hervorgeht, bewerten rund 27 Prozent der berufstätigen Ärzte die wirtschaftliche Situation negativ. Als negativ werden mitunter auch die Prüfungen (und Beanstandungen) der Abrechnungen durch die Kassenärztliche Vereinigung (KV) und die zunehmend intensiven Kontrollen der Kostenträger bzw. Krankenkassen bewertet, gerade in der Krise der (Gemeinschafts-)Praxis und des Medizinischen Versorgungszentrums.

Restrukturierungen von Einzel- oder Gemeinschaftspraxen sind komplex, Sanierungen in „MVZ-Fällen" sind meist noch anspruchsvoller. Aber schon im Fall eines allein praktizierenden Arztes stellen sich beim „Heilverlauf" besondere Aufgaben. Der Arzt kann Gesundheits- und Behandlungsfragen sicher allein abwägen und beantworten. Aber er ist meist kein Sanierungs- oder gar Insolvenzprofi. Daher braucht der Arzt Sanierungsempfehlungen und geleitete Handlungsabläufe für seine Praxis in der Krise. Parallel dazu ist jederzeit die bestmögliche Versorgung der Patienten zu gewährleisten. Vor diesem Hintergrund sollen der Arzt, die Praxis und das Medizinische Versorgungszentrum in der Krise und Insolvenz beleuchtet und Sanierungschancen dargestellt werden. Soweit den betroffenen Praxen, aber auch Beratern für die Krise und Insolvenz ein Leitfaden gegeben werden kann, ist ein Ziel dieses Werkes erreicht.

Der Aufbau des Werkes orientiert sich an dem „Lebenszyklus" einer Arztpraxis. Zunächst werden die rechtlichen Umstände und der juristische Rahmen für den Arzt in der Einzelpraxis, aber auch als Gesellschafter einer Gesellschaft bürgerlichen Rechts (GbR) erläutert. Sodann werden die Werkzeuge und Mittel dargestellt, die eingesetzt werden können, um Krisen früh zu erkennen, idealerweise rechtzeitig geeignete Maßnahmen zum Turnaround zu ergreifen und rasch die Krise zu überwinden. Der Hauptteil beschäftigt sich mit der außergerichtlichen Sanierung der ärztlichen Praxis oder des Medizinischen Versorgungszentrums und der Sanierung im eröffneten Insolvenzverfahren. Dabei wird auf die im gerichtlichen Verfahren bestehenden Einschränkungen des Arztes eingegangen. Der Ablauf des Insolvenzverfahrens, Rechte und Pflichten der Beteiligten, die Beendigung des Verfahrens (mit Restschuldbefreiung) sowie der Insolvenzplan sind Gegenstand besonderer Betrachtung. Am Ende beschäftigt sich das Werk mit dem Pfändungsschutz, dem Handeln und Wirken des Arztes im Insolvenzverfahren bis zur Beendigung desselben sowie Spezialfragen zu Ärzten in der Insolvenz.

Ratingen, im März 2019   *Marc d'Avoine*

Inhaltsverzeichnis

Literaturverzeichnis

Kommentare

Andres/Leithaus
  Insolvenzordnung: InsO, Kommentar, 4. Aufl., 2018
  (zit.: Andres/Leithaus/*Bearbeiter*, InsO)

Ascheid/Preis/Schmidt
  Kündigungsrecht Großkommentar zum gesamten Recht der Beendigung
  von Arbeitsverhältnissen, 5. Aufl., 2017
  (zit.: Ascheid/Preis/Schmidt/*Bearbeiter*, KündigungsR)

Bamberger/Roth
  Beck'scher Online-Kommentar zum BGB, 37. Edition
  (Stand: November 2013)
  (zit.: BeckOK-BGB/*Bearbeiter*)

Braun, Eberhard (Hrsg.)
  Insolvenzordnung, Kommentar, 7. Aufl., 2017
  (zit.: Braun-InsO/*Bearbeiter*)

Erfurter Kommentar zum Arbeitsrecht
  hrsg. von Müller-Glöge/Preis/Schmidt, 19. Aufl., 2019
  (zit.: ErfKomm/*Bearbeiter*)

Henssler/Strohn
  Gesellschaftsrecht, 4. Aufl., 2019
  (zit.: *Bearbeiter*, in: *Henssler/Strohn*, Gesellschaftsrecht)

Kayser/Thole
  Heidelberger Kommentar zur Insolvenzordnung, 9. Aufl., 2018
  (zit.: HK-*Bearbeiter*, InsO)

Jaeger/Henckel
  Konkursordnung, Großkommentar, 9. Aufl., 1997

Kindl/Meller-Hannich/Wolf (Hrsg.)
  Gesamtes Recht der Zwangsvollstreckung, ZPO, ZVG, Nebengesetze,
  Europäische Regelungen, Kosten, Handkommentar, 3. Aufl., 2016
  (zit.: RechtZV/*Bearbeiter*)

Kübler/Prütting/Bork (Hrsg.)
  InsO – Kommentar zur Insolvenzordnung, 77. Ergänzungslieferung
  (Stand: Mai 2018)
  (zit.: Kübler/Prütting/Bork/*Bearbeiter*, InsO)

Münchener Kommentar zum Bürgerlichen Gesetzbuch
  hrsg. von Säcker/Rixecker, 7. Aufl., 2015
  (zit.: MünchKomm-BGB/*Bearbeiter*)

Münchener Kommentar zum Handelsgsetzbuch
hrsg. von Karsten Schmidt, Bd. 1: §§ 1–104a, 4. Aufl., 2016
(zit.: MünchKomm-HGB/*Bearbeiter*)

Münchener Kommentar zur Insolvenzordnung
hrsg. von Kirchhof/Stürner/Eidenmüller, Bd. 1: §§ 1–79, 3. Aufl., 2013
Bd. 2: §§ 80–216, 3. Aufl., 2013, Bd. 3: §§ 217–359, 3. Aufl., 2014
(zit.: MünchKomm-InsO/Bearbeiter)

Münchener Kommentar zur Zivilprozessordnung
hrsg. von Krüger/Rauscher, 5. Aufl., 2016 f.
(zit.: MünchKomm-ZPO/*Bearbeiter*)

Musielak/Voit
Kommentar zur Zivilprozessordnung, 15. Aufl., 2018
(zit.: Musielak/Voit/*Bearbeiter*, ZPO)

Nerlich/Römermann
Kommentar zur Insolvenzordnung, 38. Ergänzungslieferung
(Oktober 2018)
(zit.: Nerlich/Römermann/*Bearbeiter*, InsO)

Palandt
Bürgerliches Gesetzbuch, 78. Aufl., 2019
(zit.: Palandt/*Bearbeiter*, BGB)

Ratzel/Lippert/Prütting
Kommentar zur (Muster-)Berufsordnung für die in Deutschland tätigen
Ärztinnen und Ärzte, 7. Aufl., 2018

Saenger
Zivilprozessordnung, FamFG, Europäisches Verfahrensrecht,
Handkommentar, 7. Aufl., 2017
(zit.: Saenger-ZPO/*Bearbeiter*)

Schmidt, K.
Insolvenzordnung (InsO), Kommentar, 19. Aufl., 2016
(zit.: Schmidt-InsO/*Bearbeiter*)

Schoch
Informationsfreiheitsgesetz (IFG), Kommentar, 2. Aufl., 2016,
(zit.: *Schoch*, IFG)

Uhlenbruck
Insolvenzordnung: InsO, Kommentar, Bd. 1, 15. Aufl., 2019
(zit.: Uhlenbruck-InsO/*Bearbeiter*)

Wimmer
Frankfurter Kommentar zur Insolvenzordnung, 9. Aufl., 2018
(zit.: *Bearbeiter-FK*, InsO)

Handbücher/Monographien

Beck/Depré
Praxis der Insolvenz, Ein Handbuch für die Beteiligten und ihre Berater,
3. Aufl., 2017
(zit.: Beck/Depré-*Bearbeiter*, Praxis der Insolvenz)

Brünkmans/Thole
Handbuch Insolvenzplan, 2016
(zit.: *Bearbeiter*, in: Brünkmans/Thole, Handbuch Insolvenzplan)

Bunzel
Insolvenz des Apothekers, unveröffentlichte Dissertation, Universität zu
Köln, 2013 (zit.: *Bunzel*, Insolvenz des Apothekers)

Frege/Keller/Riedel
Insolvenzrecht, 8. Aufl., 2015

Gogger
Insolvenzgläubiger-Handbuch, 3. Aufl., 2011

Gottwald
Insolvenzrechts-Handbuch, 5. Aufl., 2015

Grau
Die Insolvenz des selbständigen Freiberuflers aus der Sicht des
Verwalters, 2010

Harlfinger
Der Freiberufler in der Insolvenz, Kiel 2005

Ott/Göpfert
Unternehmenskauf aus der Insolvenz, 2. Aufl., 2011

Pape
Gläubigerbeteiligung im Insolvenzverfahren, 2000

Reul/Heckschen/Wienberg
Insolvenzrecht in der Gestaltungspraxis, 2. Aufl., 2018

Ries/Schnieder/Althaus/Großbölting/Voß
Arztrecht: Praxishandbuch für Mediziner, 3. Aufl., 2012

Sinz/Hiebert/Wegener
Verbraucherinsolvenz, 3. Aufl., 2014

Smid/Rattunde/Martini
Der Insolvenzplan, 4. Aufl., 2015

van Zwoll/Mai/Eckardt/Rehborn
Die Arztpraxis in Krise und Insolvenz, 2. Aufl., 2011

Aufsätze

Armbrüster
Die Schranken der „unbeschränkten" persönlichen Gesellschafterhaftung in der BGB-Gesellschaft, ZGR 2005, 34

Arnold/Dötsch
Persönliche Haftung für Altschulden beim Eintritt in eine GbR, DStR 2003, 1398

Bange
Die Veräußerung einer Arztpraxis im Rahmen eines (Liquidations-) Insolvenzplanverfahrens, ZInsO 2006, 362

Berger
Die unternehmerische Tätigkeit des Insolvenzschuldners im Rahmen der Haftungserklärung nach § 35 Abs. 2 InsO, ZInsO 2008, 1101

Beyer/Beyer
Verkauf von Kundendaten in der Insolvenz – Verstoß gegen datenschutzrechtliche Bestimmungen?, NZI 2016, 241

Boehme
Neue Grundsätze zur Haftung des Beitretenden für alte GbR-Schulden, NZG 2003, 764

Bork
The Scheme of Arrangement, International Law Review 2012, 477

Canaris
Die Übertragung des Regelungsmodells der §§ 125–130 HGB auf die Gesellschaft bürgerlichen Rechts als unzulässige Rechtsfortbildung contra legem, ZGR 2004, 69

Cranshaw
Sanierungsunterstützende Maßnahmen des Kreditgebers außerhalb der „klassischen" Kreditgewährung, ZInsO 2008, 421

d'Avoine
Fortführung eines Apothekenbetriebs d. den Insolvenzverwalter, ZInsO 2015, 1725

Dauner-Lieb
Ein neues Fundament für die BGB-Gesellschaft, DStR 2001, 356

Ebenroth/Müller
Die Abfindungsklausel im Recht der Personengesellschaften und der GmbH-Grenzen privatautonomer Gestaltung, BB 1993, 1153

Ehlers
Chancen des Insolvenzrechts noch nicht angekommen?, NJW Editorial Heft 49/2009

Gerster

Insolvenzplan, „das unbekannte Wesen" oder „der Maßanzug des Insolvenzrechts"?, ZInsO 2008, 437

Großbölting/Jaklin

Zulassungsentzug, NZS 2002, 525

Grunewald

Anmerkung zu BGH, Urt. v. 22.1.2004 – IX ZR 65/01, JZ 2004, 683

Gutmann

Wundersames zur Haftung des Neugesellschafters für Altverbindlichkeiten der GbR, NZG 2005, 544

Gutsche

Die schicksalhafte Begegnung der Dauerschuldverhältnisse mit der „Freigabe" gem. § 35 Abs. 2 InsO, ZVI 2008, 41

Habersack

Die Anerkennung der Rechts- und Parteifähigkeit der GbR und der akzessorischen Gesellschafterhaftung durch den BGH, BB 2001, 477

Haberzettl

Die Freigabe im Insolvenzverfahren, NZI 2017, 474

Hess/Röpke

Die Insolvenz der kammerabhängigen freien Berufsangehörigen, NZI 2003, 233

Holzer

Erklärungen des Insolvenzverwalters bei Ausübung einer selbständigen Erwerbstätigkeit des Schuldners, ZVI 2007, 289

Kleindiek

Eintrittshaftung in der BGB-Gesellschaft, in: Crezelius/Hirte/Vieweg (Hrsg.), Festschrift für Volker Röhricht zum 65. Geburtstag, Gesellschaftsrecht – Rechnungslegung – Sportrecht, S. 315 (zit.: *Kleindieck*, in: Festschrift Röhricht)

Kluth

Die freiberufliche Praxis „als solche" in der Insolvenz – „viel Lärm um nichts"?, NJW 2002, 186

Lenger/Bauchowitz

Bei Risiken und Nebenwirkungen … Widerruf der Apothekenzulassung?!, NZI 2015, 494

Mai

Therapieempfehlung: Insolvenzplan – Ein Praxisbericht aus der Arztinsolvenz, ZInsO 2008, 414

Mayer

Neues zur Buchwertklausel in Personengesellschaftsverträgen, DB 1990, 1319

Mitlehner
Wirkung der Eröffnung des Insolvenzverfahrens auf Kreditsicherungsrechte an Immobilien, Sachen, Rechten und Forderungen, ZIP 2015, 60

Morawietz
Nachvertragliche Wettbewerbsverbote beim Ausscheiden aus einer ärztlichen Gemeinschaftspraxis, NJOZ 2008, 3813

Morshäuser/Falkner
Unternehmenskauf aus der Insolvenz, NZG 2010, 881

Münchner Empfehlungen
zur Wahrung der ärztlichen Schweigepflicht bei Veräußerung einer Arztpraxis, MedR 1992, 207

Neu/Ebbinghaus
Die Feststellung der Zahlungsunfähigkeit und die Prognoseproblematik, ZInsO 2012, 2229

Neuhof
Sanierungsrisiken der Banken: Die Vor-Sanierungsphase, NJW 1998, 3225

Pape
Änderungen im eröffneten Verfahren durch das Gesetz zur Vereinfachung des Insolvenzverfahrens, NZI 2007, 481

Pardey
Der Vollstreckungsschutz des Kraftfahrzeughalters nach §§ 811, 812, 850f ZPO, DGVZ 1987, 180

Peifer
Rechtsfähigkeit und Rechtssubjektivität der Gesamthand – die GbR als OHG?, NZG 2001, 296

Piltz
Rechtspraktische Überlegungen zu Abfindungsklauseln in Gesellschaftsverträgen, BB 1994, 1021

Ries
Urteilsanmerkung zu BGH (Freigabe der beruflichen Selbstständigkeit eines natürlichen Schuldners löst Dauerschuldverhältnisse mit sofortiger Wirkung aus der Masse heraus.), Urt. v. 9.2.2012 – IX ZR 75/11, FD-InsR 331006

Roth
Zur Haftung des Scheingesellschafters einer GbR für Gesellschaftsschulden, DB 2007, 616

Schäfer, Carsten
Offene Fragen der Haftung des BGB-Gesellschafters, ZIP 2003, 1225

Schmidt, K.
Die BGB-Außengesellschaft: rechts- und parteifähig – Besprechung des Grundlagenurteils II ZR 331/00 vom 29.1.2001, NJW 2001, 993

Schmidt, K.
Die Gesellschafterhaftung bei der Gesellschaft bürgerlichen Rechts als gesetzliches Schuldverhältnis – Zum Stand der nach den BGH-Urteilen vom 24.2.2003 und vom 7.4.2003, NJW 2003, 1897

Segna, Ulrich
Neues zur Haftung des Eintretenden für Altverbindlichkeiten der GbR: Das partielle Ende des Vertrauensschutzes für Altfälle, NJW 2006, 1566

Sinz/Hiebert
Verwertung der Betriebs- und Geschäftsausstattung eines selbstständig tätigen Insolvenzschuldners – zur Reichweite des § 811 Nr. 5 ZPO, ZInsO 2012, 63

Smid
Freigabe des Neuerwerbs in der Insolvenz selbständig tätiger Schuldner, DZWiR 2008, 133

Spickhoff
Die Entwicklung des Arztrechts 2010/2011, NJW 2011, 1651

Stadler
Übergangsregelungen und Gestaltungsmöglichkeiten für Insolvenzverfahren nach den Entscheidungen des BFH zum Sanierungserlass, NZI 2018, 49

Tetzlaff
Rechtliche Probleme in der Insolvenz des Selbständigen: ein Überblick über aktuelle Entwicklungen in der Rechtsprechung und in der Praxis diskutierte Probleme, ZInsO 2005, 393

Ulmer
Die Haftungsverfassung der BGB-Gesellschaft, ZIP 2003, 1113

Ulmer
Die höchstrichterlich „enträtselte" Gesellschaft bürgerlichen Rechts, ZIP 2001, 585

Vallender
Die Arztpraxis in der Insolvenz, in: Wolfgang van Betteray/Wolfgang Delhaes (Hrsg.), Festschrift für Friedrich Wilhelm Metzeler zum 70. Geburtstag, 2003, S. 21
(zit.: *Vallender*, in: Festschrift Metzeler)

Vallender
Wohin mit den Patientenakten? – Aufbewahrung von Patientenakten in der Insolvenz des Krankenhausträgers, NZI 2013, 1001

Vallender
Rechtliche und tatsächliche Probleme bei der Abwicklung der Arztpraxis in der Insolvenz, NZI 2003, 530

Ziegler
Aktuelle Rechtsfragen der Insolvenz von Ärzten, Medizinischen Versorgungszentren, Krankenhäusern und Pflegeheimen, ZInsO 2014, 1577

van Zwoll
Der „außergerichtliche Insolvenzplan", ZInsO 2008, 418

van Zwoll
Entscheidungsanmerkung zu AG Köln, Beschl. v. 15.4.2003, GesR, Zeitschrift für Arztrecht, Krankenhausrecht, Apotheken- und Arzneimittelrecht 2003, 331

Westermann, H.-P.
Erste Folgerungen aus der Anerkennung der Rechtsfähigkeit der BGB-Gesellschaft, NZG 2001, 289

Wischemeyer
Die Zahlungspflicht des selbstständig tätigen Schuldners im eröffneten Insolvenzverfahren gem. §§ 35 Abs. 2 Satz 2, 295 Abs. 2 InsO, ZInsO 2010, 2068

Wischemeyer, Markus
Die Freigabe der selbständigen Tätigkeit gem. § 35 Abs. 2 InsO – eine „kleine" übertragene Sanierung?, ZInsO 2009, 937

Wischemeyer
Freigabe einer selbständigen Tätigkeit nach § 35 Abs. 2 InsO – Praxisfragen und Lösungswege, ZInsO 2009, 2121

A. Einleitung

Ärztinnen und Ärzte sind elementar für die Gesellschaft. Sie behandeln Krank- **1** heiten und Verletzungen, untersuchen, erstellen Diagnosen und bestimmen Medikationen sowie Therapien zum Wohle der Patientinnen und Patienten. Ärztinnen und Ärzte sind aber auch in der Gesundheitsvorbeugung (Präventivmedizin) aktiv. Dieses Berufsbild erfordert fundierte Kenntnisse in Biologie und Chemie, Belastbarkeit, Einfühlungsvermögen gegenüber den Patienten und Angehörigen und vieles mehr. Neben den medizinisch-wissenschaftlich begründeten Tätigkeiten müssen Ärztinnen und Ärzte mitunter Verwaltungstätigkeiten, verrichten, etwa mit den Krankenkassen abrechnen, Sachverhalte beurteilen und andere Diagnosen anstellen. Das gilt sowohl für Medizinerinnen und Mediziner, die in einer eigenen Praxis bzw. Niederlassung (Arztpraxis) arbeiten, als auch für solche, die in Gemeinschaften praktizieren (Medizinische Versorgungszentrum/MVZ). Ein Medizinisches Versorgungszentrum (MVZ) ist eine vom deutschen Gesetzgeber mit dem GKV-Modernisierungsgesetz vom 14.11.2003 eingeführte Einrichtung zur ambulanten medizinischen Versorgung.

Wenngleich eine Vielzahl von Medizinerinnen und Medizinern in Krankenhäu- **2** ser als Spitalsärztin/-arzt oder im universitären Bereich (Forschung und Lehre) arbeiten, ist die Mehrheit in eigener Praxis, allein oder mit anderen Berufsträgern, tätig. Und dort ist die Ärztin oder der Arzt Freiberufler. Zum Jahresbeginn 2018 gab es etwa 1,407 Millionen Freiberufler in Deutschland. Die Heilberufe verzeichneten mit einer Anzahl von 417.051 selbstständigen Freiberuflern zu 1.1.2018 den größten Anteil, gefolgt von den rechts-, wirtschafts- und steuerberatenden Berufen, den Kulturberufen und schließlich den technisch-naturwissenschaftlichen Berufen. Mittlerweile ist beinahe jeder dritte Selbstständige Freiberufler. Seit Ende der 90er-Jahre hat sich die Anzahl der Selbstständigen in den freien Berufen verdoppelt. Diese beschäftigen rund drei Millionen Mitarbeiter[1] und erwirtschaften etwa 10,8 % des BIP.[2]

I. Der Arzt als klassischer „freier Beruf"

Der Arzt ist Freiberufler; hingegen betreibt er kein Gewerbe i. S. d. Gewer- **3** beordnung (GewO). Ein Gewerbe ist grundsätzlich jede wirtschaftliche Tätigkeit, die auf eigene Rechnung, eigene Verantwortung und auf Dauer mit der Absicht zur Gewinnerzielung betrieben wird, wie typischerweise Industrie und Handwerk. Obwohl diese Definition grundsätzlich auch auf freie Berufe oder landwirtschaftliche Tätigkeiten zutrifft, betreibt ein Arzt dennoch kein Gewerbe, sondern übt vielmehr einen klassisch „*freien Beruf*" gemäß § 1 Abs. 2

---

1) Daten und Fakten herausgegeben vom Bundesverband der freien Berufe, abrufbar unter https://www.freie-berufe.de/freie-berufe/fakten/ (Stand: vorläufiges Ergebnis zum 1.1.2018).

2) Siehe https://www.freie-berufe.de/pressemitteilungen/anteil-der-freien-berufe-am-bip-steigt/ (Stand: 1.8.2018).

Bundesärzteordnung (BÄO) aus. Die persönliche, eigenverantwortliche und fachlich unabhängige Erbringung von Dienstleistungen höherer Art steht im Interesse der Auftraggeber und der Allgemeinheit (§ 1 Abs. 2 PartG) im Vordergrund. Die Insolvenzordnung (InsO) kennt den Begriff des Freiberuflers nicht, obwohl er inzwischen eine nicht zu unterschätzende Rolle spielt. Gemeinsames Merkmal der freien Berufe ist, dass sie Einkünfte aus selbstständiger Tätigkeit beziehen. Der insolvenzrechtliche Begriff der „selbstständigen Tätigkeit", wie er in § 35 Abs. 2 InsO verwendet wird, ist weiter und umfasst jede berufliche Betätigung, die nicht in abhängiger Beschäftigung ausgeübt wird, sodass neben Freiberuflern auch Gewerbetreibende und sonstige Einzelunternehmer darunterfallen.[3]

4 Ärzte müssen sich zwar dem Wettbewerb stellen, heute mehr denn je. Sie sind aber keine Unternehmer i. S. d. § 5 Abs. 1 Satz 1 GewStG. Konsequenterweise unterliegen sie weder der Gewerbeordnung noch der Gewerbesteuer. Neben dem allgemeinen Arzt zählen auch Zahnärzte, Tierärzte, Heilpraktiker, Dentisten, Krankengymnasten, Hebammen, Heilmasseure und Diplom-Psychologen zu den klassischen Katalogberufen gemäß § 18 EStG bzw. § 1 PartGG, soweit der Betreffende nicht bei einem Gewerbebetrieb angestellt ist.

II. Persönlichkeitsmerkmale des Arztes

5 Der Arzt nimmt faktisch wie ein Einzelunternehmer am Wirtschaftsleben und am Wettbewerb mit seinen ärztlichen Kollegen teil, zuweilen auch über den Fachbereich und die Grenzen des Bezirks hinaus. Der Erfolg oder Misserfolg jedes Einzelnen wird maßgeblich durch vier zentrale Merkmale („4 P") bestimmt (siehe Schaubild).

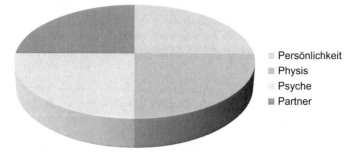

Abb. 1: Schaubild „4 P"

6 Von den vier „P-Merkmalen" ist die „Persönlichkeit" das wohl stärkste Kriterium für den Grad des Erfolges. Sie zeigt sich in diversen Schattierungen und Ausprägungen innerer und äußerer Art (siehe Schaubild).

---

3)   Uhlenbruck-InsO/*Hirte/Praß*, § 35 Rn. 90.

Abb. 2: Schaubild „Persönlichkeit"

Selbst wenn dieses Attribut in herausragender Form beim Arzt vorhanden ist   7
und er einzeln erfolgreich sein mag, gilt gleichwohl *„Gemeinsamkeit macht
stark"*. Die Bündelung der Kräfte und die Vereinigung von Kompetenzen u. a.
in Form von Ärztegemeinschaften ist nicht nur *„modern"*, sondern bietet dem
Patienten auch ein breiteres Angebot fachärztlicher Kompetenz. Fachausrichtung und Spezialisierung in der Gemeinschaftspraxis bringen letztlich auch
berufliche Sicherheit und Beschleunigung der Abläufe bei Behandlungen mit
sich. Medizinische Versorgungszentren (MVZ) prägen inzwischen das Bild ärztlicher Betreuung in vielen Städten.

III. Zusammenschluss von Ärzten in Arztpraxen und medizinischen Versorgungszentren

Der Zusammenschluss von Ärzten erfolgt für gewöhnlich in einer Personen-   8
gesellschaft, meist in Form einer Gesellschaft bürgerlichen Rechts (GbR oder
BGB-Gesellschaft) nach den §§ 705 ff. BGB. Diese entsteht fast ausnahmslos
durch einen „Vertrag über eine Berufsausübungsgemeinschaft" (BAG). Das
muss aber nicht der Fall sein, da eine wirksame GbR bereits durch mündliche
Absprache oder faktisches Handeln zur Verfolgung eines gemeinsamen beruflichen Ziels entsteht. Die Gesellschaft kann und wird i. d. R. – wenigstens
später – durch einen schriftlichen Vertrag dokumentiert und geregelt. Eine

(reine) Praxisgemeinschaft ohne gemeinsame Strukturen, vor allem ohne gemeinsames Wirtschaften, stellt noch keine Gesellschaft dar.

9 Seit ihrer gesetzlichen Einführung im Jahr 1994 bietet die Partnerschaftsgesellschaft (PartG) Möglichkeiten, auch im Zusammenschluss von Ärzten und anderen Freiberuflern die Haftung des Einzelnen zu begrenzen. Die Haftungsbegrenzung ist der zentrale Unterschied zur GbR (BGB-Gesellschaft), bei der jeder Gesellschafter neben der GbR haftet. Angehörige einer Partnerschaft können nur natürliche Personen sein. Die Arztpraxis als Partnerschaftsgesellschaft haftet für ihre gemeinschaftlichen Aktivitäten und damit für Verbindlichkeiten gegenüber Banken, Kassen und anderen Gläubigern mit ihrem Geschäftsvermögen und – zusätzlich – dem Privatvermögen der Gesellschafter, somit eines jeden Arztes. Allerdings kann sich ein Anspruchsteller, beispielsweise ein vermeintlich nicht korrekt behandelter Patient, nicht in jedem Fall an alle Gesellschafter wenden; die Haftung für Fehler im Rahmen der Berufsausübung ist auf den verursachenden Arzt beschränkt. Ärzte in einer Gemeinschaftspraxis erhalten so eine Haftungsprivilegierung. Der unbeteiligte Arzt muss nicht für (vermeintliche) Kunstfehler seines Kollegen haften, wenn er nicht an der Behandlung oder Operation beteiligt war. Daneben steht die Partnerschaft für alle Risiken und Verantwortungen ein, bei denen auch die gesamte Partnerschaft betroffen ist.

10 Seit Einführung des GKV-Modernisierungsgesetzes vom 14.11.2003 steht mehreren Ärzten auch der Weg in die Rechtsform einer juristischen Person des Privatrechts offen, insbesondere durch die Gründung eines „medizinischen Versorgungszentrums". Das MVZ ist eine Einrichtung zur ambulanten medizinischen Versorgung.

11 Mit Urteil vom 25.11.1993[4] stellte der BGH fest, dass ein Zusammenschluss mehrerer (Zahn-)Ärzte in Form einer juristischen Person des Privatrechts zulässig ist. Ärzte sind demnach frei, sich insbesondere in der Rechtsform einer GmbH oder AG zu betätigen. Allerdings gelten hierfür Einschränkungen, die sich aus dem ärztlichen Berufsrecht ergeben. Insoweit bestimmt § 23a MBO-Ä:

> „(1) Ärztinnen und Ärzte können auch in der Form der juristischen Person des Privatrechts ärztlich tätig sein. Gesellschafter einer Ärztegesellschaft können nur Ärztinnen und Ärzte sowie Angehörige der in § 23b Ab. 1 Satz 1 genannten Berufe sein. Sie müssen in der Gesellschaft beruflich tätig sein. Gewährleistet sein muss zudem, dass
>
> a) die Gesellschaft verantwortlich von einer Ärztin oder einem Arzt geführt wird; Geschäftsführer müssen mehrheitlich Ärztinnen und Ärzte sein,
>
> b) die Mehrheit der Gesellschaftsanteile und der Stimmrechte Ärztinnen und Ärzten zustehen,
>
> c) Dritte nicht am Gewinn der Gesellschaft beteiligt sind,

---

4) BGHZ 124, 224 = ZIP 1994, 381, dazu EWiR 1994, 785 *(Kleine-Cosack)* = NJW 1994, 786 = MedR 1994, 152.

d) eine ausreichende Berufshaftpflichtversicherung für jede/jeden in der Gesellschaft tätige Ärztin/tätigen Arzt besteht.

(2) Der Name der Ärztegesellschaft des Privatrechts darf nur die Namen der in der Gesellschaft tätigen ärztlichen Gesellschafter enthalten. Unbeschadet des Namens der Gesellschaft können die Namen und Arztbezeichnungen aller ärztlichen Gesellschafter und der angestellten Ärztinnen und Ärzte angezeigt werden."

Hiermit ist allerdings noch nichts über die mögliche Teilnahme der juristischen 12 Person an der kassenärztlichen Versorgung ausgesagt. Gemäß § 95 Abs. 1 Satz 1 SGB V nehmen an der vertragsärztlichen Versorgung zugelassene Ärzte und zugelassene medizinische Versorgungszentren sowie ermächtigte Ärzte und ermächtigte Einrichtungen teil. Die kassenärztliche Zulassung ist damit nicht der juristischen Person selbst zu erteilen, soweit es sich bei dieser nicht um ein medizinisches Versorgungszentrum handelt. So urteilte das BSG mit Urteil vom 15.8.2012,[5] dass ein einzelner Arzt (Zahnarzt, Psychotherapeut) seine vertragsärztliche Tätigkeit nicht in der Rechtsform einer juristischen Person des Privatrechts ausüben kann.

Das medizinische Versorgungszentrum (MVZ) ist seit 2003 der Weg für Ärzte, 13 ihre ärztliche Tätigkeit im Rahmen eines zu erbringen. Nach der Legaldefinition des § 95 Abs. 1 Satz 2 SGB V sind MVZ ärztlich geleitete Einrichtungen, in denen Ärzte, die in das Arztregister nach Absatz 2 Satz 3 eingetragen sind, als Angestellte oder Vertragsärzte tätig sind. Gemäß § 95 Abs. 1a Satz 1 Halbs. 2 SGB V ist die Gründung nur entweder in der Rechtsform einer Personengesellschaft, einer eingetragenen Genossenschaft, einer Gesellschaft mit beschränkter Haftung oder in einer öffentlich-rechtlichen Rechtsform möglich. Die Aufzählung der zulässigen Gesellschaftsformen ist abschließend. Als Kapitalgesellschaften sind einzig die eG und GmbH zulässig.

Aufgrund der vorbenannten Bestimmung sind unterschiedliche Ausprägungs- 14 formen eines MVZ denkbar. Bei den dort tätigen Ärzten handelt es sich entweder um Freiberufler (Vertragsarzt-MVZ) oder angestellte Ärzte (Angestellten-MVZ). Daneben sind auch Mischformen möglich. Freiberufler und Angestellte können nebeneinander in einem MVZ tätig werden. Das entscheidende Merkmal ist indes die Möglichkeit der Haftungsbegrenzung, wenn das MVZ etwa als MVZ-GmbH errichtet wird. Andererseits bleibt eine MVZ-GbR (BGB-Gesellschaft) möglich, bei der jeder Gesellschafter neben der GbR haftet.

IV. Krisenverlauf in der Arztpraxis

Ärzte in Einzel-, aber auch in Gemeinschaftspraxen geraten mitunter in wirt- 15 schaftliche Schieflage. Von der Krise in die existenzielle Notlage ist es häufig nur ein kurzer Schritt und damit auch nur ein kurzer Zeitraum.

---

5) BSG, Urt. v. 15.8.2012 – B 6 KA 47/11 R (LSG RhPf, Urt. v. 15.9.2011 – L 5 KA 4/11).

16 Krisen sind in jedem Lebensbereich anzutreffen. Die wirtschaftliche Krise des Arztes und seiner Praxis basiert meist auf mehreren Gründen, die ihn in unterschiedliche (weitere) Krisen führen kann. Diese haben folgende Anzeichen und greifen regelmäßig ineinander über (siehe Schaubild Krisenentwicklung Abb. 3):

- **Strategische Krise**

  Strategische Krisen sind der „Einstieg" in Schieflagen. Sie können auf unterschiedliche Weise entstehen und verschieden gelagert sein. In den meisten Fällen sind sie auf Veränderungen von Bedingungen im persönlichen oder fachlichen Umfeld zurückzuführen. Strategische Krisen entwickeln sich schleichend, stellen daher keine sofortige Bedrohung für die ärztliche Praxis dar und sind durch den verantwortlichen Berufsträger häufig nicht offensichtlich. Faktoren, die in Zukunft zu einer strategischen Krise führen können, sind u. a. Veränderung in der Bevölkerungsstruktur, wissenschaftliche und technische Entwicklungen, die nicht nachvollzogen werden, steigender Konkurrenzdruck etc., aber auch Änderungen der gesetzlichen oder politischen Rahmenbedingungen. Für den handelnden Arzt ergibt sich daher die Notwendigkeit einer ständigen Beobachtung der medizinischen Techniken und deren Entwicklung, des Marktes und seiner Praxis im Kontext. Denn nur so können kurzfristig notwendige Anpassungen vorgenommen werden, um der sich andeutenden Krise frühzeitig entgegenzuwirken.

17 Dabei gibt es für Arztpraxen keinesfalls nur „eine Strategie", gleich welche Fachrichtung der Arzt einschlägt und welche Patientengruppe er ansteuert. Spezialisierung und Konzentration auf bestimmte medizinische Bereiche oder Techniken oder Erweiterung des ärztlichen Behandlungsspektrums liegen sich als Strategien diametral gegenüber. In den allermeisten Fällen schließt die Konzentration auf einen Bereich die Erschließung anderer Tätigkeitfelder aus. Dennoch kann diese Vorgehensweise im Fall des konkreten Arztes zielführend sein. In Ballungsgebieten ist die Strategie für den fachausgebildeten Arzt mit Schwerpunkt auf bestimmten Organen/Körperteilen/Systemen/Krankheiten/Suchten/Symptomen eine andere als in ländlichen Bereichen, in denen eher der Allgemeinmediziner gefragt ist. Insofern kann und sollte der Arzt seine klinischen Fächer sorgsam wählen und pflegen, etwa eine Spezialisierung prägen in den Bereichen:

- Anästhesiologie

- Chirurgie (Allgemeinchirurgie, Gefäßchirurgie, Herzchirurgie, Kinderchirurgie, Orthopädie und Unfallchirurgie, Plastische und Ästhetische Chirurgie, etc.)

- Dermatologie und Venerologie

- Gynäkologie und Geburtshilfe (Gynäkologische Endokrinologie, Gynäkologische Onkologie, Spezielle Geburtshilfe und Perinatalmedizin)

- Hals-Nasen-Ohren-Heilkunde
- Innere Medizin (hausärztlicher Internist, fachärztlicher Internist, Angiologie, Endokrinologie und Diabetologie, Gastroenterologie, Hämatologie und Onkologie, Kardiologie, Nephrologie, Pneumologie, Rheumatologie, Geriatrie)
- Kinderheilkunde (Pädiatrie, Kinder-Hämatologie und -Onkologie, Kinderkardiologie, Neonatologie, Neuropädiatrie, etc.)
- Klinische Pharmakologie
- Mund-Kiefer-Gesichtschirurgie (zusätzlich Approbation als Zahnarzt benötigt)
- Neurochirurgie
- Neurologie (in manchen ÄK Nervenheilkunde zusammen mit Psychiatrie möglich)
- Notfallmedizin (in Deutschland kein eigenständiger Facharzt)
- Nuklearmedizin
- Ophthalmologie
- Orthopädie (Schwerpunkt Rheumaorthopädie, Orthopädische Chirurgie etc.)
- Physikalische und Rehabilitative Medizin
- Psychiatrie und Psychotherapie (in manchen ÄK Nervenheilkunde zusammen mit Neurologie möglich)
- Psychosomatische Medizin und Psychotherapie (vormals Psychotherapeutische Medizin)
- Radiologie/Neuroradiologie
- Rechtsmedizin/Forensik
- Strahlentherapie
- Transfusionsmedizin
- Urologie

  Die örtliche Lage der Praxis in einem Einkaufszentrum, einem entsprechenden Gebiet oder einer Stadt kann eine bestimmte Fachausrichtung rechtfertigen, welche zu einem eher überdurchschnittlichen Anteil an Privatpatienten führen kann. Damit kann der Arzt u. U. einzelne Patientenkreise nicht mehr bedienen, andererseits aber andere Patientengruppen erschließen.

Auch der Arzt, der Allgemeinmediziner bleibt, kann durchaus ein „Alleinstellungsmerkmal" besetzen und sich gegenüber Konkurrenten abheben; er kann aber etwa durch Fehlbeurteilungen des Marktes einen strategischen Fehler begehen, welcher in eine strategische Krise mündet.

- **Leistungswirtschaftliche Krise (Ergebniskrise)**

„Leistung muss bezahlt werden". So einfach dieser Allgemeinplatz ist, so schwierig ist die Umsetzung im Gesundheitswesen mit seinen Regeln und Besonderheiten des Abrechnungswesens einerseits und dem ärztlichen Behandlungsgebot andererseits. Jede ärztliche Behandlung begründet einen Vergütungsanspruch. Dessen Bezahlung erfolgt nur bei Privatpatienten nach den Regeln des freien Marktes. Bei Kassenpatienten findet durch die Regelleistungsvolumina eine Honorarbegrenzung statt. Die Leistung, welche der Arzt erbringt, wird somit nicht in allen Fällen adäquat vergütet. Seit Anfang 2012 führen die Gestaltungsspielräume der Kassenärztlichen Vereinigung (aufgrund der Neuregelungen durch das GKV-Versorgungsstrukturgesetz) teilweise zu Reduzierungen von Honoraren, was zu einer leistungswirtschaftlichen Krise (Ergebniskrise) führen kann. Es werden Maßnahmen zur Verbesserung der Rendite pro ärztlichem Einsatz und Anwendung erforderlich.

- **Finanzwirtschaftliche Krise (Liquiditätskrise)**

Der strategischen und der ergebniswirksamen Krise folgt nicht selten die finanzwirtschaftliche Krise. Der Vermögensstatus der Arztpraxis zeigt regelmäßig die verfügbare Liquidität zur Finanzierung aller laufenden Kosten der Praxis. Steigende Kosten bei stagnierenden oder gar rückläufigen Umsatzerlösen und/oder dauerhaft defizitäres Wirtschaften können zu einem Verzehr der notwendigen Liquidität führen. Die Kassenärztliche Vereinigung, die Verrechnungsstellen, Patienten und andere „Drittschuldner" zahlen u. U. mit Abschlägen oder verzögert bzw. erst nach qualifizierter Mahnung. In der Folge gerät die Praxis in Zahlungsschwierigkeiten. Die Forderungen der Vermieter, Banken, Lieferanten, Arbeitnehmer, Sozialversicherungsträger, des Finanzamts und sonstiger Gläubiger können nicht mehr sämtlich innerhalb der vereinbarten Zahlungsziele bedient werden. Es kommt zu ersten Zahlungsstockungen. Der Übergang zur Zahlungsunfähigkeit ist fließend. Der Arzt benötigt einen „klaren Kopf" und Konsequenz im Denken und Handeln zur Wiederherstellung ausreichender Liquidität.

- **Existenzielle Krise und Insolvenz**

Insolvenz sollte vermieden werden. Gleichwohl; wenn die Zahlungsstockung zur Zahlungsunfähigkeit wird, ist die Insolvenzreife erreicht. Soweit Zahlungsunfähigkeit und die letzte Stufe der „existenziellen Krise" nicht zu lösen sind, können das MVZ oder der Arzt Insolvenzantrag über sein persönliches Vermögen und damit gleichzeitig auch das der Arztpraxis stellen. Als Alternative verbleibt die Liquidation des MVZ oder der Praxis. Bei selbstständigen Ärzten kann das einer Beendigung der beruflichen Tätigkeit gleichkommen. Hingegen kann die Einleitung eines geordneten Insolvenzverfahrens zur Neupositionierung des MVZ, zum Erhalt der Praxis, zur persönlichen Restschuldbefreiung des betroffenen Arztes und damit zur Lösung der existenziellen Krise führen.

Abb. 3: Schaubild Krisenentwicklung

B. Unternehmensplanung Arztpraxis und Krisenursachen

Unternehmer sein bedeutet Chance und Risiko. Jedem Arzt muss vor dem **18** Start in die Selbstständigkeit bewusst sein, dass er mit Gründung der Praxis – allein oder mit Berufskollegen oder im Rahmen eines MVZ – Unternehmer wird. Die Chance, die Möglichkeiten des Marktes Gesundheitswesen zu nutzen, aber auch typische Unternehmerrisiken, gerade bei selbstständigen Ärzten, zu tragen. Die Mehrzahl der Arztpraxen geht mit den Risiken bewusst um und ist durchaus erfolgreich. Wenngleich die Überschüsse der Praxen zum Teil in Abhängigkeit der Facharztschaften stark differieren, lassen sich bei durchschnittlich angepassten Kostenstrukturen dauerhaft Überschüsse erzielen. Auch mit Allgemeinarztpraxen ohne nennenswertes Aufkommen an Privatpatienten sind stabile Gewinne zu erwirtschaften. Allerdings ist der Grat zwischen erfolgreicher Praxis und dem Arzt bzw. dem MVZ in der Krise mitunter schmal.

I. Aufnahme und Verwertung aller Daten

Viele wirtschaftliche Fehlentwicklungen lassen sich bereits im Vorfeld wirk- **19** sam vermeiden. Entscheidend für jede erfolgreiche Praxis ist die vollständige und richtige Aufnahme und Verwertung aller Daten und die sorgsame **Planung**, was die nachfolgende Aufstellung verdeutlicht:

1. **Objektiver Maßstab** aller Daten, Hintergrundinformationen und anderen Erkenntnisquellen für die zu planende Arztpraxis, Eliminierung subjektiver Einflüsse im Planungsprozess, somit neutrale und nicht persönlich motivierte Informationen als Basis jeder Anfangsüberlegung.

2. Dogma/Grundsatz der **Klarheit, Echtheit** der Daten aus dem Gesundheitsbereich und dem Markt für medizinische Leistungen.

3. Überprüfung der Belastbarkeit der Informationen aus dem Gesundheitswesen und **Richtigkeit** der Quellen betreffend vergleichbare Arztpraxen.

4. Exakte vollständige Datenlage – **Genauigkeit der Daten** und Informationen:

   - Regelmäßige und aktuelle Erhebung der internen und externen Daten aus dem Gesundheitswesen und der Medizintechnik.

   - Zeitplanung bis zur Vorlage der planungsrelevanten Daten.

   - **Zuverlässigkeit** der verfügbaren Quellen aus dem Gesundheitswesen und der Medizintechnik sowie aus vergleichbaren Arztpraxen und der von dort gewonnenen Daten.

   - **Vollständigkeit** der Daten aus vergleichbaren Arztpraxen.

   - Ggf. Verlässlichkeit des der Planung zugrunde liegenden Rechnungswesens.

- Richtigkeit und Exaktheit der Daten anderer Projekte oder anderer Arztpraxen.

- **Relevanz** der Daten für den aktuellen Prozess der hier zu planenden Arztpraxis.

- **Verwendbarkeit** der Daten, wenn nein, ggf. Parameter für die Umrechnung oder Transformation der historischen Daten in verwendbare Daten bzw. Umwandlung der historischen Daten in eine aktuell verarbeitungsfähige Form.

- **Kosten** des Zugangs zu betriebswirtschaftlichen/ärztlichen Erkenntnisquellen und Kosten der Informationsbeschaffung im Einzelfall.

- Ausschalten nicht planungsrelevanter Aspekte und nicht „wesentlicher" Daten und Informationen. Unwesentliche, weil nicht relevante oder hier nicht einschlägige Daten brauchen nicht erhoben und ausgewertet zu werden (Zeit- und Kosteneinsparung).

5. Grundsatz der **periodengerechten und zeitpunktgetreuen Planung** (Periodenabgrenzung bei Ertragsplanung, Zahlungsfluss bei Liquiditätsplanung).

6. Grundsatz der **Vorsicht** im Verbund mit maßvoller Zurückhaltung bei der Planung:

- Realistische Planung des Standorts, der dortigen Ärztedichte und der übrigen medizinischen Versorgung.

- Realistische Planung der (künftigen) Patientenstruktur inkl. Privatpatienten.

- Vorsichtige Planung der vorstehenden Parameter.

- Einbau von Bewertungsabschlägen künftiger Projekte/Belegungen/Aufträge/Behandlungen und daraus erwarteter Erträge.

- Berücksichtigung weiterer Sicherheitspuffer in Abhängigkeit von „weichen" Planungsparametern und unter Berücksichtigung allgemeiner Unsicherheitsfaktoren jeder unternehmerischen Planung.

7. Transparenz, Übersichtlichkeit und Klarheit der Ergebnisse der Planung der ärztlichen Praxis.

8. Vergleichbarkeit der Planung mit Parallelprojekten betreffend Arztpraxen.

9. Anpassungsfähigkeit bei Veränderung der medizinischen, organisatorischen oder strukturellen Planungsparameter (Elastizität der Planung).

10. Fähigkeit der Auditierung und Überprüfbarkeit der Planung ggf. durch einen sachverständigen Dritten in angemessener Zeit.

11. **Flexibilität** zur Änderung und ggf. Anpassung der vorstehenden Schritte bzw. Planungsmodule im konkreten Fall der Arztpraxis in Abhängigkeit zur (neuen) Situation; ggf. unternehmerischer Mut zur Änderung historisch getroffener Ansätze und Grundüberlegungen.

II. Plan-Gewinn- und Verlustrechnung (Plan-GuV) und Liquiditätsplan

Unerlässlich für die Planung der Praxis ist ein belastbarer Businessplan mitsamt einer verlässlichen Plan-Gewinn- und Verlustrechnung (Plan-GuV), einem Liquiditätsplan und ggf. auch von Planbilanzen für das laufende und die beiden folgenden Wirtschaftsjahre. Ohne entsprechende Planung befindet sich die Praxis praktisch im „Blindflug" und wird in Folge dessen nicht in der Lage sein, Mängel und Defizite zu erkennen und bei ggf. festgestellten Fehlentwicklungen gegenzusteuern. 20

Eine vereinfachte Plan-Gewinn-und-Verlustrechnung kann wie folgt aussehen: 21

Plan Gewinn- und Verlustrechnung		Planjahr	2020
	EUR	% von Gesamt	Januar/ff.
Umsatzerlöse			
Bestandsveränderungen			
andere aktivierte Eigenleistungen			
Gesamtleistung			
sonstige betriebliche Erträge			
davon Deinvestitionserträge, beispielsweise Verkauf eines Röntgengerätes, Behandlungseinrichtung, vormaliger technischer Geräte beispielsweise Verkauf eines Röntgengerätes, Behandlungseinrichtung, vormaliger technischer Geräte zu einem Preis oberhalb des letzten aktivierten Buchwertes			
Materialaufwand:			
a) Aufwendungen für RHB und bezogene Waren			
b) Aufwendungen für bezogene Leistungen			
Personalaufwand:			
a) Löhne und Gehälter			
b) Soziale Abgaben und Aufwendungen für Altersversorgung			

Plan Gewinn- und Verlustrechnung			
		Planjahr	2020
	EUR	% von Gesamt	Januar/ff.
Abschreibungen: a) auf immaterielle Vermögensgegenstände des Anlagevermögens und auf Sachanlagen b) auf Vermögensgegenstände des Umlaufvermögens, soweit diese die üblichen Abschreibungen überschreiten **sonstige betriebliche Aufwendungen** *davon Deinvestitionsverluste, beispielsweise Verkauf eines Röntgengerätes, Behandlungseinrichtung, vormaliger technischer Geräte zu einem Preis unterhalb des letzten aktivierten Buchwertes*			
Betriebsergebnis			
Erträge aus Beteiligungen			
Erträge aus anderen Wertpapieren und Ausleihungen des Finanzanlagevermögens			
Sonstige Zinsen und ähnliche Erträge			
Erträge/Aufwendungen aus Verlustübernahme			
Abschreibungen auf Finanzanlagen und auf Wertpapiere des Umlaufvermögens			
Zinsen und ähnliche Aufwendungen			
Erträge/Aufwendungen aus Gewinngemeinschaften			
Finanzergebnis			
Ergebnis der gewöhnlichen Geschäftstätigkeit			
Außerordentliche Erträge			
Außerordentliche Aufwendungen			
Außerordentliches Ergebnis			
Steuern vom Einkommen und vom Ertrag			
Sonstige Steuern			
Steueraufwand			
Jahresergebnis			

Zusätzlich sollte eine belastbare Liquiditätsplanung aufgestellt werden: 22

Stufe 1:
- Statische Liquiditätsbilanz erstellen (stichtagsbezogen)
- Nicht ernsthaft geltend gemachte Verbindlichkeiten eliminieren
- Schnell veräußerliche Vermögenswerte ermitteln und ggf. einplanen

Stufe 2:
- Ertragsplanung erstellen
- Mindestumfang der Planung: Wochenplanung
- Netto-Brutto-Umstellung vornehmen (Umsatzsteuer bei eventuellen Zusatzleistungen!)
- Pagatorische Korrekturen vornehmen
- Rahmendaten für zeitliche Korrekturen ermitteln
- Zeitliche Korrekturen vornehmen
- Sicherheitspuffer ermitteln und einstellen

Stufe 3:
- Ergebnis der Drei-Wochen-Prognose bewerten
- Besteht eine positive oder eine negative Prognose für die Zukunft?
- Bei Liquiditätsdeckung ist der Prüfungszeitraum zu erweitern
- Ist Gläubigern ein Zuwarten zumutbar?
- Ist in absehbarer Zeit (max. drei Monate) mit an Sicherheit grenzender Wahrscheinlichkeit die Bezahlung aller fälligen Verbindlichkeiten dargelegt und sichergestellt?

Stufe 4:
- Soll-/Ist-Vergleich erstellen und ggf. Abweichungen analysieren
- Gegebenenfalls Planung überarbeiten

Abb. 4: Liquiditätsplanung

Planen bedeutet Prognostizieren. Jede Planung basiert auf Prognosen; Ab- 23
weichungen sind vorprogrammiert und führen mitunter in eine Krise. Für die
Gründe der Krise einer ärztlichen Einzel- oder Gemeinschaftspraxis gibt es
keine belastbaren Statistiken. Erfahrungen aus Sanierungsfällen führen zu der
Erkenntnis, dass interne und externe Gründe sich vermischen und mit unterschiedlicher Gewichtung Ursache für eine Krise werden können.

Gleich, ob **interne Ursachen** aus dem Kernbereich der Praxis oder **externe** 24
Ursachen die Krise des Praxisbetriebes oder des MVZ begründet hatten, deren Analyse und deren Kenntnis sind elementar für weitere Überlegungen in
Richtung Änderung bzw. Sanierung des ärztlichen Betriebs. In jedem Fall ist
vor dem Einstieg in weitere Überlegungen eine Ursachenanalyse notwendig.

III. Ursachen und Auslöser der Krise in der ärztlichen Praxis

25 Interne und externe Ursachen können eine Krise auslösen. Sie zeigen sich auf unterschiedliche Weise, wobei diese quasi am „Zeitstrahl" zu markieren sind.[6]

1. Fehlerhafte Untersuchung des Bedarfs am jeweiligen Standort

26 Patienten sind durchaus wählerisch. Nicht jeder Patient zeigt die gleiche Affinität zu „seinem" Arzt; nicht jede Region, jeder Ort und jeder Bereich benötigt eine gleich intensive und übergreifende ärztliche Versorgung. Der Facharzt findet seine Daseinsberechtigung mit Sicherheit in Ballungszentren sowie in großen und mittleren Städten. In ländlichen Bezirken dürfte die Besetzung durch Fachärzte für Allgemeinmedizin eher dem lokalen Bedarf entsprechen. Häufig analysieren Bewerber im Vorfeld nicht oder nicht sachgerecht, welcher Bedarf (in Gebieten ohne Zulassungsbeschränkungen) für ihren Fachbereich in der konkret ins Auge gefassten Region besteht. Die Erfahrung der ersten Berufsjahre offenbart erst, ob und inwieweit am „Bedarf vorbei" geplant wurde. Eine Änderung der Fachrichtung kommt dann vielfach zu spät.

27 Die Standortanalyse ist für die Unternehmensplanung elementar wichtig. Der Arzt mit Weitblick hat sich vor Begründung seiner Praxis darüber ein Bild zu verschaffen, welche Ärzte mit welcher Fachausrichtung an dem gewählten Standort bereits ansässig sind und ob es sich um einen gesperrten Planungsbereich mit Zulassungsbeschränkungen handelt. Zudem spielen Alter und Reputation der Mitbewerber vor Ort eine tragende Rolle, da sie für deren „Verbleibenszeit" vor Ort relevant sein können. In diesem Zusammenhang ist auch zu untersuchen, ob es vorwiegend Kassen- oder Privatpatienten sind, die die ärztlichen Leistungen in Anspruch nehmen werden. Diese beiden Aspekte sind entscheidend für die Entwicklung einer zu gründenden Arztpraxis. Sie spielen aber auch eine Rolle, wenn es um die Frage geht, ob eine alt-eingesessene Praxis am Standort verbleibt, der unter einem „negativen Strukturwandel" leidet.

2. Unzureichender oder zu optimistischer Businessplan

28 „Kein Geschäft ohne Planung". Ein fundierter und belastbarer Businessplan ist Grundvoraussetzung für jede Unternehmensplanung, unabhängig davon, ob und inwieweit ein begleitendes oder nachschauendes Controlling installiert wird, welches gleichermaßen existentiell ist. Wenngleich es nicht die ursprüngliche Profession des Arztes ist, muss er im Vorfeld die wirtschaftliche Entwicklung planen und später steuern. Gerade im Fall einer Arztpraxis mit Kassenpatienten bietet sich, da auch die Abrechnungen quartalsmäßig erfolgen, eine quartalsmäßige Plan-Gewinn- und Verlustrechnung sowie eine quartals-

---

6) Siehe Übersicht und Unterscheidung nach externen und internen Faktoren in: *van Zwoll/Mai/Eckardt/Rehborn*, Die Arztpraxis in Krise und Insolvenz, Rn. 5 ff.; vgl. auch *van Zwoll*, ZInsO 2008, 418–420.

mäßige Liquiditätsplanung an. Mit diesen Instrumenten soll eine grundsätzliche Fehlplanung vermieden werden, die häufig mit Fehlinvestitionen zu Beginn der Praxis anfängt und sich über falsche und ggf. zu hohe betriebliche Aufwendungen, sei es in Betriebs- und Geschäftsausstattung, Umlaufvermögen oder Personal fortsetzt. Exemplarisch seien die Kosten für die Sprechstundenhilfen, Reinigungskräfte, den Lieferservice, aber auch die Dauerschuldverhältnisse, wie etwa Miete für Geräte und Praxisräume sowie Versicherungsbeiträge genannt. Die Praxis lehrt, dass der unbedarfte und zu schnelle Start in eine vermeintlich attraktive berufliche Tätigkeit die Initialzündung für eine spätere wirtschaftliche Schieflage sein kann.

3. Unterlassenes oder fehlerhaftes Controlling

Kontrollen sind unabdingbar, in der Führung kleiner und großer Haushalte und auch in Arztpraxen jedweder Größe. Auf dem vorerwähnten „Zeitstrahl" können sich Fehlentscheidungen oder unterlassene Kontrollen auswirken. Gerade der Arzt muss nicht nur das Wohl und die Entwicklung seiner Patienten beobachten, sondern auch die wirtschaftliche Entwicklung seiner Praxis genau und ständig kontrollieren. Der in der Praxis anzutreffende Kardinalfehler, in eigener Sache nachlässig zu sein, die wirtschaftliche Entwicklung und ggf. finanzielle Engpässe der Praxis nicht ausreichend zu würdigen und nicht rechtzeitig gegenzusteuern, wird häufig übersehen, oft auch bagatellisiert. **29**

Gerade bei Investitionen im laufenden Betrieb, etwa beim Auswechseln technischer Geräte, ist betriebswirtschaftliche Sorgfalt notwendig. Eine Reaktion des Arztes in Form der Untersuchung bzw. Hinzuziehung geeigneter Fachberater kommt häufig zu spät. Nicht selten werden Steuerberater und/oder Rechtsanwälte mit Sanierungserfahrung erst konsultiert, wenn faktisch eine Zahlungsunfähigkeit bereits eingetreten ist, wenn beispielsweise Rechnungen, Löhne, etc. nicht mehr bezahlt werden können. Eine Sanierung nach eingetretener Zahlungsunfähigkeit gestaltet sich mitunter schwierig bis unmöglich, insbesondere, wenn der Praxisbetrieb durch Zwangsvollstreckungsmaßnahmen gestört wird und/oder die finanzierende Bank die Kündigung der Praxisdarlehen ausgesprochen hat. **30**

4. Planungs-„Problem": Variable Einnahmen der Ärzteschaft

Kein Geschäft ist konstant. Unternehmerisches Handeln erfordert immer Flexibilität. Daher muss sich jeder Unternehmer auf variable Einnahmen einstellen. Das Vergütungssystem und die unregelmäßigen Zuflüsse sowie mitunter nicht eingeplante Abflüsse (nicht nur durch Regresse) bringen Arztpraxen immer wieder in Schwierigkeiten. Die KV zahlt Gesamtvergütungen an ihre Vertragsärzte, § 85 Abs. 4 Satz 1 SGB V. Dies erfolgt auf der Grundlage des Einheitlichen Bewertungsmaßstabes, des sog. EBM. Die Verteilung an sich richtet sich nach Art und Umfang der Leistungen, somit nach den vom Vertragsarzt nachgewiesenen Leistungen im Einzelfall. **31**

32 Die Leistungen der jeweiligen Krankenkasse an die **KV** (Kassenärztliche Vereinigung) unterliegen einer Quartalsabrechnung. Die Krankenkasse leistet eine im Vorfeld feststehende Vergütung, die unabhängig von der Anzahl der von dem Arzt oder der Praxis erbrachten Leistungen ist. Auf der anderen Seite werden anhand des EBM Punkte errechnet und auf diese Weise die Leistungen, welche die KV an die Vertragsärzte zu zahlen hat. Die Höhe des Wertes eines Einzelpunktes unterliegt einer komplizierten Berechnung. Vereinfacht ausgedrückt wird die von den Krankenkassen gezahlte Gesamtvergütung durch die Summe der von allen Ärzten nach dem EBM abgerechneten Punkte dividiert. Es ergibt sich ein sog. „Punktwert". Dieser entspricht dem Betrag, der für einen einzelnen Punkt gezahlt wird.

33 Im Hinblick auf den Wert eines Punktes zeigten sich in starke Unterschiede von Quartal zu Quartal, teilweise aber auch von Region zu Region. Vielen Ärzten war eine feste Kalkulation dadurch kaum möglich. Die Fixkosten der jeweiligen Praxis hingegen, also Löhne und Gehälter, Sozialversicherungsabgaben, Lohnsteuer, Miete, Pacht und Leasing etc. sind konstant oder steigen gar. Auch die Kosten für Leistungsbezug oder Lieferungen von Material, Medizin oder Grundstoffen nehmen keine Rücksicht auf eventuelle Punktwerte bzw. Verdienste des jeweiligen Arztes im betreffenden Quartal. Die ungleichen Parameter stellen für viele Ärzte unkalkulierbare Zu- und Abflüsse dar, die sie nicht steuern können. Im Ergebnis können diese variablen Parameter die Liquidität der Praxis erheblich belasten.

34 Modifizierungen bzw. Anpassungen sind den Kassenärztlichen Vereinigungen in den letzten Jahren nur zum Teil geglückt. Insofern bleibt es bei der Unsicherheit für die Vertragsärzte im Hinblick auf die Vergütung ihrer vertragsärztlichen Tätigkeiten.

35 Anders ist die Betrachtung bei den **privatärztlichen Tätigkeiten**. Die Honorare aus privatärztlicher Tätigkeit sind i. d. R. zwar attraktiver, sie sind allerdings auch weniger kalkulierbar. Denn sie unterliegen ebenfalls einer Schwankung. Sie sind abhängig von der persönlichen Bekanntheit, den Akquisefähigkeiten und -möglichkeiten des Arztes, seinem Zeitaufwand, der technischen Ausstattung der Praxis, dem Umstand der jeweiligen Behandlung, Ausführung der Leistung etc. Eine generalisierende Betrachtung verbietet sich daher.

36 Zudem sind Veränderungen der Technik bzw. medizinischen Forschung zu erwähnen. Medizinischer Fortschritt wirkt sich mittelbar und unmittelbar auf ärztliche Behandlungen und damit auch auf abrechenbare Leistungen aus. Umgekehrt fallen auch Leistungen weg. Insbesondere bei Einführung neuer Methoden bzw. Anwendung von Praktiken, die mitunter Jahrzehnte bestanden haben. Die jeweiligen Gesundheitsreformen bringen zahlreiche Änderungen. Manche historisch gewachsene und jahrelang florierende Praxis hat einen schleichenden Niedergang erlitten, weil die Entwicklung der Technik nicht nachvollzogen wurde.

Daneben ist immer wieder festzustellen, dass die Praxis durchaus Einnahmen 37
in nicht geringer Höhe erwirtschaftet, der Arzt es aber versäumt, zeitnah gegenüber der KV abzurechnen. Hierdurch bestehen die Gewinne zwar auf dem
Papier, die Liquidität der Praxis bleibt jedoch unverändert.

5. Charakterliche Merkmale/Psyche/Physis/Führung

„Brain": Die individuellen Merkmale des Arztes – etwa Charakter, Persönlich- 38
keit, Psyche, Physis –, aber auch seine Partner entscheiden in erster Linie über
Erfolg und Misserfolg, was in den obigen Schaubildern und Erläuterungen
bereits dargestellt wurde. Denn Ärzte sind nicht nur Mediziner und Seelsorger
im Behandlungs- und Heilungsprozess ihrer Patienten. Sie sind auch Leiter
eines Unternehmens, Organisatoren ihrer Praxis und Vorgesetzte der Mitarbeiter. Die Rolle des Arztes ist vielschichtig und anspruchsvoll. Die Mitarbeiter
arbeiten nur partiell eigenverantwortlich. Umso mehr kommt es auf die Führungsqualitäten und den Führungsstil des Arztes an. Er leitet, weist an, plant
den Personaleinsatz, er stimmt sich ab und steht im Dialog mit seinen Mitarbeitern. Defizite in der Führung und Kontrolle der Beschäftigten haben unmittelbare Auswirkungen auf die Performance der Praxis.

6. Emotionale Aspekte/private Lebensumstände/Familie und Partner

Emotionen bestimmen das ganze Leben. Private Bindungen, Aufbau einer Part- 39
nerschaft, Trennung vom Partner und sonstige Veränderungen im privaten
Bereich belasten naturgemäß jeden Freiberufler und damit auch jeden Arzt.
Hinlänglich bekannt ist, dass insbesondere gescheiterte Ehen wirtschaftliche
Auswirkungen auf die Leistungsfähigkeit eines Arztes haben. Es mag darüber
spekuliert werden, ob und inwieweit psychologische Momente leistungsmindernd oder unter Umständen auch leistungsfördernd wirken. Tatsache ist allerdings, dass diverse Arztpraxen zahlungsunfähig geworden sind, weil der Arzt
die seitens des Ehepartners reklamierten Ansprüche auf Unterhalt und/oder
Zugewinnausgleich aus den verfügbaren Mitteln nicht hat bedienen können.
Mit Vollstreckung des (Ex-)Partners in das Privat-, aber auch das Betriebsvermögen geht in manchen Fällen auch die Zahlungsunfähigkeit der Praxis einher.
Wenngleich gerade in derartigen Personen- und Sachkonstellationen eine Mediation häufig angezeigt wäre, führen in der Praxis mitunter unverrückbare
Rechtspositionen, emotional verursachte Haltungen und Zwangsmaßnahmen
der Ex-Partner untereinander zum wirtschaftlichen Niedergang, insbesondere
der bis dahin möglicherweise florierenden Arztpraxis.

7. Persönlicher Lebensbedarf und Luxusfinanzierung

„Leben kostet Geld". Der Typ, der Lebensstil, Familie, Freunde und auch Be- 40
kannte, somit die privaten Strukturen des Arztes bestimmen sein Konsumverhalten. Der private Bereich ist häufig nicht auf die Ertragskraft der Praxis
abgestimmt. Fahrzeuge, Hobbies und hochpreisige Konsumgenstände sind

nicht zwangsläufig aus dem Betrieb zu finanzieren, gerade nicht in der Start-phase. Das Statussymbol Auto wird häufig zu hoch bewertet, verursacht jedoch überdurchschnittlich hohe Kosten. Zu hohe Entnahmen, die aus den laufenden Erträgen der Praxis nicht gedeckt werden können, mindern die Liquidität und führen nicht selten zur wirtschaftlichen Schieflage in der Praxis.[7]

8. Vermögensanlagen und Steuergestaltungen

41 Kapitalanlagen und deren nicht gemäß Prospekt verlaufende Performance kön-nen einen Anleger in wirtschaftliche Schwierigkeiten bringen. Gerade Ärzte sind regelmäßig im Fokus von Banken und Beratern, die mit dieser Klientel Kontakte knüpfen und Geschäfte machen wollen. Hohes Einkommen geht in der Praxis häufig einher mit hoher Risikobereitschaft für Kapitalanlagen und Spekulationsgeschäfte. Nicht zuletzt begünstigt durch steuerliche Anreize ha-ben viele Freiberufler, vor allem Ärzte, in vergangenen Jahren Anlagemodelle gewählt, bei denen häufig hohe Abschreibungen primäres Ziel der Anleger-entscheidung waren, weniger die Ertragskraft der gewählten Anlage. Div. An-legergesellschaften, Solarenergiefirmen, Windkraftanlagenbetreiber und Schiffs-fonds sind insolvent geworden. In diversen Fällen waren Entscheidungen für spekulative Wertpapiere Grund für einen späteren Vermögensverfall. Die später bessere Erkenntnis führt nicht in allen Fällen zu einem rechtzeitigen Ausstieg aus einer möglicherweise als riskant erkannten Anlage. Ein Verlust ursprünglich als lukrativ eingeschätzter Vermögenspositionen oder gar ein Wertpapierverlust hat so manche Arztpraxis in wirtschaftliche Schieflage ge-bracht.

42 In diese Kategorie fällt auch die „operative" Betätigung des Arztes außerhalb seines angestammten Fachgebiets. So versuchen sich Ärzte teilweise im Im-moboliensektor, da sie sich hiervon Gewinne versprechen. In diesem Zusam-menhang wird jedoch nicht selten übersehen, dass ein solches Engagement nicht mit dem Kauf oder dem Bau der Immobilie und anschließendem Ver-kauf abgeschlossen ist. Vielmehr wird der Arzt mit vorher zwar absehbaren, von ihm aber nicht eingeplanten Folgeverpflichtungen, wie der Geltendma-chung von Gewährleistungsansprüchen, Streitigkeiten mit dem Bauträger oder anderen rechtlichen Problemen konfrontiert. Ohne hinreichende externe Be-ratung führt dies zur Überforderung, die nicht allein bewältigt werden kann.

---

7) *Vallender*, in: Festschrift Metzeler, S. 21.

9. Ursachen des Scheiterns (Schaubild)

- Falsche Untersuchung des Bedarfs und des Standortes 43
- Unzureichender oder zu optimistischer Businessplan
- Führungsstil, Personal, Einsatzplanung und Teamfähigkeit
- Unterlassenes oder fehlendes Contolling
- Vermögensanlagen und Steuergestaltungen
- Persönlicher Lebensbedarf, Luxusfinanzierung
- Variable Einnahmen der Ärzteschaft
- Emotionale Aspekte/private Lebensumstände

Abb. 5: Schaubild Ursachen des Scheiterns eines Arztes

IV. „Giftliste" – Typische Fehler bei der Planung der Arztpraxis

Viele der vorgenannten negativen Merkmale und späteren Krisenursachen kön- 44
nen durch den Arzt beeinflusst werden. Er muss aus diesem Grund proaktiv handeln, die Ursachen im Vorfeld erkennen und zeitnah gegen etwaige Fehlentwicklungen vorgehen. Die nachfolgende Übersicht listet daher eine Reihe von ständig und wiederholt zu stellenden Fragen auf, deren Beantwortungen, Indizien zur wirtschaftlichen Lage und Entwicklung der Praxis bietet. Im Idealfall sollten alle nachfolgenden Fragen mit „Ja" beantwortet werden können.

	Ja	nein
Zutreffende Ableitung der künftigen Patientenzahlen und Umsätze aus Patientenzahlen und Umsätzen der Vergangenheit?	☐	☐
Ausreichende Berücksichtigung von Bewertungsabschlägen oder Sicherheitspuffern trotz erkannter Wagnisse und Unsicherheiten aus der konkreten Praxis?	☐	☐
Vollständige und zutreffende Analyse von Veränderungen im Einzugsbereich der Praxis, in medizinischen Techniken oder in der laufenden Praxis (innerbetriebliche Strukturen und Abläufe) und entsprechende Planungsanpassungen?	☐	☐
Gewinn- und verlustwirksame Berücksichtigung der ergriffenen Sanierungsmaßnahmen (etwa Personalabbau, Mietreduzierung etc.) und Folgen (etwa Abfindungen oder Abstandszahlungen sowie Steuerfolgen)?	☐	☐
Liquiditätswirksame Berücksichtigung der ergriffenen Sanierungsmaßnahmen (s. o.)?	☐	☐

	Ja	nein
Klarheit und Transparenz von Unternehmenskonzept, Sanierungsmaßnahmen, Ertrags- und Liquiditätsplan?	☐	☐
Belastbarkeit und Nachhaltigkeit der revolvierenden Planung der künftigen Umsätze und Ergebnisse?	☐	☐
Transparenz und Nachvollziehbarkeit insbesondere der Kostenplanung?	☐	☐
Ausreichende Tiefe der Personalkostenplanung, Personalaufwendungen nach Ertrags- und Liquiditätswirksamkeit ermittelt, saisonale Schwankungen, Sonderbehandlungen, Einzelbehandlungen, OP und Urlaubszeiten berücksichtigt?	☐	☐
Hinreichende Erläuterungen der Plan-Gewinn-und-Verlustrechnung/Ertragsplanung inkl. Planungsparameter?	☐	☐
Hinreichende Erläuterungen der Liquiditätsplanung inkl. Planungsparameter?	☐	☐
Übersichtlichkeit und Verständlichkeit der Planung für objektiven Dritten, insbesondere die finanzierende Bank, welche weiter Liquidität/Linien zur Verfügung stellen soll?	☐	☐
„Griffigkeit", Schlüssigkeit und Überzeugungskraft des Konzepts?	☐	☐
„Risikoanalyse" – hinreichende Offenbarung und ausreichende Gewichtung der Risiken einer jeden Arztpraxis und der speziellen Praxis im konkreten Fall?	☐	☐

C. Außergerichtliche Sanierung der Einzel- und Gemeinschaftspraxis (GbR, Berufsausübungsgemeinschaft) sowie des Medizinischen Versorgungszentrums (MVZ)

Auch Einzel- und Gemeinschaftspraxen und Medizinische Versorgungszentren(MVZ) bedürfen mitunter neuer Ausrichtung oder gar einer Sanierung. **45** Denn nicht selten werden die vorgenannten Aspekte und Indizien zur wirtschaftlichen Lage und Entwicklung der Praxis nicht oder nur unzureichend berücksichtigt. Wenn dann auch noch die prognostizierten Umsatzerlöse ausbleiben und die geplanten Ergebnisse bzw. Überschüsse der Praxis nicht erreicht werden, führt dies zwangsläufig zur Krise der Praxis. Doch auch bei äußerster Sorgfalt bei der Planung können sich die oben genannten Ursachen negativ auf den Verlauf und den Erfolg der Praxis auswirken. Jedoch ist bei einer einmal eingetreten Krise konsequentes Analysieren und Handeln angezeigt. Je länger der Arzt unverändert weiter wirtschaftet und die Augen vor der eingetretenen Situation verschließt, desto schwieriger wird es, erfolgreiche Sanierungskonzepte auszuarbeiten und umzusetzen. Das gilt auch und insbesondere für größere Einheiten und Medizinische Versorgungszentren (MVZ). Dabei können im Vorgriff bzw. zur Vermeidung eines Insolvenzverfahrens bereits außergerichtliche Sanierungsversuche zielführend, angezeigt und erfolgversprechend sein.

In der Krise der Praxis bzw. des ärztlichen Unternehmens, spätestens bei Zahlungsstockung gebietet sich zunächst eine betriebswirtschaftliche Untersuchung, insbesondere auf der Grundlage einer aktuellen und realistischen **Plan-Gewinn- und Verlustrechnung** sowie einer belastbaren **Liquiditätsprüfung**.[8] Ohne Ermittlung des Status quo ist eine profunde Fehleranalyse nicht möglich. Dabei steht nicht nur der „operative Betrieb" der Arztpraxis im Fokus; es ist auch ein Blick auf die privaten Vermögensverhältnisse, individuelle Lebensumstände etc. zu richten. Hier beeinflussen die persönlichen Umstände, Familienstand, Unterhaltsverpflichtungen, individuelle Standards etc. Art und Ausmaß der notwendigen Entnahmen aus der Praxis, um den privaten Lebensbedarf zu decken.[9] Symptome der Krise und strategische Handlungsmöglichkeiten zur Sanierung können wie folgt dargestellt werden:

---

8)   Siehe Rn. 21 und 22.
9)   Vgl. *Harlfinger*, Der Freiberufler in der Insolvenz, S. 21 f.

Abb. 6: Symptome und Handlungsmöglichkeiten

I. Sanierungsfähigkeit der Praxis oder des Medizinischen Versorgungszentrums (MVZ)

47 Teil des Sanierungskonzeptes ist die Prüfung der **Fortführungsmöglichkeit** und **Fortführungsfähigkeit** einer Arztpraxis oder eines Medizinischen Versorgungszentrums (MVZ). Die Fortführungsfähigkeit kann nur durch eine Plan-Gewinn- und Verlustrechnung in Kombination mit einem Liquiditätsplan für das laufende und das künftige Geschäftsjahr festgestellt und nur durch ein stimmiges Unternehmerkonzept sichergestellt werden. Dies setzt eine integrierte Unternehmens-, Ertrags- und Finanzplanung voraus.[10] Außerdem ist eine Markt- und Marktfeldanalyse erforderlich. Die Maßnahmen überfordern regelmäßig einen Arzt, der sich ohne vertiefte betriebswirtschaftliche Kenntnisse und ohne Bereitschaft, sich mit Plan- und Ist-Zahlen, den betriebswirtschaftlichen Kenndaten und sowohl den Liquidations- als auch den Fortführungswerten der Praxis auseinanderzusetzen, beschäftigen soll. In der überwiegenden Zahl der Krisenfälle dürfte es für den Arzt daher angezeigt sein, sich durch sanierungs- und insolvenzerfahrene Berater, wie Rechtsanwälte, Steuer- und/oder Unternehmensberater professionell unterstützen zu lassen. Der jeweilige Berater sollte mit den komplexen Fragen, die im Zusammenhang mit ärztlichen Sanierungsfällen entstehen, vertraut sein.

48 Sanierung der Arztpraxis oder des Medizinischen Versorgungszentrums (MVZ) bedeutet:

- Krisenkennzeichen erkennen und korrekt aufnehmen

- Krisenursachen richtig selektieren und analysieren

---

10) BGH, Urt. v. 9.10.2006 – II ZR 303/05, ZIP 2006, 2171.

- Geeignete Maßnahmen ohne Zögern ergreifen

- Neupositionierung der Praxis bzw. des MVZ nach Sanierung

- Vorbeugung Wiederholung historischer Fehler

Im Hinblick auf die durchaus mögliche persönliche Haftung des Arztes gegen- **49**
über Banken, aber auch anderen Kreditgebern etc. kann den Arztpraxen in der
Krise nur die gründliche Analyse der Fehler oder Defizite der Vergangenheit
und rasches Gegensteuern empfohlen werden. Gerade mit Blick auf die Möglichkeit eines Insolvenzplans empfiehlt sich in vielen Fällen der rechtzeitige
Versuch einer außergerichtlichen Sanierung, quasi im Vorgriff auf einen denk-
baren Insolvenzplan.

Eine solche außergerichtliche Sanierung bietet sowohl für Schuldner als auch **50**
Gläubiger Vorteile. In erster Linie ist das **Zeitmoment** zu nennen. Eine außergerichtliche Sanierung kann durchaus durch gezielte Ansprache der beteiligten Gläubiger schnell und erfolgreich abgewickelt werden. Eine Sanierung
im Rahmen eines „normalen" Insolvenzverfahrens dauert zumindest die An-
tragsphase plus drei, fünf oder sechs Jahre bis zur Erteilung der Restschuldbefreiung. In der Regelinsolvenz einer GbR, Partnerschaftsgesellschaft oder
GmbH sind Verfahrenslaufzeiten von fünf Jahren regelmäßig zu erwarten. Hingegen können die Betroffenen inkl. Ihrer Berater die außergerichtliche Sanierung steuern. Sie entscheiden über Beginn etwaiger Maßnahmen, deren Verlautbarung, Umsetzung und Abschluss; der gesamte Zeitplan liegt damit in
den Händen der Betroffenen. Da die außergerichtlichen Maßnahmen und
Einigungsversuche nicht im Internet (oder in sonstigen Medien) veröffentlicht
sind, muss der Arzt erst einmal keinen Imageverlust befürchten. Die Gläubiger
dürften schon im Eigeninteresse die Informationen über eine wirtschaftliche
Schieflage und den Einigungsvorschlag vertraulich behandeln und zunächst
intern prüfen, ob dieser für sie konkret günstiger ist als ein u. U. folgendes
gerichtliches Insolvenzverfahren.

Für die außergerichtliche Sanierung spricht ferner deren **Flexibilität und Kre-** **51**
ativität im konkreten Einzelfall. Die beteiligte Hausbank agiert anders als die
praxisfinanzierende Bank, letztere wiederum anders als die Leasinggesellschaft.
Finanzamt und Sozialversicherungsträger zeigen sich meist wenig verzichts-
bereit und verweisen auf das Fiskalinteresse bzw. die Solidargemeinschaft der
Versicherten. Kleingläubiger sind hingegen häufig verzichts- oder vergleichs-
bereit. Die Besonderheiten können und sollten bei dem Versuch einer Ge-
samtverständigung vor Insolvenz flexibel betrachtet und für den Arzt optimal
verhandelt werden. Mithilfe der außergerichtlichen Sanierung lassen sich vielfach – im Fall der Verfahrenseröffnung mögliche – Abstimmungsschwierig-
keiten mit anderen Gläubigern, dem Insolvenzverwalter oder dem Gericht
vermeiden. Auch vor dem Hintergrund der gesetzlichen Regelungen über das
Verfahren und die einzuhaltenden Fristen genießt die außergerichtliche Sa-

nierung gegenüber dem Insolvenzverfahren den Vorzug.[11] Die individuelle außergerichtliche Einigung kennt (außer Sittenwidrigkeit, Betrug etc.) praktisch keine Grenze, es gilt weder eine Notwendigkeit, öffentlich – bekannte oder unbekannte – Gläubiger zu beteiligen, noch sind Minderheiten geschützt. Andererseits kann sich unter Umständen auch eine Orientierung an den Regeln des Insolvenzplanverfahrens (§§ 217 ff. InsO) anbieten.[12]

52 Die Gläubigerstruktur und der konkrete Zustand der Verträge (etwa vorgerückte Mahnstufen, Klagen, Kündigungen von Verträgen etc.) entscheiden über Notwendigkeit und ggf. Intensität der Ansprache. Nicht nur Banken spielen häufig eine markante Rolle in der Finanzierung von Arztpraxen und bedürfen daher der gesonderten Betrachtung, eventuell auch mit Blick auf Sonderregelungen beim Verzicht und/oder Stundung fälliger und überfälliger Beträge. Die Finanzierer der elektrischen Geräte und medizinischen Apparaturen wissen um die Bedeutung der Sicherungsgegenstände und zeigen sich i. d. R. als harte Verhandlungspartner. Sie lassen sich gleichwohl durch eine belastbare und engagiert vorgetragene Sanierungslösung zu **individuellen Kompromissen** bewegen. Das sollte in jedem Fall versucht werden, sei es via Teilverzicht, via Reduzierung der Leistungsrate oder des Zinssatzes.

53 Die außergerichtliche Sanierung kann – muss aber nicht – **Kostenvorteile** haben. Verfahrenskosten, die in einem Insolvenzverfahren entstehen, werden jedenfalls erspart. Gerichtskosten entstehen nicht; es gibt keinen Insolvenzverwalter, der bezahlt werden müsste. Andererseits sind Beraterhonorare mit Tagessätzen zwischen € 1.000,00 und 2.000,00 durchaus üblich. Bei einer i. d. R. einige Wochen dauernden Beratung muss daher mit Beraterhonoraren im fünfstelligen Bereich gerechnet werden. Die Summe der Beratungskosten in einem zügigen und ergebnisorientierten Prozess mit einer Laufzeit von nicht mehr als einem Quartal dürfte allerdings nicht die Gerichtskosten, die Verwaltervergütung und die Kosten und die Vergütungen eines eventuellen Gläubigerausschusses übersteigen. Das Kostenmoment i. V. m. dem Zeitmoment dürfte in den meisten Fällen Grund und Anlass für den Versuch einer außergerichtlichen Sanierung sein.

54 Dabei wird nicht verkannt, dass eine außergerichtliche Sanierung durchaus auch nachteilig sein kann. Um ein Moratorium bzw. einen Gesamtvergleich nicht dem **Risiko einer Anfechtbarkeit** wegen Gläubigerbenachteiligung auszusetzen, müssen grundsätzlich alle Gläubiger zustimmen. Es mag Gläubiger geben, die aus persönlichen oder sachlichen Gründen ihre Zustimmung nicht geben können oder wollen. Diese müssen ggf. überzeugt werden, was intensive Ansprache und auch diverse Verhandlungen voraussetzt. Eine gesonderte oder höhere Quotierung belastet ein eventuelles Moratorium mit dem Risiko der Anfechtbarkeit gemäß § 133 InsO oder sogar der Nichtigkeit gemäß § 138

---

11) *Gogger*, Insolvenzgläubiger-Handbuch, § 3 Rn. 279.
12) *van Zwoll*, ZInsO 2008, 418, 419.

BGB.[13] Im Ergebnis ist es nicht ausgeschlossen, dass dauerhaft nicht verhandlungsbereite Gläubiger oder „Störer" nicht für einen Vergleich außerhalb eines Gerichtsverfahrens gewonnen werden können. Dieses ist im Zweifel hinzunehmen und versperrt damit den Weg für einen erfolgreichen außergerichtlichen Vergleich. Der Weg führt in diesen Fällen zwangsläufig in den neuen „Restrukturierungsrahmen" mit geringer gerichtlicher Beteiligung oder in das ordentliche gerichtliche Verfahren in Form des Insolvenzverfahrens über das Vermögen des betroffenen Arztes.

Im außergerichtlichen Verfahren besteht **kein Vollstreckungshindernis** für **55** Gläubiger. Der Vollständigkeit halber: Nach den Regelungen des zum 1.3.2012 in Kraft getretenen Gesetzes zur Erleichterung der Sanierung von Unternehmen (ESUG) bestehen weitreichende Möglichkeiten des Schutzes vor Vollstreckungen bei gerichtlichen Verfahren. Hat der Schuldner den Eröffnungsantrag bei drohender Zahlungsunfähigkeit (oder Überschuldung sofern zulässig) gestellt, die Eigenverwaltung beantragt und ist die angestrebte Sanierung nicht offensichtlich aussichtslos, dann hat das Insolvenzgericht dem Schuldner eine Frist zur Vorlage eines Insolvenzplans von maximal drei Monaten einzuräumen (Schutzschirmverfahren), § 270b InsO. In dieser Zeit ist der Schuldner vor Zwangsvollstreckungsmaßnahmen geschützt. Letztere Möglichkeit wird in der Praxis auch im Rahmen des Verfahrens nach § 270a InsO eingeräumt, also bei Antrag auf Eigenverwaltung ohne „Bescheinigung" nach § 270b InsO.

Abb. 7: Erfolgreiche Sanierung/Turnaround

---

13) Vgl. BGH, Urt. v. 9.7.1953 – IV ZR 242/52, BGHZ 10, 228.

II. Sanierungskonzept

56 Das Sanierungskonzept ist ein Leitfaden für die Praxis und das MVZ. Es kann –
muss aber nicht zwingend – folgende **Phasen** abbilden:

- Beschreibung der Praxis in ihrer Gesamtheit, insbesondere Darstellung der
bisherigen Entwicklung, der rechtlichen, finanzwirtschaftlichen, medizin-
technischen, strukturellen, organisatorischen und tatsächlichen Verhältnisse unter Beleuchtung besonderer Bereiche im Einzelfall (Vollständigkeit
der Informationen notwendig).

- Analyse der Praxis unter persönlicher Einbeziehung des Arztes und seiner
persönlichen und medizinischen Kompetenz und

- unter Ausweis der Feststellung Zahlungsunfähigkeit und/oder Überschuldung.

- Darstellung und Analyse der Krisenursachen mittels Praxisbeschreibung
und Ursachenforschung für die Krise.

- Lagebeurteilung und Ermittlung der Stärken/Schwächen der Praxis sowie
des agierenden Arztes mit Betonung der besonderen Chancen und Risiken
im örtlichen Umfeld und mit der besonderen Fachausrichtung der Praxis.

- Neuausrichtung, Neupositionierung und Präsentation des neuen Leitbilds
der sanierten Praxis mit Darlegung der Wettbewerbsfähigkeit und dauer-
haften Marktpräsenz.

- Notwendige Maßnahmen für die Sanierung der Praxis mit Beschreibung
ihrer Aus- und Wechselwirkungen.

- Rechnerische Verprobung des geplanten Sanierungsablaufes und Beleg der
Finanzierbarkeit des Sanierungskonzeptes unter Benennung der Planbilanzen, Plangewinn- und Planverlustrechnungen sowie eines Liquiditätsplans
über einen Zeitraum von wenigstens drei, idealerweise aber fünf Jahren.

57 Ein fundiertes, an den vorbenannten Punkten orientiertes Sanierungskonzept
ist dabei ein wichtiger Baustein der angestrebten außergerichtlichen Sanierung.
Es ermöglicht den beteiligten Gläubigern, die durch den Schuldner entwickelten
Maßnahmen zu überblicken, diese anhand der dargelegten Planzahlen auf ihre
wirtschaftliche Effektivität zu bewerten und das Konzept insgesamt zu veri-
fizieren. Die Gläubiger erhalten somit gewissermaßen einen „Fahrplan" an die
Hand, der die Sanierungsbemühungen erläutert. Das Konzept gibt den Gläubigern die Möglichkeit, die – nicht immer einfache – Entscheidung zur Begleitung des Sanierungsweges abwägen zu können. Eine sorgsame Abwägung ist
u. a. deshalb elementar, weil die Mehrzahl der Sanierungskonzepte mit einem
Verzicht auf Teile der (alten) Forderungen verbunden ist.

III. Sanierungsinhalte

Sowohl auf der Seite der Wertschöpfung (Umsatz) als auch auf der Kosten-   **58**
seite bietet sich ein breiter Strauß an Maßnahmen und Inhalten der Sanierung
an, wovon hier exemplarisch folgende genannt werden:

Auf Seiten der Wertschöpfung/Umsatz:

1. Betonung der eigenen Kompetenz, belegt u. a. durch die Facharztschaft,
   Verlautbarung der Kompetenz gegenüber Patienten und Krankenkassen
   beispielsweise durch gezielte „Mundpropaganda", Mailingaktionen, Flyer,
   In-House-Seminare, Veranstaltungen in Krankenhäusern, Schulungen ex-
   terner Fachkräfte u. a. in interdisziplinären Gemeinschaftspraxen.

2. Konzentration auf Fachdisziplinen und bestimmte Anwendungen/Tech-
   niken/OP/Heilmethoden/Maßnahmen mit Verstärkung einer Privatpatien-
   tenwerbung im o. g. Sinn.

3. Optimierung der ärztlichen Dienstleistungspalette, u. a. durch Direktlie-
   ferung ärztlicher Heilmittel und Unterstützungsgeräte an Patienten.

4. Angebot von Zusatzleistungen für Patienten durch Kooperation mit nach-
   gelagerten Einrichtungen (Apotheken/Physiopraxen/Reha-Praxen/Haus-
   pflegeteams etc., allerdings unter Beachtung des **Kooperationsverbots** des
   § 11 ApoG u. a. Bestimmungen).

5. Veranstaltung von Seminaren und Informations-Veranstaltungen innerhalb und außerhalb der eigenen Praxis, bei Kollegen, in interdisziplinären
   Gemeinschaftspraxen und in Krankenhäusern.

6. Ausweitung von Hausbesuchen (insbesondere im Bereich der Privatpatienten).

7. Vermittlung eines mobilen Services für Patienten, beispielsweise durch Hol-
   und Bringservice, nicht nur, aber auch als „Krankentransporte" beworben,
   Titulierung etwa als „Team-Asphalt Arzt Dr. X" oder „Rollendes Team
   Arzt Dr. X" (Achtung: Gefahr gewerblicher Tätigkeit, Personenbeförde-
   rungsgesetz PBefG, Unlautere Werbung nach UWG, Heilmittelwerbege-
   setz HWG)

8. Proaktive Nachschau erledigter „Fälle", gezielte Nachfrage bei ehemals
   behandelten Patienten nach deren Wohlergehen und dem weiteren Hei-
   lungsverlauf usw., ggf. durch „Weihnachtsgruß"

Auf Seiten der Betriebs- und Personalkosten:

1. Kostenoptimierung in allen Bereichen, ggf. „Sale-and-Lease-Back" technischer Geräte zur Reduzierung des Investitionsvolumens oder zur Schöp-
   fung von Liquidität.

2. Prüfung und ggf. Verbesserung der Konditionen aller laufender Dauerschuldverhältnisse, ggf. Nachverhandeln der Miethöhe für die Praxisräume, Reduzierung u. U. nützlicher, aber nicht zwingend notwendiger Wartungsverträge, Anpassen der Leasingraten für technisches Gerät, Auslösen von Geräten aus Leasingverträgen gegen Einmalzahlung.

3. Reduzierung administrativer Funktionen, ggf. Verzicht auf Mehrfachbesetzung im Empfangsbereich.

4. Konzentration des operativ tätigen Personals (Behandlungsassistenten) auf Kernaufgaben und effiziente Organisation der Praxis mit dem Ziel der Personalreduzierung.

5. Abfederung von Urlaubs- und Quartalsspitzen durch Leihpersonal/externes Personal/Fremdpersonal.

6. Mehrfacheinsatz von Inventar und Spezialgeräten zur effektiven Ausnutzung über die Gesamttages-/Einsatzzeit.

7. Kooperationen und (Praxis-) Gemeinschaften zur Verbesserung der Auslastung und Reduzierung anteiliger Betriebskosten bei medizinischen Gerätschaften, wie z. B. Ultraschall/Röntgen/etc.

8. Aufbau bzw. Entwicklung eines Personalkooperationssystems mit anderen Praxen für Urlaubs-, Krankheits- und sonstige Fehlzeiten, Aufbau von Kooperationen und (Praxis-) Gemeinschaften zur Reduzierung anteiliger Personalkosten.

9. Ggf. Verkauf bestimmter Geräte, Straffung des Praxisinventars und Begrenzung auf die elementar wichtigen Anwendungen und Geräte.

10. Auslagerung von Verwaltungsaufgaben und Abrechnungssystematiken an spezialisierte Dienstleister, insbesondere Übertragung des Forderungseinzugs und des Inkassos auf Externe.

59 Gelingt eine Überwindung der Krise der Praxis nicht oder scheitert die Sanierung unter Erhalt aller Strukturen bei gleichzeitiger Erfüllung der Verbindlichkeiten, werden weitere Maßnahmen erforderlich. Dazu kann, muss aber nicht, ein Moratorium mit den Gläubigern oder ein Versuch der Einigung mit einzelnen oder allen Gläubigern des Arztes gehören.

IV. Einigungsversuch durch Schuldenbereinigungsplan

60 Zwar ist es im Einzelfall durchaus denkbar, sich mit einzelnen Gläubigern über die Behandlung bestehender Forderungen, deren Höhe, Ratenzahlungen, Zinshöhe, Teilverzicht o. Ä. zu einigen. Regelmäßig sind jedoch mehrere Gläubiger beteiligt, die fällige oder überfällige Forderungen verfolgen. Insofern sollte die Regelung der Vermögensverhältnisse des Arztes, des MVZ oder der Praxis in der Krise in der Gesamtheit erfolgen. Ein außergerichtlicher Einigungsversuch durch einen „Schuldenbereinigungsplan" mit den Gläubigern sollte die

rechtlichen, tatsächlichen und wirtschaftlichen Verhältnisse skizzieren und einen konkreten Vorschlag zur Behandlung (idealerweise Bezahlung) der Forderungen der Gläubiger beinhalten. Das Musterschreiben für einen Schuldenbereinigungsplan (hier exemplarisch für einen allein praktizierenden Arzt) kann lauten:

Sehr geehrte Damen und Herren,

bekanntlich berate ich Herrn Dr. A in wirtschaftlicher Hinsicht. Dr. A ist unverändert als Fach-Arzt für XXXXXXX in seiner Praxis aktiv und möchte diese fortsetzen. Allerdings ist Dr. A nicht mehr in der Lage, alle Forderungen seiner Gläubiger innerhalb der gesetzten Zahlungsziele zu bedienen. Zur Sanierung des Dr. A und seiner Praxis unterbreiten wir daher einen Vorschlag zur Regelung der Forderungen, Stundung mit anschließendem Teilverzicht der Gläubiger. Insofern übersenden wir auf der Grundlage der Insolvenzordnung (InsO) einen Vorschlag für eine Schuldenbereinigung.

Sollte der außergerichtliche Schuldenbereinigungsversuch scheitern, müsste Herr Dr. A einen Antrag auf Durchführung des Insolvenzverfahrens stellen. Das gerichtliche Verfahren setzt voraus, dass eine außergerichtliche Einigung mit den Gläubigern über die Schuldenbereinigung auf der Grundlage eines Plans versucht worden ist. Daher schreiben wir Sie an.

Die tatsächlichen und rechtlichen Verhältnisse sowie die Vermögenslage von Herrn Arzt Dr. A. stellen sich zurzeit wie folgt dar:

- Herr Dr. A ist geboren am […].

- Dr. A studierte vom […] bis […] Medizin und schloss […] ab.

- Dr. A erhielt den Titel Dr. med. von der Universität X am […].

- Dr. A ist verheiratet mit Frau […].

- Aus der Ehe gingen die Kinder […] hervor.

- Es bestehen zurzeit folgende Unterhaltspflichten […].

- Dr. A bewohnt (zusammen mit […]) eine Mietwohnung unter der Adresse […].

- Die monatlichen Mietkosten betragen […].

- Dr. A führte von […] bis […] eine Einzelpraxis in […]. Die Praxis gab er am […] auf.

- Seit dem […] ist Dr. A als angestellter Arzt in […] tätig.

- Sein monatliches Nettoeinkommen beläuft sich dort auf ca. […] €.

- Zugunsten der […]-Bank wurde eine Lohn- und Gehaltsabtretung vereinbart.

- Dr. A ist nicht Eigentümer von Grundvermögen.

- Dr. A hält keine Beteiligungen.

- Dr. A ist Eigentümer des Kfz […], Erstzulassung […], Kennzeichen […]. Der Wagen wird zur Fahrt zwischen Wohnung und Arbeitsstätte benötigt und ist nicht pfändbar.

- Ein auf Dr. A lautendes Wertpapierdepot besteht nicht (mehr).

- Dr. A hat keine Forderungen gegen Dritte, er ist nicht Inhaber von Lebens- oder Rentenversicherungen.

- Der Hausstand ist gewöhnlich, besondere Einrichtungsgegenstände existieren nicht.

- Das Bargeld wird zur Zahlung des täglichen Lebensunterhalts benötigt.

- Weitere pfändbare Vermögensgegenstände sind nicht vorhanden.

- Die Verbindlichkeiten des Dr. A bei zehn Gläubigern belaufen sich auf rund […] €. Hauptgläubigerin ist die […]-Bank mit Ansprüchen in Höhe von insgesamt ca. […] €. Weitere größere Gläubiger sind […].

- Ein Verzeichnis der Gläubiger sowie eine Liste der jeweiligen Forderungen liegen in der Anlage bei.

- Auf Grund der wirksamen Lohn- und Gehaltsabtretung wäre zunächst die Bank aus möglichen pfändbaren Lohn-/Gehaltsbestandteilen vorrangig zu befriedigen. Unter Berücksichtigung der bestehenden Unterhaltspflichten ergibt sich momentan kein pfändbarer Betrag. (Achtung: § 114 InsO inzwischen aufgehoben)

Vor dem Hintergrund des § 305 Abs. 1 Nr. 1 InsO schlagen wir Ihnen und allen anderen Gläubigern gleichlautend folgendes Verfahren vor:

a) Zum Ausgleich seiner Gesamtverbindlichkeiten verpflichtet sich Dr. A, in den kommenden drei/vier/fünf/sechs Jahren ab einem eventuellen Zustandekommen des Schuldenbereinigungsplans den jeweils pfändbaren Anteil seines Nettoeinkommens auf ein Treuhandkonto zu zahlen. Eine Höchstgrenze bildet hierbei stets der pfändbare Betrag nach § 850c ZPO. Die eingehenden Beträge werden von uns ausschließlich zur Befriedigung der Gläubiger verwandt. Zunächst werden die pfändbaren Beträge für einen Zeitraum von längstens 24 Monaten (maximal bis zur Erfüllung der Verbindlichkeiten) ab Zustandekommen dieses Schuldbereinigungsplans gemäß der wirksamen Abtretung an die Bank gezahlt werden.

b) Im Anschluss werden die Beträge ausschließlich zur quotalen Befriedigung der Gläubigergesamtheit verwandt werden. Maßgeblich für die Quotenfestsetzung sind die angegebenen Forderungen auf Basis per 31.12 dieses Jahres. Die Quote soll einmal jährlich an Sie gezahlt werden.

c) (Eventuell „Drittmittelvergleich") Zudem hat sich ein Dritter, Frau/Herr D bereit erklärt, im Fall des Zustandekommens des außergerichtlichen Einigungsversuchs (aufschiebende Bedingung) einen Betrag von […] € auf das o. g. Treuhandkonto zu zahlen. Dieser Betrag dient ausschließlich der Verbesserung der Quote der beteiligten Gläubiger.

d) Sollte innerhalb der sechs Jahre ein Erbe zugunsten des Dr. A anfallen, verpflichtet er sich, die Hälfte des Erbes (maximal in Höhe der bestehenden Gesamtverbindlichkeiten) seinen Gläubigern zur Verfügung zu stellen. Es wird auch hier eine quotale Verteilung stattfinden.

e) Alle Gläubiger und damit auch Sie, verzichten für die Zeit des außergerichtlichen Schuldenbereinigungsverfahrens auf Zwangsvollstreckungsmaßnahmen jeglicher Art. Nach Annahme des Plans und Zuteilung der letzten quotalen Zahlung werden Sie den/die Ihnen zur Verfügung stehenden Schuldtitel an uns als die Vertreter des Schuldners aushändigen.

f) Alle Gläubiger werden die Erfüllung der Verbindlichkeiten dem Amtsgericht X sowie der Schufa mitteilen. Außerdem werden Sie schriftlich den Verzicht auf die bis dahin noch nicht getilgte Restverbindlichkeit erklären.

Wir bitten Sie um wohlwollende Prüfung des Vorschlages, der ein gerichtliches Verfahren überflüssig machen und zudem die Befriedigungsmöglichkeiten der ein der Gläubiger verbessern würde. Sollten wir bis zum […] keine Rückmeldung von Ihnen erhalten, müssen wir unterstellen, dass Sie eine außergerichtliche Einigung mit Dr. A ablehnen.

Um die Quote bei Annahme des Angebotes exakt berechnen zu können und für den Fall der ansonsten erforderlichen Insolvenzantragstellung, überlassen Sie uns bitte innerhalb der vorgenannten Frist nochmals eine aktuelle Forderungsaufstellung. Idealerweise senden Sie einen Ausdruck des Kontos OP-Debitoren Ihrer Buchhaltung, ggf. nebst Belegen.

Die Kommunikation kann und soll ausschließlich online erfolgen:

schuldenbereinigung@arzt-sanierung.de

Der Abgleich der Forderungssalden ist wichtig für das weitere Verfahren. Hören wir innerhalb der o. g. Frist nichts von Ihnen, gehen wir von einem unveränderten Bestand nach hiesiger Aktenlage aus.

Sollten alle Gläubiger diesem Plan zustimmen, werden wir Sie über den weiteren Ablauf informieren. Sollten Sie keine Reaktion unsererseits erhalten, müssen Sie leider davon ausgehen, dass der Schuldenbereinigungsplan gescheitert ist. Wir würden dann u. U. einen Insolvenzantrag vorbereiten und voraussichtlich zeitnah stellen müssen.

Wir danken Ihnen sehr für die wohlwollende Prüfung und rasche Rückmeldung binnen 14 Tagen ab Zugang dieses Schreibens bzw. dieser Mail.

Mit freundlichen Grüßen

Dr. A/Vertreter Dr. A

V. Außergerichtliche Sanierung und „Restrukturierungsrahmen" contra Insolvenzverfahren und Sanierungswege

„Sanierung" fasst alle betriebswirtschaftlichen, steuerlichen und rechtlichen **61** Maßnahmen innerhalb einer Unternehmenskrise zur Wiederherstellung der Leistungsfähigkeit eines Betriebes zusammen. Sie ist erforderlich und angemessen, wenn begründete Aussicht auf Erfolg besteht. Sie geht in den meisten Fällen einher mit einem Teilverzicht der beteiligten Gläubiger. Diese müssen auf einen Teil der Valuta, wenigstens aber auf Teile von Zinsen und die (zwangsläufig wegen Verzugs) entstandenen Kosten verzichten. Damit sind i. d. R. nicht alle Beteiligten einverstanden. Schlägt der außergerichtliche Einigungsversuch fehl, bieten die im Vorfeld getroffenen Maßnahmen dennoch den Vorteil, dass der bisher vorbereitete außergerichtliche Insolvenzplan nochmals mit dem Antrag auf Eröffnung des Insolvenzverfahrens nach § 218 Abs. 1 Satz 2 InsO den Gläubigern unterbreitet werden kann. Vor diesem Hintergrund lässt sich unter Umständen auch der bereits angesprochene „Störer" davon überzeugen, seine Zustimmung zum außergerichtlichen Vergleich zu erteilen, wenn im anschließenden Insolvenzplanverfahren zu erwarten ist, dass entsprechend § 244 Abs. 1 InsO die Mehrheit der abstimmenden Gläubiger wie auch im außergerichtlichen Verfahren, dem Plan zustimmt und die Summe der Ansprüche der zustimmenden Gläubiger mehr als die Hälfte der Summe der Ansprüche der abstimmenden Gläubiger beträgt.[14]

62 Europaweit gibt es das Bestreben, Sanierungen zu vereinfachen, diese zu harmonisieren und den gerichtlichen Einfluss auf die Einigung der Gläubiger untereinander zu begrenzen. Mit diesem Ziel hatte die Europäische Kommission im Rahmen ihres Aktionsplans zur Schaffung einer Kapitalmarktunion am 30.9.2015 eine Richtlinie vorgesehen, welche in den Mitgliedstaaten ein außergerichtliches Sanierungsverfahren implementieren soll.[15] Am 22.11.2016 legte die Europäische Kommission dann den lange erwarteten Richtlinienvorschlag COM(2016) 723 zum (präventiven) Restrukturierungsverfahren vor. Dieser enthält u. a. einen Vorschlag zur zweiten Chance und zu Maßnahmen zur stärkeren Effizienz von Restrukturierungs-, Insolvenz- und Entschuldungsverfahren. Mit dem deutschen Gesetz ist zwischen 2019 und 2022 zu rechnen.

63 Der Entwurf für eine Richtlinie ist ein Baustein der EU zur Schaffung einer Kapitalmarktunion und zur Harmonisierung der nationalen Insolvenzrechte. Divergenzen stören den Kapitalmarkt. Deutschland hat insoweit kein Defizit, anders als manche EU-Mitgliedstaaten; gleichwohl muss die EU auch von Deutschland die „Harmonisierung" fordern, nicht nur bezüglich der Insolvenzverfahren und der -systeme.

64 Der EU-Vorschlag für die Richtlinie schreibt einen präventiven Restrukturierungsrahmen vor. Trotz der weiterhin autonomen und unterschiedlichen (materiellen) Insolvenzrechte der Mitgliedstaaten soll zumindest auf der Ebene der vorinsolvenzlichen Verfahren in der EU ein weitgehend angeglichenes System geschaffen werden.

65 Die deutsche Insolvenzordnung incl. des „modernen" ESUG-Verfahrens bietet bereits eine Reihe von Bausteinen für die Sanierung, allerdings nur im geordneten gerichtlichen Verfahren. Außergerichtlich wird es anders laufen. Markante Punkte sind:

- Ein vorinsolvenzliches Verfahren findet „gerichtsarm" statt, vor allen Dingen „vor" einer Insolvenz. Eine Insolvenz soll gerade abgewendet werden. Planbilanzen.

- Es müssen nicht alle Gläubiger teilnehmen. Betroffen sind Gläubiger nur, soweit in deren Rechte durch den Restrukturierungsplan eingegriffen werden soll.

---

14) *van Zwoll*, ZInsO 2008, 418 – 420.
15) Aktionsplan zur Schaffung einer Kapitalmarktunion vom 30.9.2015, COM 2015, 468.

- Die Vermögenswerte (Aktiva) stehen nicht zur Behandlung an. Der Restrukturierungsplan soll nur Gläubigerrechte regeln. Daher wird lediglich die Passiv-Seite der Bilanz beeinflusst und ggf. gestaltet („Balance Sheet Restructuring").

In der Eigenverwaltung gemäß §§ 270 ff. InsO gibt es bereits die Figur des 66 „Sachwalters". Im Restrukturierungsverfahren dürfte das der „Restrukturierungsverwalter" oder „Experte" werden. Aber die Bestellung eines Sanierungsexperten durch ein Gericht ist nicht zwingend, wenngleich in der Praxis zu erwarten. Denn der Plan soll ja Gläubigerrechte, somit Verbindlichkeiten regeln. Daher soll ein Experte bestellt werden, wenn ein Moratorium in Rede steht oder der Plan die Überstimmung von Gläubigergruppen vorsieht („Cross-class Cram-down").

Schwächen des Unternehmens sind und bleiben Gegenstand operativer Be- 67 handlung durch die Geschäftsführer oder das Management insgesamt, ggf. mit Beratern. Der Restrukturierungsplan greift dort nicht ein.

Kernstück der Sanierung ist der Restrukturierungsplan. Er kennt wie der In- 68 solvenzplan Gläubigergruppen, deren Zusammensetzung durch das Gericht anlässlich der notwendigen gerichtlichen Bestätigung überprüft wird. Anteilsinhaber bilden eine eigene Klasse. Das Quorum in den Klassen soll nicht mehr als 75 % betragen. Der Plan benötigt immer gerichtlicher Zustimmung, wenn in Gläubigerrechte eingegriffen oder dem Unternehmen eine neue Finanzierung zur Verfügung gestellt wird. Messlatte für die gerichtliche Bestätigung ist zunächst nur das Liquidationsszenario. Im Vergleich zu diesem darf niemand schlechter gestellt werden.

Soweit sich nicht in allen Klassen eine Mehrheit findet, kann der Plan auch 69 durch die Mehrheit der Gruppen angenommen werden. Hierzu muss u. a. sichergestellt werden, dass die Gläubiger bei Heranziehung des Unternehmenswertes, der durch gerichtlich zu bestellende Experten zu ermitteln ist, nicht schlechter gestellt werden. Der Plan bindet nur einbezogene Gläubiger. Der Entwurf sieht zwar Rechtsmittel gegen die Planbestätigung vor, indes ohne aufschiebenden Effekt.

Zur Förderung von Sanierungen soll „Fresh Money" vor Anfechtung geschützt 70 sein. Ein höchstrichterliches Sanierungsprivileg ist zwar schon gegeben, da dies aber – in der Rückschau – an oft schwer nachvollziehbare Bedingungen geknüpft wird („hindsight bias"), will der Entwurf wohl für konkrete Rechtssicherheit der Beteiligten sorgen. Das „neue" Geld soll zudem vor den regulären, ungesicherten Gläubigern rangieren; diese Senior-Position darf nur nicht betrügerisch erschlichen sein.

Keine Gläubigerschädigung sollen zudem folgende jeweils angemessene Zah- 71 lungen bzw. Transaktionen darstellen:

- Kosten für die Verhandlung, das Aufsetzen, die Bestätigung und die Implementierung des Restrukturierungsplanes;

- Kosten professioneller Beratung zu allen Aspekten des Restrukturierungsplanes;

- Mitarbeitergehälter und Löhne für erbrachte Arbeitsleistungen;

- Zahlungen und Ausgaben im üblichen Geschäftslauf.

72 Transaktionen bezüglich „neuen" Geldes und andere außerordentliche Transaktionen, soweit im engen Zusammenhang mit dem Restrukturierungsplan,
ggf. mit dem Erfordernis der Zustimmung eines Gerichtes oder Sanierungsexperten.

73 Die die meisten EU-Mitglieder hatten den Vorläufer der Richtlinie, die „Empfehlung der Kommission vom 12.3.2014 (C(2014) 1500 final) für einen neuen
Ansatz im Umgang mit unternehmerischem Scheitern und Unternehmensinsolvenzen" bereits zum Anlass genommen, im jeweiligen Land ein vorinsolvenzliches Sanierungsverfahren einzuführen bzw. Reformvorhaben einzuleiten.
Unter Berücksichtigung der Erkenntnisse aus der „Evaluierung des Gesetzes
zur weiteren Erleichterung der Sanierung von Unternehmen" („ESUG") dürfte
es bis 2020 eine deutsche Variante eines vorinsolvenzlichen Verfahrens geben.

74 Der Standpunkt des Europäischen Parlaments war lange Zeit kontrovers diskutiert worden. Die Parlamentarier der einzelnen Mitgliedsstaaten waren durchaus unterschiedlicher Auffassung. Im August 2018 wurde indes Einigkeit erreicht. Die vom Rechtsausschuss des Europäischen Parlaments beschlossenen
Änderungsanträge zum RLE über präventive Restrukturierungsrahmen wurden
mit Bericht vom 21.8.2018 veröffentlicht.

75 Der Rechtsausschuss des Europäischen Parlaments hat im Hinblick auf die
Vorstellungen der Europäischen Kommission erheblichen Änderungs-, bzw.
Konkretisierungsbedarf am ursprünglichen Richtlinienvorschlag. Diverse Kri-
tikpunkte verschiedener Regierungen, Verbände und Organisationen wurden
berücksichtigt. Im Ergebnis greift das Europäische Parlament div. Hinweise
und Kritik aus den Mitgliedsstaaten auf. Über „Öffnungsklauseln" haben alle
nationalen Gesetzgeber erweiterten Handlungsspielraum. Auch die Bundesrepublik Deutschland wird nationale Regelungen schaffen.

76 In der englischen Rechtsordnung hat sich seit Jahren das „Scheme-of-Arrangement" durchgesetzt, damit können auch Ärzte in UK eine Einigung mit ihren
Gläubigern erreichen. Dieses geht auf Sections 895 to 901 of the Companies
Acts 2006 (CA 2006) zurück und strebt völlig flexible Kompromisse zwischen
der Gesellschaft und ihren Gläubigern, aber auch den Gesellschaftern an.[16]
Insofern ist es grundsätzlich auch auf den Einzelarzt anwendbar, wenngleich
das Scheme-of-Arrangement aus dem Gesellschaftsrecht entwickelt wurde.

77 Wenn die Beraterhonorare im Vorfeld bestimmt und ggf. vertraglich begrenzt
sind wiegen die Vorteile einer außergerichtlichen Sanierung indes höher als

---

16) *Bork*, International Law Review, 2012, 477 ff.

die Nachteile, die damit zwangsläufig verbunden sind. Besonders markant sind ist das Zeitargument. Unter Einsatz entsprechender Sanierungsberater und unter Mitwirkung eines motivierten Arztes können die Nachteile durchaus begrenzt und zum Teil auch überwunden werden. Entscheidend kommt es auf eine fundierte Analyse des Status Quo und eine gleichsam fundierte Planung der Sanierung und in der Folge der sanierten Praxis an. Überzeugend wirkt das Sanierungskonzept i. d. R. dann, wenn außer den vorerwähnten Maßnahmen und Umständen der Arzt im Verbund mit seinem Berater ein konkretes Konzept (**Prepackaged Plan**) präsentieren kann. Dieses Konzept kann Grundlage für die Durchführung eines außergerichtlichen Verfahrens sein, unter Umständen aber auch im (gerichtlichen) Insolvenzverfahren in Form eines „Asset-Deals" oder eines Planverfahrens eingesetzt werden. Scheitern sämtliche Regelungsversuche mit den Gläubigern, muss es zum Insolvenzverfahren kommen.

Sanierungswege sind in folgender Übersicht aufgeführt: 78

Abb. 8: Sanierungswege

D. Grundlagen des Insolvenzverfahrens über das Vermögen des Arztes, der Berufsausübungsgemeinschaft und des Medizinischen Versorgungszentrums (MVZ)

Wenn eine außergerichtliche Sanierung nicht gelingt, etwa, weil Gläubiger dieser nicht zustimmen (können, bleibt dem Arzt, der ärztlichen Berufsausübungsgemeinschaft (BAG) in Form der GbR, aber auch dem Medizinischen Versorgungszentrum (MVZ) das geordnete Insolvenzverfahren als Chance und Ausweg aus der existentiellen Krise. Dieses ist keineswegs, wie oft zunächst befürchtet, darauf ausgerichtet, die Praxis des insolventen Arztes schnellstmöglich zu liquidieren und ihm auf Dauer die Lebensgrundlage zu entziehen. Vielmehr bietet das Verfahren die Möglichkeit, die Praxis unter erleichterten Bedingungen zu sanieren. Schon durch das Verbot von Vollstreckungen der Gläubiger während des laufenden Verfahrens nach § 89 InsO wird Zeit gewonnen, die ohne die Verfahrenseröffnung oftmals nicht vorhanden ist. **79**

Im Nachfolgenden werden die einzelnen Verfahrensabschnitte und die hiermit zusammenhängenden Fragen und Problemfelder eingehender erläutert. **80**

I. Ziele des Insolvenzverfahrens

Erstes Ziel eines Insolvenzverfahrens ist die gemeinschaftliche und gleichmäßige Befriedigung der Forderungen der Gläubiger durch Verwertung des Schuldnervermögens und Verteilung des Erlöses (**par conditio creditorum**) gemäß § 1 InsO. Bei Unternehmen, wie etwa einer Arztpraxis, gilt zusätzlich, dass diese nach dem Willen des Gesetzgebers, wenn möglich, erhalten und saniert werden sollen. Dieser aus § 22 Abs. 1 Nr. 2 InsO abzuleitende Grundsatz sieht vor, dass der vorläufige Insolvenzverwalter ein Unternehmen, das der Schuldner betreibt, bis zur Entscheidung über die Eröffnung des Insolvenzverfahrens fortzuführen hat, soweit nicht das Insolvenzgericht einer Stilllegung zustimmt, um eine erhebliche Verminderung des Vermögens zu vermeiden. Die Insolvenzmasse (immaterielle Vermögenswerte, Praxiseinrichtung, Betriebs- und Geschäftsausstattung, Beteiligungen, Forderungen usw., nicht aber die kassenärztliche Zulassung) wird durch den Verwalter verwertet, um aus der so generierten Barmasse nach Abzug von Kosten und Gebühren gemäß §§ 54, 55 InsO eine Quote an die berechtigten Gläubiger ausschütten zu können. Vorrechte sind vorab zu bedienen. Das gilt beispielsweise für die Rechte absonderungsberechtigter Gläubiger (§§ 49 ff. InsO), wie etwa des Vermieters, wegen seines Vermieterpfandrechts oder der Bank als Sicherungseigentümerin wegen eines ihr zur Sicherheit übertragenen Gegenstands. Erst die so verbleibende Masse ist Grundlage der Verteilung. **81**

Im Insolvenzverfahren über das Vermögen natürlicher Personen besteht für den schuldnerischen Arzt die Möglichkeit der Erteilung der **Restschuldbefreiung**. In den meisten Fällen der Praxis dürfte der Arzt auch genau darauf abzielen. § 1 InsO definiert als zweites Ziel des Insolvenzverfahrens: **82**

> „Dem redlichen Schuldner wird Gelegenheit gegeben, sich von seinen restlichen Verbindlichkeiten zu befreien".

83   Der „Discharge" ist Grund und Anlass für die Einleitung tausender Insolvenzverfahren.

II. Insolvenzfähigkeit des Arztes und der ärztlichen (Gemeinschafts-)Praxis

84   Grundvoraussetzung eines jeden Insolvenzverfahrens ist die Insolvenzfähigkeit des betroffenen Schuldners. Gemäß § 11 Abs. 1 InsO kann ein Insolvenzverfahren über das Vermögen jeder natürlichen und jeder juristischen Person eröffnet werden. Daraus folgt, dass sowohl der Arzt als natürliche Person als auch die ärztliche Gesellschaft bürgerlichen Rechts (GbR) oder Arztgesellschaften anderer Rechtsformen (insbesondere Medizinische Versorgungszentren) bestehend aus mehreren Ärzten „insolvenzfähig" sind, also Subjekt eines eröffneten Insolvenzverfahrens sein können.

85   Im Hinblick auf die ärztliche Gesellschaft bürgerlichen Rechts sind zwei unterschiedliche Praxisformen zu unterscheiden.

86   Rechtlich ohne besondere Komplikationen ist allein die Praxisgemeinschaft, das heißt der Zusammenschluss wirtschaftlich selbstständiger Ärzte in Form einer Kooperation bei ansonsten getrennter Berufsausübung. In dieser Konstellation liegt keine tatsächlich existente GbR vor. Die Ärzte sind keine Gesellschafter einer **gemeinsamen** Praxis. Sie partizipieren lediglich zu gleichen Teilen an der angeschafften Ausstattung der Praxis, in Form von medizinischem Gerät und Mobiliar und teilen sich das angestellte Personal. Ziel dieser Ausgestaltung ist die Senkung von Kosten und die Nutzung von Synergieeffekten.

87   Im Fall einer Gemeinschaftspraxis/Berufsausübungsgemeinschaft(BAG) hingegen, typischerweise in Form einer Gesellschaft des bürgerlichen Rechts i. S. d. §§ 705 ff. BGB, aber auch in der Rechtsform der Partnerschaft, § 1 Abs. 2 Nr. 2 PartGG, besteht eine eigenständige Gesellschaft. Die zusammengeschlossenen Ärzte sind Gesellschafter und am Praxisvermögen beteiligt. Einzelheiten regelt der Gesellschaftsvertrag. Die Ärzte befinden sich nicht lediglich in einem losen Verbund, sondern stellen ihre gesamte Arbeitskraft (vorbehaltlich etwaiger Abweichungen im Gesellschaftsvertrag) der Gesellschaft zur Verfügung. Der Betrieb ist „Gesamthandsvermögen". Das angeschaffte Anlage- und Umlaufvermögen steht nicht im etwaigen Alleineigentum eines einzelnen Gesellschafters, sondern ist als Gesellschaftsvermögen gebunden. Dafür halten die Ärzte als Gesellschafter eine Beteiligung an der rechtlich verselbstständigten Gesellschaft. Wenn im Nachfolgenden also von der Gesellschaft gesprochen wird, so ist grundsätzlich die BAG und nicht die bloße Praxisgemeinschaft angesprochen.

1. Die ärztliche Praxis als Gesellschaft bürgerlichen Rechts als Insolvenzsubjekt

88   Die Praxis als Gesellschaft bürgerlichen Rechts und ihre Insolvenzfähigkeit wurden jahrzehntelang kontrovers diskutiert. Inzwischen ist sie als rechts- und parteifähig anerkannt.

Die Gesellschaft bürgerlichen Rechts (GbR) ist zwar eine Gesellschaft ohne 89
Rechtspersönlichkeit, gleichwohl wird ihr die Insolvenzfähigkeit zuerkannt
ebenso wie den Personenhandelsgesellschaften OHG und KG. § 11 Abs. 2
Nr. 1 InsO und § 728 Abs. 1 BGB (Neufassung) sind seit dem 1.1.1999 in
Kraft.[17)]

Diese insolvenzrechtliche (Auf-)Wertung hatte zunächst keine Auswirkungen 90
auf den Streit um die Rechtsnatur der BGB-Gesellschaft. Dieser wurde erst
durch die im Jahr 2001 erfolgte höchstrichterliche Anerkennung der (Außen-)
GbR als rechtsfähiger Verband beendet. Die **Insolvenzfähigkeit der GbR** un-
terstellt die Existenz eines Gesellschaftsvermögens, welches im Fall der Verfahrenseröffnung gemäß § 35 InsO Insolvenzmasse wird. Die Gegenstände der
ärztlichen Praxis sind daher (mit Ausnahme der ärztlichen Zulassung) vom
Insolvenzbeschlag umfasst, gleich, ob es sich um Geräte und Anlagen des
einzelnen Arztes oder ob es sich um Geräte einer Gesellschaft bürgerlichen
Rechts handelt. In der (bloßen) Praxisgemeinschaft bleibt derjenige zivilrechtlich alleiniger Eigentümer eines Gegenstands, der ihn angeschafft hatte.
Die Insolvenzfähigkeit der Außen-GbR endet mit der Einstellung des Insolvenzverfahrens, wenn also die Vollbeendigung der Gesellschaft nach Verwertung und Verteilung des gesamten Vermögens erreicht ist, § 11 Abs. 3 InsO.[18)]

2. Der Arzt (= natürliche Person) als Insolvenzsubjekt

Die Insolvenz der ärztlichen Praxis als Gesellschaft bürgerlichen Rechts geht 91
i. d. R. einher mit der Insolvenz des Arztes als natürliche Person. Ein Automatismus besteht indes nicht; die Eröffnung des Insolvenzverfahrens über das
Vermögen der GbR kann, muss aber nicht zu einer Eröffnung des Verfahrens
über das Vermögen des Arztes führen. Die Gesellschaft und der Arzt sind
unterschiedliche Personen und verschiedene wirtschaftliche Einheiten. Sollte
der Insolvenz des Arztes die Insolvenz der Praxis als Gesellschaft bürgerlichen
Rechts folgen oder umgekehrt, so sind zwei selbstständige Insolvenzverfahren
zu betreiben.[19)] Genau genommen dürften es sogar (mindestens) drei Insolvenzverfahren sein:

- Insolvenzverfahren über das Vermögen der Arztpraxis A & B Gesellschaft
  (GbR).

- Insolvenzverfahren über das Vermögen des Arztes A (als natürliche Person)

- Insolvenzverfahren über das Vermögen des Arztes B (als natürliche Person)

- […] ggf. Arzt C

---

17) MünchKomm-BGB/*Schäfer*, § 728 Rn. 4 ff.
18) MünchKomm-BGB/*Schäfer*, § 728 Rn. 4, 6 f.
19) MünchKomm-BGB/*Schäfer*, § 728 Rn. 32.

3. Die ärztliche Praxis (= juristische Person) als Insolvenzsubjekt

92 Im Zusammenhang mit der Insolvenzfähigkeit juristischer Personen des Privatrechts ergeben sich keine Besonderheiten. Diese sind gemäß § 11 InsO uneingeschränkt insolvenzfähig.

III. Beteiligte des Insolvenzverfahrens im Fall der Gesellschaft bürgerlichen Rechts

93 Schuldner im Insolvenzverfahren ist die Gesellschaft als solche, es sind nicht die Gesellschafter der Praxis. Dies ist die logische Konsequenz aus der Anerkennung der Insolvenzfähigkeit der GbR durch den Gesetzgeber (§ 11 Abs. 2 Nr. 1 InsO). Verfahrensrechtlich ist daher auch der Eröffnungsbeschluss (§ 30 Abs. 2 InsO) an die Gesellschaft selbst zuzustellen. Soweit ein Gesellschafter zum Vertreter bestimmt ist, muss an ihn zugestellt werden.

94 Aus dem gleichen Grund steht die **Beschwerdebefugnis** (§ 34 InsO) ebenfalls allein der Gesellschaft zu. Soweit die Gesellschaft bürgerlichen Rechts – auch Berufsausübungsgemeinschaft (BAG) genannt – Eigentümerin eines Grundstücks oder anderer dinglicher Rechte ist, wird sie vom Grundbuchamt in Abt. I des Grundbuchs geführt. In Abt. II wäre sodann ein Insolvenzvermerk gemäß § 32 Abs. 1 InsO einzutragen.

95 Die Auskunftspflicht gegenüber dem Insolvenzgericht und den sonstigen Beteiligten nach §§ 20 Abs. 1, 97 InsO ist von den vertretungsberechtigten Gesellschaftern, also dem zum Vertreter bestimmten Arzt, zu erfüllen. Das gilt auch, soweit sonstige Erklärungen für die GbR abzugeben sind oder Rechtsmittel nach § 101 Abs. 1 Satz 1 InsO eingelegt werden sollen. Grundlagengeschäfte indes, die den Kernbereich der Rechte eines jeden Gesellschafters tangieren, wie beispielsweise die interne Beschlussfassung über einen Insolvenzplan oder einen Fortsetzungsbeschluss nach Einstellung oder Aufhebung des Insolvenzverfahrens, liegen nur in der Kompetenz aller Gesellschafter.[20] Insoweit kann kein Gesellschafter allein entscheiden.

IV. Gesellschafter als Insolvenzgläubiger

96 Insolvenzgläubiger sind Anspruchsberechtigte, die einen „zur Zeit der Eröffnung des Insolvenzverfahrens begründeten Vermögensanspruch" gegen den Schuldner haben, § 38 InsO. Auch die Gesellschafter der GbR kommen als Insolvenzgläubiger in Betracht. Sie können ausstehende Forderungen als Insolvenzforderung anmelden, soweit diese vor der Insolvenzeröffnung entstanden sind. Gleiches gilt für etwaige Abfindungsansprüche.[21] Solche Ansprüche sind allerdings i. d. R. nachrangig. Denn Ansprüche nach dem Katalog des § 39 Abs. 1 Nr. 5 InsO sind automatisch im Nachrang eingeordnet, gehen also den

---

20) MünchKomm-BGB/*Schäfer*, § 728 Rn. 13, 14.
21) MünchKomm-BGB/*Schäfer*, § 728 Rn. 20.

„einfachen" Insolvenzforderungen nach und werden nur dann über eine entsprechende Quote abgefunden, wenn alle vorrangigen Insolvenzforderungen vollständig bedient sind. In der Praxis ist die vollständige Befriedigung der „normalen" Insolvenzgläubiger aber die absolute Ausnahme, sodass Gläubiger nachrangiger Insolvenzforderungen zumeist nicht mit einer Ausschüttung rechnen dürfen. Dagegen sind **Sozialverbindlichkeiten** aus der Zeit **nach Insolvenzeröffnung**, vorbehaltlich eines Insolvenzplans, von vornherein undurchsetzbar.

V. Gesellschafterhaftung gemäß § 93 InsO

Grundsätzlich besteht aus § 128 HGB analog die **Haftung der Gesellschafter** 97
auch nach Eröffnung des Insolvenzverfahrens fort. Die Praxis zeigt, dass leistungsfähige Gesellschafter i. d. R. die Insolvenz der GbR verhindern können. Denn die Gesellschafter haften ohnehin unbeschränkt. Sollten die Gesellschafter allerdings nicht ausreichend leistungsfähig sein, können sie mitunter die Insolvenz „ihrer" Gesellschaft bürgerlichen Rechts nicht (mehr) verhindern. Die Insolvenz der GbR kann im Ergebnis durchaus zu einer (Folge-)Insolvenz des betreffenden Gesellschafters, also des an der GbR beteiligten Arztes führen. Für die bis zur Insolvenzeröffnung entstandenen Forderungen haften die Gesellschafter als Gesamtschuldner persönlich und unbeschränkt. Demgegenüber haften sie für die durch den Insolvenzverwalter eingegangenen Verbindlichkeiten nicht.[22] Diese haben nicht sie, sondern der Verwalter begründet. Faktisch haben Gesellschafter nach Insolvenzeröffnung kaum noch Einflussmöglichkeiten auf die Geschäftsführung der Gesellschaft, weswegen eine persönliche Haftung auch nicht in Betracht kommt.

In der Insolvenz der Arztgesellschaft können Ansprüche nicht mehr von den 98
einzelnen Gläubigern, sondern nur noch durch den Insolvenzverwalter geltend gemacht werden (§ 93 InsO). Der Verwalter ist allein und ausschließlich „Herr des Verfahrens" und damit auch legitimiert, Ansprüche gegen die Gesellschafter zu verfolgen. Dadurch wird ein Gläubigerwettlauf um die größtmögliche Haftungssumme verhindert und eine faire Verteilung des vorhandenen Kapitals erreicht.[23] Die Ordnungsfunktion des gerichtlichen Insolvenzverfahrens wird deutlich.

Bereits gegen die Gesellschafter anhängige Rechtsstreitigkeiten werden ana- 99
log § 240 ZPO oder § 17 Abs. 1 Satz 1 AnfG unterbrochen, wenn das Insolvenzverfahren über das Vermögen der GbR eröffnet wird. Diese Verfahren kann der Insolvenzverwalter gemäß § 85 InsO aufnehmen. In diesen Prozessen können die Gesellschafter die Erfüllung der Ansprüche verweigern, wenn und soweit offensichtlich ist, dass die eingeklagten Leistungen nicht für die Zwecke des Insolvenzverfahrens benötigt werden. Daneben können sie sich

---

22) MünchKomm-InsO/*Brandes/Gehrlein*, § 93 Rn. 7 f.
23) MünchKomm-BGB/*Schäfer*, § 728 Rn. 21.

weiterhin auf Einwendungen und Einreden der Gesellschaft, analog § 129 Abs. 1 bis 3 HGB, sowie auf eigene Einreden berufen.[24]

100 Soweit es sich demgegenüber um Ansprüche von Gesellschaftsgläubigern gegen Gesellschafter aus der Einräumung persönlicher oder dinglicher Sicherheiten handelt, unterfallen diese nicht dem § 93 InsO.[25] Auch höchstpersönliche Verpflichtungen, etwa die Abgabe von Willenserklärungen, Unterlassung von ehrrührigen Behauptungen etc. verbleiben allein in der Sphäre des schuldnerischen Arztes. Sie können daher weiterhin außerhalb des Insolvenzverfahrens geltend gemacht werden. Der Gläubiger wendet sich wegen solcher Ansprüche somit weiter an „seinen" Schuldner.

101 Forderungen, die nach § 93 InsO durch den Insolvenzverwalter realisiert worden sind, bilden eine Sondermasse. Aus dieser sind die Insolvenzgläubiger zu befriedigen, welche die persönliche Haftung des in Anspruch genommenen Gesellschafters für ihre Forderungen reklamieren können. Dies ist grundsätzlich die Gesamtheit der Insolvenzgläubiger; ausgenommen ist die Konstellation, in denen der Insolvenzverwalter einen inzwischen ausgeschiedenen Gesellschafter in Haftung nimmt, welcher nicht für die nach seinem Ausscheiden begründeten Verbindlichkeiten haftet (§ 726 Abs. 2 BGB i. V. m. § 25 Abs. 2 HGB). Die generierte Sondermasse muss den berechtigten Gläubigern, bereinigt um die im Rahmen der Rechtsverfolgung u. U. entstandenen Kosten, grundsätzlich ungeschmälert zu ihrer Befriedigung zur Verfügung gestellt werden. Eine Ausnahme gilt hinsichtlich der Kosten des Insolvenzverfahrens gemäß § 54 InsO, die auch aus dieser Sondermasse beglichen werden dürfen.[26] Unzulässig hingegen ist die Erfüllung von sonstigen Masseverbindlichkeiten i. S. d. § 55 InsO, welche der Verwalter begründet hat.

VI. Fortsetzung der Gesellschaft

102 Die Eröffnung oder der Abschluss des Verfahrens bedeutet nicht zwingend das Ende der ärztlichen Praxis und der durch sie gebildeten Gesellschaft bürgerlichen Rechtes. Die Gesellschaft kann unter gewissen Umständen fortgeführt werden, wenn das Insolvenzverfahren beendet ist. Nach § 728 Abs. 1 Satz 2 BGB setzt eine solche Fortführung voraus, dass das Insolvenzverfahren auf Antrag der Gesellschaft eingestellt oder nach der Bestätigung eines Insolvenzplans, der den Fortbestand der Gesellschaft vorsieht, aufgehoben ist. Des Weiteren bedarf es eines Fortsetzungsbeschlusses der Gesellschafter.

103 Die Einstellung des Verfahrens auf Antrag der Gesellschaft ist in zwei Konstellationen denkbar. Die Einstellung kann nach § 212 InsO erfolgen, wenn der Schuldner – also die GbR – einen solchen Antrag stellt und gewährleistet ist, dass nach der Einstellung des Verfahrens beim Schuldner weder Zahlungsun-

24) MünchKomm-BGB/*Schäfer*, § 728 Rn. 21.

25) MünchKomm-BGB/*Schäfer*, § 728 Rn. 21.

26) Nerlich/Römermann/Wittkowski/*Kruth*, InsO, § 93 Rn. 6a.

fähigkeit noch drohende Zahlungsunfähigkeit noch, soweit die Überschuldung Grund für die Eröffnung des Insolvenzverfahrens war, Überschuldung vorliegt. Zudem ist das Fehlen dieser Eröffnungsgründe glaubhaft zu machen.

Zum anderen ist eine Einstellung nach § 213 InsO im Konsens mit allen Gläubigern möglich, die u. a. dann in Betracht kommt, wenn die Gläubiger bereits eine konkrete Quotenaussicht haben und rasch eine Teilbefriedigung via Quote erreichen wollen. Dies kann wiederum nur auf Antrag erfolgen. Hier ist die Zustimmung aller Insolvenzgläubiger zu der Einstellung beizubringen. In der gerichtlichen Praxis zeigt sich, dass die (absolute) Einstimmigkeit mitunter an dem Protest einzelner Gläubiger scheitert. In diesem Fall ist der Weg über den Insolvenzplan indiziert. **104**

In beiden Fällen bedarf der Einstellungsbeschluss der öffentlichen Bekanntmachung gemäß § 215 Abs. 1 InsO, wobei die Beteiligten vorab über den Zeitpunkt des Wirksamwerdens der Einstellung zu unterrichten sind. Gegen den Einstellungsbeschluss ist für jeden Insolvenzgläubiger das Rechtsmittel der sofortigen Beschwerde gegeben. **105**

Kommt es zu einer (vorzeitigen) **Einstellung des Verfahrens**, erlangt die Gesellschaft gemäß § 215 Abs. 2 Satz 1 InsO das Recht zurück, über die Insolvenzmasse frei zu verfügen. Damit kann zu diesem Zeitpunkt auch ein Fortsetzungsbeschluss gefasst werden. **106**

Neben der Einstellung auf Antrag eines schuldnerischen Arztes kann auch nach Eröffnung des Verfahrens selbiges mangels Masse gemäß § 207 InsO sowie nach Anzeige der Masseunzulänglichkeit gemäß § 211 InsO eingestellt werden. In der Praxis herrschen tatsächlich masseschwache Verfahren vor, sodass die Einstellung wegen Masseinsuffizienz (mangels Masse oder Masseunzulänglichkeit) kein seltener Ausnahmefall ist. Diese Gründe sind in § 728 BGB nicht ausdrücklich genannt, was darauf zurückzuführen sein dürfte, dass in diesen Fällen zumeist kein Vermögen der Gesellschaft verbleibt, dass einer Verteilung an die Insolvenzgläubiger zugänglich wäre. Eine grundsätzliche Versagung der Fortführung scheint jedoch nicht interessengerecht. Warum den Gesellschaftern die Möglichkeit genommen werden sollte, freiwillig weitere Einlagen zu leisten und mit diesem Kapital die Gesellschaft fortzuführen, ist nicht ersichtlich.[27] **107**

Die zweite in § 728 Abs. 1 Satz 2 vorgesehene Situation, in der ein Fortsetzungsbeschluss gefasst werden kann, liegt dann vor, wenn ein Insolvenzplan bestätigt wurde, der den Fortbestand der Gesellschaft vorsieht. Dies kommt vor allem in den Fällen in Betracht, in denen der Insolvenzplan bestimmt, dass die Gesellschaft, nach Ausgleich aller im Plan vorgesehenen Verbindlichkeiten von ihren übrigen Schulden frei wird. Genau dieses ist regelmäßig Ziel und Zweck eines Insolvenzplans. **108**

---

27) MünchKomm-BGB/*Schäfer*, § 728 Rn. 26, 27.

109 Beschließt die Gläubigerversammlung einen Insolvenzplan i. S. d. §§ 217 ff. InsO, wird das Insolvenzgericht diesen i. d. R. bestätigen. Dem Plan muss nach § 230 Abs. 1 Satz 2 InsO eine Erklärung der Gesellschafter beigefügt sein, die Geschäfte fortführen zu wollen. Diese beruht auf einem zuvor durch alle Gesellschafter gefassten Fortsetzungsbeschluss, der jedoch erst Wirksamkeit entfaltet, nachdem der Insolvenzplan durch das Gericht bestätigt und das Verfahren zudem aufgehoben ist.[28] Genau dieses ist Ziel der Gesellschafter, die aktiv die Durchführung eines Insolvenzplanverfahrens betreiben und mit Zustimmung der Gläubiger am Ende auch die Sanierung der Gesellschaft per *„faktischem Teilverzicht"* auf die historischen Forderungen erreichen.

VII. Schicksalsfrage – Insolvenz des Arztes als Auflösungsgrund für die GbR?

110 Insolvente BAG sind nicht zwangsläufig mit Insolvenzeröffnung aufgelöst. Zwar bestimmt § 728 Abs. 2 BGB, dass mit Eröffnung des Insolvenzverfahrens über das Vermögen eines Gesellschafters die Gesellschaft gemäß § 728 Abs. 2 BGB aufgelöst wird. Jedoch ist die Vorschrift abdingbar. In der Regel gibt es im Gesellschaftsvertrag der Praxis-GbR eine **Fortsetzungsklausel**, welche sinngemäß besagt, dass der insolvente Gesellschafter ausgeschlossen wird, die Gesellschaft an sich allerdings durch die übrigen Gesellschafter fortgeführt werden darf. Damit scheidet der betroffene Gesellschafter aus der GbR aus. Seine Beteiligung wird liquidiert. Als finanziellen Ausgleich erhält er eine Abfindung gemäß der §§ 738 bis 740 BGB oder gemäß der im Gesellschaftsvertrag getroffenen Abreden, beispielsweise eine Buch- oder Verkehrswertabfindung (vgl. Rn. 548, 562). Die Auflösung der Gesellschaft kann zum einen – wie dargelegt – durch die vorherige Aufnahme einer Fortsetzungsklausel (§ 736 Abs. 1) abbedungen werden. Zum anderen besteht die Möglichkeit, im Gesellschaftsvertrag zu vereinbaren, dass für den Fall der Insolvenz ein nachträglicher Fortsetzungsbeschluss durch die übrigen Mitgesellschafter gefasst werden kann.[29]

111 § 728 Abs. 2 BGB ist im Unterschied zu § 728 Abs. 1 BGB, der die Eröffnung des Insolvenzverfahrens über das Vermögen der Gesellschaft betrifft, nicht nur auf die Außen-, sondern auch auf die Innengesellschaft anwendbar. In solchen Fällen ist es unerheblich, ob überhaupt Vermögen der GbR vorhanden ist. Es geht einzig und allein darum, den Wert der Beteiligung zu realisieren und ihn entsprechend zur Masse ziehen zu können.[30]

112 Wird per **Gerichtsbeschluss** über das Vermögen des Gesellschafters das Verfahren eröffnet, ist die Auflösung der Gesellschaft gemäß § 728 Abs. 2 BGB die Regelfolge. Der Eröffnungsbeschluss kann durch die sofortige Beschwerde an-

---

28) MünchKomm-BGB/*Schäfer*, § 728 Rn. 29.

29) MünchKomm-BGB/*Schäfer*, § 728 Rn. 31.

30) MünchKomm-BGB/*Schäfer*, § 728 Rn. 33.

gegriffen werden (§ 34 InsO). Hat diese Erfolg, entfällt auch der Auflösungsgrund für die Gesellschaft sowie der Ausscheidensgrund für den betroffenen Gesellschafter. Die in der Zwischenzeit durch einen Insolvenzverwalter vorgenommenen Rechtshandlungen werden hierdurch jedoch nicht berührt (§ 34 Abs. 3 Satz 3 InsO). Die Gesellschaft wird nach Aufhebung des Beschlusses mit dem Gesellschafter fortgesetzt.

Nur zur Klarstellung: Wird das Insolvenzverfahren über das Vermögen des **113** Arztes erst überhaupt nicht eröffnet, gibt es auch keine Auflösung und kein Zwangsausscheiden. Anders ist es allerdings bei nachträglicher Einstellung des Verfahrens. Diese hat keine Auswirkung auf die Auflösung der Gesellschaft oder das Ausscheiden des Gesellschafters. Es erfolgt keine automatische Wiederherstellung des früheren Zustandes. Die Gesellschafter sind jedoch nicht gehindert, nach Beendigung des gerichtlichen Verfahrens die Fortsetzung der Gesellschaft zu beschließen bzw. den ausgeschiedenen Gesellschafter wieder aufzunehmen.[31]

VIII. Fortgeltung übertragener Geschäftsführung trotz Insolvenz

Wird die Arztpraxis als Gesellschaft aufgrund einer Gesellschafterinsolvenz **114** aufgelöst, so kommt eine Fortgeltung der Geschäftsführungsbefugnis für die verbleibenden Gesellschafter sowohl als Notgeschäftsführung nach § 728 Abs. 2 Satz 2 BGB i. V. m. § 727 Abs. 2 Satz 2, 3 BGB als auch als fingierte Geschäftsführungsbefugnis nach § 729 BGB in Betracht.

§ 727 Abs. 2 Satz 2, 3 BGB wird als Notgeschäftsführung bezeichnet. Aufgrund dieser Vorschrift haben die Mitgesellschafter das Recht und die Pflicht, die Geschäfte fortzuführen, wenn Gefahren für die Gesellschaft drohen. **115**

Daneben enthält § 729 BGB eine reine **Fiktion** des Fortbestehens der Geschäftsführungsbefugnis. Dies gilt zum einen für den Fall, dass der geschäftsführungsbefugte Arzt als Gesellschafter keine Kenntnis von der Auflösung der Gesellschaft hat oder haben muss (§ 729 Satz 1 BGB). Zum anderen ist der umgekehrte Fall erfasst, dass der geschäftsführungsbefugte Gesellschafter keine Kenntnis von seinem eigenen Ausscheiden aus der Gesellschaft oder dem Verlust der Befugnis auf sonstige Weise hat (§ 729 Satz 2 BGB). Die Norm bezweckt den Schutz des betroffenen Gesellschafters. Dieser kann somit weder im Innenverhältnis aus Geschäftsführung ohne Auftrag noch im Außenverhältnis als Vertreter ohne Vertretungsmacht in Anspruch genommen werden.[32] Wenn die Geschäftsführung bereits nach § 727 Abs. 2 Satz 2 BGB gestattet ist, so bleibt für die Anwendung der Fiktion des § 729 BGB kein Raum. **116**

Der Insolvenzverwalter hat keine originäre Geschäftsführungsbefugnis. Denn **117** ihm steht die Befugnis, die Geschäfte gemäß § 727 Abs. 2 Satz 2 BGB fortzu-

---

31) MünchKomm-BGB/*Schäfer*, § 728 Rn. 36.
32) MünchKomm-BGB/*Schäfer*, § 729 Rn. 1.

führen, nicht zu. Dies gilt unabhängig davon, ob dem Arzt nach dem Gesellschaftsvertrag die Geschäftsführungsbefugnis zustand oder nicht.[33]

IX. Verbindlichkeiten des schuldnerischen Arztes aus der Gesellschafterstellung

118 Existieren Forderungen der Mitgesellschafter, welche gesellschaftsrechtlicher Natur sind, so werden diese geltend gemacht, indem sie in die Berechnung des Abfindungsguthabens (oder des Fehlbetrags) eingestellt werden. Ebenso wird mit Sozialansprüchen der Gesamthand gegen den schuldnerischen Arzt verfahren. Anderes gilt für Forderungen, die nicht aus dem Gesellschaftsvertrag resultieren. Diese können in die Berechnung nicht mit einbezogen werden.[34]

119 Daneben können Ansprüche von Gesellschaftsgläubigern gegenüber dem schuldnerischen Arzt persönlich bestehen. Diese Forderungen ergeben sich aus § 128 HGB analog. Gegenüber dem Schuldner treten diese Personen als einfache Insolvenzgläubiger auf. Sie können ihre Forderungen gegen die Gesellschaft in voller Höhe auch beim Insolvenzverwalter über das Vermögen des schuldnerischen Arztes anmelden. Dies folgt daraus, dass der insolvente Gesellschafter neben den verbleibenden Gesellschaftern als Gesamtschuldner haftet. Er ist selbstverständlich jedoch nur verpflichtet, die Forderung insoweit zu begleichen, wie diese noch valutiert.[35]

120 Neue Forderungen können nach Eröffnung des Insolvenzverfahrens nicht durch die Gesellschafter-geschäftsführer der fortgeführten GbR begründet werden. Insoweit greift die Sperrwirkung des § 38 InsO, der bestimmt, dass nur die zur Zeit der Eröffnung des Insolvenzverfahrens begründeten Verbindlichkeiten einen Anspruch der Insolvenzgläubiger vermitteln.

121 Anderes gilt für Rechtshandlungen des Insolvenzverwalters in seiner Eigenschaft als Liquidator der Arzt-GbR. Durch ihn getroffene Verfügungen sind gemäß § 55 Abs. 1 Satz 2 InsO Masseverbindlichkeiten.

X. Regel- oder Verbraucherinsolvenzverfahren und Restschuldbefreiung

122 Im Fall einer laufenden aber auch einer ehemaligen Arztpraxis dürfte für den betroffenen Arzt die sog. „Regelinsolvenz" die zutreffende Verfahrensart sein. Es könnte aber auch das „vereinfachte Insolvenzverfahren" gemäß § 304 InsO in Betracht kommen. In beiden Varianten kann und sollte es – aus dem Blickwinkel des insolventen Arztes – zur Restschuldbefreiung kommen.

---

33) MünchKomm-BGB/*Schäfer*, § 728 Rn. 39.
34) MünchKomm-BGB/*Schäfer*, § 728 Rn. 40.
35) MünchKomm-BGB/*Schäfer*, § 728 Rn. 41.

1. Regelinsolvenzverfahren bei laufenden Arztpraxen

Die laufende Arztpraxis mit Personal, Strukturen und Patienten führt i. d. R. **123** zu einem Regelinsolvenzverfahren. Wenn die Praxis bereits stillgelegt ist und keine ärztlichen Leistungen mehr erbracht werden und zudem die Vermögensverhältnisse des (Ex-)Arztes überschaubar erscheinen, kann das (vereinfachte) Verbraucherinsolvenzverfahren in Betracht kommen.

Das sog. Regelinsolvenzverfahren ist in der seit 1999 geltenden Insolvenzord- **124** nung (InsO) vorgesehen. Es ist nicht nur auf juristische Personen (z. B. GmbH, AG) anzuwenden, sondern steht auch natürlichen Personen wie dem Arzt offen. Voraussetzung dafür ist, dass die betreffende Person entweder aktuell selbstständig tätig ist oder in der Vergangenheit selbstständig war; zudem müssen die Vermögensverhältnisse als nicht überschaubar gelten. Ab 20 Gläubigern gelten die Vermögensverhältnisse grundsätzlich als nicht mehr überschaubar, § 304 Abs. 2 InsO. Auch bei weniger als 20 Gläubigern können die Vermögensverhältnisse unüberschaubar sein oder werden, beispielsweise wenn die Ansprüche auch nur eines Gläubigers aus einer Vielzahl verschieden gelagerter Rechtsverhältnisse oder Verträge resultieren. Reklamiert (nur) ein Gläubiger Ansprüche aus Arbeitsverhältnissen, ist ebenfalls ein Regelinsolvenzverfahren durchzuführen, § 304 Abs. 1 InsO. Greifen diese Voraussetzungen nicht, können natürliche Personen das (vereinfachte und i. d. R. kürzere) Verbraucherinsolvenzverfahren durchlaufen. In der gerichtlichen Praxis sind die unterschiedlichen Verfahren anhand des Aktenzeichens zu unterscheiden: IN steht für Regelverfahren und IK bedeutet, dass dort ein Verbraucherinsolvenzverfahren abgewickelt wird.

Seit Inkrafttreten der Insolvenzrechtsreform (Gesetz zur Verkürzung des **125** Restschuldbefreiungsverfahrens und zur Stärkung der Gläubigerrechte) zum 1.7.2014[36] wird das Verbraucherinsolvenzverfahren nicht mehr von einem Treuhänder, sondern einheitlich von einem Insolvenzverwalter betreut. Wenngleich in der Insolvenzordnung der Begriff des „Treuhänders" noch verwandt wird, ist (nach Wegfall des alten § 313 InsO) der Insolvenzverwalter berufen. Er kann wie im Regelinsolvenzverfahren aus eigenem Recht die Insolvenzanfechtung betreiben und belastete Vermögensgegenstände verwerten. Auch die Verteilung der Insolvenzmasse erfolgt inzwischen in allen Verfahren gleich. Nach Streichung des § 312 Abs. 2 InsO a. F. ist auch in der Verbraucherinsolvenz die Durchführung eines Insolvenzplanverfahrens möglich. Allerdings ist eine Eigenverwaltung nach dem neuen § 270 Abs. 1 Satz 3 InsO weiterhin ausgeschlossen. Letztlich erfolgte auch eine Neuregelung der von der Restschuldbefreiung ausgenommenen Forderungen (§ 302 InsO).

---

36) Gesetz zur Verkürzung des Restschuldbefreiungsverfahrens und zur Stärkung der Gläubigerrechte (Drucksache 17/11268), das die Insolvenzordnung ändert, wurde angenommen und ist im Bundesgesetzblatt vom 18.7.2013 veröffentlicht worden.

2. Restschuldbefreiung in Arztfällen

126 Die Restschuldbefreiung dürfte in den meisten Insolvenzfällen ein Ziel des insolventen Arztes sein. Das Verfahren zur Restschuldbefreiung ist seit 1999 fester Bestandteil der Insolvenzordnung. Durch die vorbenannte Insolvenzrechtsreform zum 1.7.2014 haben sich verschiedene Neuregelungen ergeben. Das Insolvenzgericht entscheidet bei Eröffnung des Insolvenzverfahrens über die Zulässigkeit des Antrags des Schuldners auf Restschuldbefreiung, § 287a InsO. Der Schuldner erhält vom Insolvenzgericht bereits am Anfang des Verfahrens eine Nachricht darüber, ob er mit der Restschuldbefreiung rechnen kann. Ist der Antrag zulässig, wird das Gericht feststellen, dass der Schuldner Restschuldbefreiung erlangt, wenn er den Obliegenheiten nach § 295 InsO nachkommt und keine Versagungstatbestände gemäß §§ 290, 297, 297a und 298 InsO vorliegen. Andererseits obliegt es dem Schuldner nach § 287b InsO bereits ab Beginn der Abtretungsfrist bis zur Beendigung des Insolvenzverfahrens, eine angemessene Erwerbstätigkeit auszuüben oder sich zumindest darum zu bemühen, wenn er bei Antragstellung ohne Beschäftigung ist. Der Schuldner darf keine zumutbaren Tätigkeiten ablehnen, will er später nicht der Gefahr der Versagung der Restschuldbefreiung begegnen.

127 Die Reform zum 1.7.2014 nahm die sog. „Sperrfrist-Rechtsprechung" des BGH auf. Unzulässig ist ein Antrag auf Restschuldbefreiung gemäß (der abschließenden Sperrfristenaufzählung des) § 287a Abs. 2 InsO, wenn dem Schuldner

- in den letzten zehn Jahren vor dem Eröffnungsantrag oder danach Restschuldbefreiung erteilt worden ist,

- die Restschuldbefreiung in den letzten fünf Jahren vor dem Eröffnungsantrag oder danach gemäß § 297 InsO versagt worden ist,

- die Restschuldbefreiung in den letzten drei Jahren vor dem Eröffnungsantrag oder danach gemäß §§ 290 Abs. 1 Nr. 5, 6 oder 7 InsO oder 296 InsO oder 297a InsO aus Gründen des § 290 Abs. 1 Nr. 5, 6 oder 7 InsO versagt worden ist. Der Restschuldbefreiungsantrag ist somit nur dann zulässig, wenn dem Schuldner in den letzten drei Jahren vor dem Eröffnungsantrag oder danach die (damalige) Restschuldbefreiung nicht wegen vorsätzlicher oder grob fahrlässiger Verletzung von Auskunfts- oder Mitwirkungspflichten, der Nichtabgabe bzw. Nichtvorlage erforderlicher Erklärungen und Verzeichnisse oder Verstößen gegen die Erwerbsobliegenheit versagt wurde.

128 Der schuldnerische Arzt muss mit dem Antrag auf Restschuldbefreiung erklären, ob Unzulässigkeitsgründe nach § 287a Abs. 2 InsO vorliegen und die Richtigkeit und Vollständigkeit der Erklärung versichern, § 287 Abs. 1 Satz 4 InsO.

129 Liegen die Voraussetzungen vor, erfolgt die Erteilung der Restschuldbefreiung durch gerichtlichen Beschluss. Zuvor hört das Gericht die Insolvenzgläubiger, den Insolvenzverwalter und den Schuldner an, sofern die Abtretungsfrist

sechs Jahre nach der Eröffnung des Insolvenzverfahrens gemäß § 287 Abs. 2 Satz 1 InsO ohne vorzeitige Beendigung verstrichen ist, § 300 InsO.

Attraktiv für den schuldnerischen Arzt kann die Abkürzung des Verfahrens **130** sein. Denn es gibt die Möglichkeit der vorzeitigen Beendigung des Verfahrens auf Antrag des Schuldners, § 300 Abs. 1 Satz 2 InsO, und zwar:[37]

- **jederzeit**, wenn der Schuldner die Kosten des Verfahrens und sämtliche Masseverbindlichkeiten berichtigt und – soweit vorhanden – sämtliche Tabellengläubiger (§ 38 InsO) befriedigt sind,

- nach **Ablauf von drei Jahren** der Abtretungsfrist, wenn die Insolvenzmasse zur Befriedigung der Verfahrenskosten, sämtlicher Masseverbindlichkeiten und mindestens 35 % der Forderungen der Insolvenzgläubiger (§ 38 InsO) ausreicht,

- nach **Ablauf von fünf Jahren** der Abtretungsfrist, wenn der Schuldner zumindest die Kosten des Verfahrens berichtigt.

Die Mittelherkunft bleibt entscheidend. Denn der schuldnerische Arzt muss **131** gemäß § 300 Abs. 2 Satz 1 InsO mit dem Antrag angeben, woher die Mittel stammen, also die Herkunft der Mittel offenbaren, die an den Treuhänder geflossen sind und die über die Beträge hinausgehen, die von der Abtretungserklärung erfasst sind. In der Praxis bleibt die vorzeitige Beendigung mit einer Quote von 35 % bisher ein Einzelfall. Nur mit einem finanziell „starken" Umfeld wird die Teilbefriedigung mit 35 % Quote möglich sein. Dennoch ist diese Option die richtige Antwort auf die Discharge-Verfahren im europäischen Ausland.

Gemäß § 301 Abs. 1 InsO wirkt die Restschuldbefreiung gegen alle Insol- **132** venzgläubiger. Dies gilt auch für Gläubiger, die ihre Forderungen nicht angemeldet haben. Der „präsente" Gläubiger wird somit ebenso behandelt wie der passive Gläubiger. Die Regelung gründet auf der Überlegung, dass wesentliche Beschlüsse des Gerichts im Internet auf der jedermann zugänglichen Website http://www.insolvenzbekanntmachungen.de veröffentlicht sind und so jeder Gläubiger Notiz von dem Verfahren nehmen kann. Die Restschuldbefreiung wirkt somit umfassend zugunsten des redlichen Schuldners, gegen den die nach Maßgabe der §§ 301 ff. InsO erfassten Forderungen nicht mehr durchgesetzt werden können.

Mitschuldner und Bürgen des Schuldners partizipieren nicht an der Restschuld- **133** befreiung, die somit nicht etwa wie ein Vertrag zugunsten Dritter wirkt, § 301 Abs. 2 InsO. Vielmehr können sie weiterhin von den Gläubigern des Schuldners in Anspruch genommen werden. Fest steht aber, dass der Schuldner auch gegenüber Mitschuldnern, Bürgen oder anderen Rückgriffsberechtigten in glei-

---

37) Das Gesetz zur Verkürzung des Restschuldbefreiungsverfahrens und zur Stärkung der Gläubigerrechte (Drucksache 17/11268), das die Insolvenzordnung ändert, wurde angenommen und ist im Bundesgesetzblatt vom 18.7.2013 veröffentlicht worden.

cher Weise befreit wird, wie es gegenüber den anderen Insolvenzgläubigern der Fall ist. Allerdings können Gläubiger des Schuldners weiterhin aus Rechten vollstrecken, die im eröffneten Insolvenzverfahren ein Absonderungsrecht gewähren (Grundschulden/Hypotheken, Pfändungen, Sicherungsübereignungen etc.).

134 Sollte aber der schuldnerische Arzt oder ein Dritter einen Gläubiger befriedigen, lässt § 301 Abs. 3 InsO es dabei bewenden. Die – ggf. sogar irrtümliche – Zahlung ist nicht rückforderbar.

135 Nach der Insolvenzrechtsreform[38] sind bzw. bleiben von der Restschuldbefreiung einzelne Forderungen ausgenommen, § 302 InsO:

- Nr. 1: „Deliktische Forderungen" (Verbindlichkeiten des Schuldners aus einer vorsätzlich begangenen unerlaubten Handlung) aus rückständigem gesetzlichen Unterhalt, den der Schuldner vorsätzlich pflichtwidrig nicht gewährt hat, oder Forderungen aus rechtskräftiger Steuerhinterziehung (aus einem Steuerschuldverhältnis, sofern der Schuldner im Zusammenhang damit wegen einer Steuerstraftat nach den §§ 370, 373 oder § 374 der Abgabenordnung rechtskräftig verurteilt worden ist).

  In diesen Fällen hat der Gläubiger zur „Verhinderung" einer Teilnahme seiner Forderung an der Restschuldbefreiung, die entsprechende Forderung unter Angabe dieses Rechtsgrundes nach § 174 Abs. 2 anzumelden.

136 Ferner sind nach § 302 InsO von der Restschuldbefreiung ausgenommen:

- Nr. 2: Geldstrafen und die diesen in § 39 Abs. 1 Nr. 3 InsO gleichgestellten Verbindlichkeiten des Schuldners.

- Nr. 3 Verbindlichkeiten aus zinslosen Darlehen, die dem Schuldner zur Begleichung der Kosten des Insolvenzverfahrens gewährt wurden.

137 Der Gesetzgeber hat einen Anreiz für die Betroffenen geschaffen, die weiter unternehmerisch oder freiberuflich tätig sind. Denn gemäß § 300a InsO erfährt der Schuldner einen Anreiz zum Erwerb. Verstreicht danach die Laufzeit der Abtretungserklärung oder liegen die Voraussetzungen für eine frühzeitige Erteilung der Restschuldbefreiung vor, so gehört das Vermögen, das der Schuldner während des Insolvenzverfahrens erwirbt (Neuerwerb), nicht mehr zur Insolvenzmasse, wenn dem Schuldner Restschuldbefreiung erteilt wird. Damit wird erreicht, dass dem Schuldner, wenn sich das Insolvenzverfahren über eine Zeitdauer von mehr als sechs Jahren verzögert, keine Nachteile entstehen.

---

38) Gesetz zur Verkürzung des Restschuldbefreiungsverfahrens und zur Stärkung der Gläubigerrechte (Drucksache 17/11268), das die Insolvenzordnung ändert, wurde angenommen und ist im Bundesgesetzblatt vom 18.7.2013 veröffentlicht worden.

3. Versagung Restschuldbefreiung in Arztfällen

Bis zum 30.6.2014 konnten Gläubiger den Versagungsantrag ausschließlich im **138** Schlusstermin stellen (§ 289 Abs. 1 Satz 1 InsO a. F.). Seit der Insolvenzrechtsreform[39] ist ein solcher Antrag in jeder Phase möglich. Somit können Gläubiger, die Forderungen im Insolvenzverfahren angemeldet haben, Anträge zur Versagung jederzeit stellen. Allerdings müssen Versagungsanträge dem Gericht spätestens im Schlusstermin oder bis zur Entscheidung über die Einstellung nach Anzeige der Masseunzulänglichkeit nach § 211 Abs. 1 InsO vorliegen, § 290 Abs. 2 InsO. Sodann prüft das Insolvenzgericht den Fall und die Voraussetzungen einer Versagung der RSB. Nach dem Schlusstermin entscheidet das Gericht über die Erteilung der Restschuldbefreiung (§ 290 Abs. 2 Satz 2 InsO). Relevant sind nach § 290 Abs. 1 InsO folgende Versagungsgründe:

- **Verurteilung wegen einer Straftat** nach den §§ 283 – 283c StGB zu einer Geldstrafe von mehr als 90 Tagessätzen oder einer Freiheitsstrafe von mehr als drei Monaten innerhalb der letzten fünf Jahre vor dem Antrag auf Verfahrenseröffnung.

- Vorsätzliche oder grob fahrlässige schriftlich **unrichtige oder unvollständige Angaben** des Schuldners über seine **wirtschaftlichen Verhältnisse,** um damit Kredit zu erhalten oder öffentliche Leistungen zu erhalten oder zu ersparen, innerhalb der letzten drei Jahre vor dem Antrag auf Verfahrenseröffnung.

- Vorsätzliche oder grob fahrlässige **Beeinträchtigung der Insolvenzgläubiger** durch Begründung unangemessener Verbindlichkeiten, Vermögensverschwendung oder verzögerte Insolvenzantragstellung innerhalb der letzten drei Jahre vor dem Antrag auf Verfahrenseröffnung.

- Vorsätzliche oder grob fahrlässige **Verletzung von Auskunfts- oder Mitwirkungspflichten** i. S. d. Insolvenzordnung durch den Schuldner.

- Vorsätzliche oder grob fahrlässige **unrichtige oder unvollständige Angaben** in der nach § 287 Abs. 1 Satz 3 InsO n. F. abzugebenden **Erklärung** bzw. den nach § 305 Abs. 1 Nr. 3 InsO vorzulegenden **Verzeichnissen.**

- Schuldhafte **Verletzung der Erwerbsobliegenheit** nach § 287b InsO, sofern dadurch die Befriedigung der Insolvenzgläubiger schuldhaft beeinträchtigt wird.

Das Verheimlichen vorerwähnter relevanter Fakten wird sanktioniert. Denn **139** im Falle eines nachträglichen Bekanntwerdens kann noch ein Versagungsantrag gestellt werden, § 297a InsO. Der Antrag ist innerhalb von sechs Mona-

---

39) Gesetz zur Verkürzung des Restschuldbefreiungsverfahrens und zur Stärkung der Gläubigerrechte (Drucksache 17/11268), das die Insolvenzordnung ändert, wurde angenommen und ist im Bundesgesetzblatt vom 18.7.2013 veröffentlicht worden.

ten nach Bekanntwerden zu stellen. Dabei muss der Gläubiger den Grund für die Versagung der Restschuldbefreiung einschließlich der bisherigen Unkenntnis vom Versagungsgrund glaubhaft machen, § 297a Abs. 1 Satz 2 und 3 InsO.

140 Nach der Insolvenzrechtsreform[40] sind auch die **Widerrufsgründe in § 303 Abs. 1 InsO** neu geregelt und nunmehr in den folgenden drei Fällen vorgesehen:

- Es stellt sich nachträglich heraus, dass der Schuldner vorsätzlich Obliegenheiten verletzt und dadurch die Befriedigung der Insolvenzgläubiger erheblich beeinträchtigt hat.

- Es stellt sich nachträglich heraus, dass der Schuldner während des Laufs der Abtretungsfrist oder nach vorzeitiger Erteilung der Restschuldbefreiung nach einer in § 297 InsO genannten Straftat verurteilt worden ist.

- Der Schuldner verletzt nach vorzeitiger Erteilung der Restschuldbefreiung Auskunfts- und Mitwirkungspflichten im fortdauernden Insolvenzverfahren.

141 Widerrufsanträge der Gläubiger sind innerhalb eines Jahres nach Rechtskraft der Entscheidung über die Restschuldbefreiung zu stellen, § 303 Abs. 2 Satz 1 InsO.

XI. Zuständigkeit des Gerichts, Formalien der Insolvenzantragstellung, Insolvenzgründe und Kosten des Verfahrens

142 Das Insolvenzverfahren ist Teil der sog. „Freiwilligen Gerichtsbarkeit". Daher wird das Verfahren über das Vermögen eines Arztes oder der durch ihn betriebenen (Gemeinschafts-)Praxis nur auf Antrag eingeleitet. Als Schuldner kommen natürliche und juristische Personen (GmbH, AG) sowie Gesellschaften ohne Rechtspersönlichkeit (GbR, OHG, KG) in Betracht, § 11 InsO. Ein Sonderfall ist die Eröffnung des Insolvenzverfahrens über den Nachlass eines Verstorbenen (**sog. Nachlassinsolvenzverfahren**). Zum Insolvenzverfahren und dessen Ablauf siehe Abb. 9 unter Rn. 238.

143 Die unterschiedlichen Anforderungen an die Zulässigkeit und Begründetheit des Insolvenzantrages können wir folgt strukturiert werden:

1. Örtliche Zuständigkeit

144 Gemäß § 3 InsO ist örtlich ausschließlich das Insolvenzgericht zuständig, in dessen Bezirk der Schuldner seinen allgemeinen Gerichtsstand hat. Liegt der Mittelpunkt einer selbstständigen wirtschaftlichen Tätigkeit des Schuldners (= Center of Main Interests – COMI) an einem anderen Ort, so ist ausschließ-

---

40) Gesetz zur Verkürzung des Restschuldbefreiungsverfahrens und zur Stärkung der Gläubigerrechte (Drucksache 17/11268), das die Insolvenzordnung ändert, wurde angenommen und ist im Bundesgesetzblatt vom 18.7.2013 veröffentlicht worden.

lich das Insolvenzgericht zuständig, in dessen Bezirk dieser Ort liegt. Entscheidend ist der Zeitpunkt der Antragstellung, eine spätere Verlagerung des Wohn- oder Arztpraxissitzes ändert an der ursprünglich zutreffenden Zuständigkeit des Insolvenzgerichts nichts mehr.

Das zunächst angerufene Gericht ist im Falle seiner festgestellten Unzuständigkeit nicht verpflichtet, von Amts wegen das tatsächlich zuständige Gericht zu ermitteln. Dies gilt jedenfalls dann, wenn der antragstellende Gläubiger trotz Hinweises lediglich die Verweisung an das örtlich zuständige Gericht beantragt, ohne hierzu weiter auszuführen.[41] Bei Kompetenzkonflikten zwischen mehreren (vermeintlich) zuständigen Gerichten entscheidet nach § 36 ZPO das OLG abschließend über die Zuständigkeit, in dessen Bezirk sich das zunächst angerufene Gericht befindet. **145**

2. Insolvenzantragsrecht für Ärzte, Geschäftsführer, Gläubiger u. a. Personen

Jedes Insolvenzverfahren setzt einen **Insolvenzantrag** voraus, da das Verfahren gemäß § 13 InsO nur auf Antrag eröffnet wird. Sowohl der spätere Insolvenzschuldner – somit der Arzt selbst oder die Praxis – als auch die Gläubiger haben die Befugnis, einen Insolvenzantrag zu stellen. Zudem steht das Antragsrecht jedem persönlich haftenden Gesellschafter der GbR zu (§ 15 Abs. 1 InsO). Hierdurch soll der einzelne Gesellschafter die Chance erhalten, sich möglichst frühzeitig um die Abwicklung des Unternehmens in einem geordneten Insolvenzverfahren zu bemühen. Der Gesellschafter kann so die Entstehung weiterer Verbindlichkeiten – die letztlich zu einer persönlichen Haftung für ihn führen würden – verhindern.[42] Stellt dabei nur einer der in Gesellschaft verbundenen Ärzte den Antrag auf Eröffnung des Insolvenzverfahrens, so sind die Eröffnungsgründe durch ihn glaubhaft zu machen (§ 15 Abs. 2 Satz 1 InsO). Wenn alle Gesellschafter hingegen den Antrag stellen, ist dies entbehrlich. **146**

Die Organe der Kapitalgesellschaften wie GmbH oder AG und die Organe einer Gesellschaft ohne Rechtspersönlichkeit sind gemäß § 15a InsO verpflichtet, bei Vorliegen eines Insolvenzgrunds Antrag zu stellen. Das ist bei natürlichen Personen und Gesellschaftern (oder Organen) einer GbR anders. Sie trifft grundsätzlich **keine Pflicht**, einen Antrag auf Eröffnung des Insolvenzverfahrens zu stellen. Denn die Gesellschafter haften ohnehin umfassend persönlich; die Gläubiger erleiden somit keinen Nachteil, wenn die Antragstellung verschleppt wird. Eine Ausnahme (positive Antragspflicht) ergibt sich jedoch im Hinblick auf § 130a HGB für Gesellschaften, bei denen kein Gesellschafter eine natürliche Person ist, das trifft typischerweise für die GmbH & Co. KG zu. Sie unterliegt den (strengen) Regeln des GmbHG und damit auch den §§ 43, **147**

---

41) Uhlenbruck-InsO/*Pape*, § 3 Rn. 6.
42) MünchKomm-InsO/*Klöhn*, § 15 Rn. 3.

64 GmbHG mitsamt der Antragspflicht im Fall der Überschuldung und Zahlungsunfähigkeit nach §§ 17, 19 InsO.

148 Im Fall der Führungslosigkeit einer GmbH ist gemäß § 15a Abs. 3 InsO auch jeder Gesellschafter zur Stellung des Antrags verpflichtet. Das gilt allerdings nur, wenn der Gesellschafter von der Zahlungsunfähigkeit und der Überschuldung oder der Führungslosigkeit Kenntnis hat. Der unwissende Gesellschafter ist der Antragspflicht nicht ausgesetzt und muss daher aus § 15a InsO auch keine Sanktionen befürchten.

149 Auch Gesellschafter sollten sich in der existenziellen Krise mit Fragen einer Insolvenz beschäftigen. Denn – ausnahmsweise – kann aus dem gesellschaftsrechtlichen Treuegrundsatz eine Antragspflicht für den vertretungsbefugten Gesellschafter folgen. Dies ist dann der Fall, wenn sich die Pflicht zur Stellung des Antrags aus seinen zivilrechtlichen Sorgfaltspflichten als (faktischer) Geschäftsführer ergibt. Daraus resultierend ist er verpflichtet, Sanierungsmaßnahmen einzuleiten und weitere Verluste zu vermeiden.[43] Gelingt dies nicht, verdichtet sich diese Pflicht zwangsläufig zur Insolvenzantragspflicht.

150 Im Grundsatz besteht für den praktizierenden Arzt als *„natürliche Person"* **keine Antragspflicht**, insofern besteht auch keine Strafdrohung im Fall des Verzugs mit dem Insolvenzantrag. Gleichwohl empfiehlt sich auch für den Arzt in der nicht mehr lösbaren wirtschaftlichen Krise die rechtzeitige Antragstellung. Anderenfalls könnten Gläubiger später Untreue oder Eingehungsbetrug behaupten und Schadenersatz verlangen. Die möglicherweise „geprellten" Gläubiger könnten auch einen Antrag auf Versagung der Restschuldbefreiung stellen, wenn sie durch eine verzögerte Antragsstellung oder in sonstiger Weise benachteiligt worden sind, § 290 Abs. 1 Nr. 4 InsO.

151 Auch **Gläubiger der Gesellschaft** zählen zu dem Kreis der Antragsberechtigten (§ 14 Abs. 1 InsO). Allerdings ist seitens des Gläubigers im (Fremd-)Insolvenzantrag ein Eröffnungsgrund glaubhaft zu machen. Dies kann vor allem dadurch geschehen, dass der Gläubiger beweist (grundsätzlich auch durch Versicherung an Eides statt), zuvor erfolglos versucht zu haben, durch Einzelzwangsvollstreckung seinen Anspruch zu realisieren. Lässt sich der Eröffnungsgrund auf andere Art und Weise glaubhaft machen, so ist der Nachweis vorgelagerter erfolgloser Vollstreckungsversuche entbehrlich.[44] Daneben muss die Forderung selbst glaubhaft gemacht werden. Liegen beide Voraussetzungen vor, ist in der Regel anzunehmen, dass der Gläubiger auch ein Interesse an der Eröffnung des Verfahrens hat. Das Interesse entfällt nur in besonderen Konstellationen, beispielsweise dann, *„wenn Umstände bekannt werden, die ernstliche Zweifel an dem schutzwürdigen Anliegen des antragstellenden Gläubigers aufkommen lassen".*[45]

---

43) MünchKomm-BGB/*Schäfer*, § 728 Rn. 12.
44) MünchKomm-InsO/*Schmahl/Vuia*, § 14 Rn. 28.
45) MünchKomm-InsO/*Schmahl/Vuia*, § 14 Rn. 19.

Die relativ strengen Anforderungen an einen Fremdantrag gründen auf der **152** Überlegung, dass Druckanträge unzulässig bzw. unberechtigt gestellte Anträge nicht durchdringen sollen und dürfen. So soll ein Ausgleich zwischen den Interessen der Gläubiger und denen des Schuldners bzw. des schuldnerischen Unternehmens und seiner Gesellschafter erreicht werden.[46]

Übersicht: Antragsberechtigung **153**

- Grundregel, § 13 Abs. 1 Satz 2 InsO: Antragsberechtigt sind neben dem Arzt als Schuldner auch Gläubiger – formelle Erfordernisse des Antrages sind zu beachten.

- Speziell für die GbR, § 15 Abs. 1 Satz 1 InsO: Antragsberechtigt ist außer den Gläubigern jedes Mitglied des Vertretungsorgans.

3. Formelle Anforderungen an einen zulässigen Insolvenzantrag nach § 13 InsO

Durch die Neufassung der Insolvenzordnung zum 1.4.2013 sind die formel- **154** len Anforderungen an einen zulässigen Eröffnungsantrag gemäß § 13 InsO verschärft worden. Der bis dahin durchaus vermerkte „Hilferuf" als möglicher Antrag: *„Ich bin pleite, bitte kommen…."* und andere in der Praxis anzutreffende Insolvenzeröffnungsgesuche sind seitdem Historie.

§ 13 Abs. 1 Satz InsO (Eröffnungsantrag) erfordert zunächst die Einhaltung **155** der **Schriftform**, denn das Insolvenzverfahren wird nur auf schriftlichen Antrag eröffnet. Dieser schriftliche Antrag muss dem Gericht verdeutlichen, welche Art und Größe das künftige Verfahren ungefähr aufweisen wird. Daher bedarf es der Konkretisierung durch den Antragsteller. Dem Antrag des Arztes ist ein Verzeichnis der Gläubiger und ihrer Forderungen beizufügen, § 13 Abs. 1 Satz 3.

Wenn der Arzt im Zeitpunkt des Insolvenzantrags den Betrieb seiner Praxis **156** (noch) nicht eingestellt hat, muss das Gericht auch wissen, ob und was es ggf. noch zu veranlassen hat, um rasch handeln und Risiken für Beteiligte mindern zu können. In diesem Fall sollen in dem **Verzeichnis zum Insolvenzantrag** nach § 13 Abs. 1 Satz 4 InsO besonders kenntlich gemacht werden:

1. Die höchsten Forderungen

2. Die höchsten gesicherten Forderungen

3. Die Forderungen der Finanzverwaltung

4. Die Forderungen der Sozialversicherungsträger

5. Die Forderungen aus betrieblicher Altersversorgung

---

46) MünchKomm-InsO/*Schmahl/Vuia*, § 14 Rn. 1.

157 Der schuldnerische Arzt hat in diesem Fall auch Angaben zur Bilanzsumme, zu den Umsatzerlösen und zur durchschnittlichen Zahl der Arbeitnehmer des vorangegangenen Geschäftsjahres zu machen, § 13 Abs. 1 Satz 5 InsO. Die unter Nr. 1–5 aufgelisteten Angaben sind verpflichtend, wenn

- der Schuldner die Eigenverwaltung beantragt,

- der Schuldner die Merkmale des § 22a Abs. 1 InsO erfüllt oder

- die Einsetzung eines vorläufigen Gläubigerausschusses beantragt wurde.

158 Dem Verzeichnis nach Satz 3 und den Angaben nach den Sätzen 4 und 5 ist die Erklärung beizufügen, dass die enthaltenen Angaben richtig und vollständig sind.

159 Der Antrag liegt grundsätzlich in der Hand des Antragstellers. Er kann den Antrag zurücknehmen, bis das Insolvenzverfahren eröffnet oder der Antrag rechtskräftig abgewiesen ist. Nachdem das Gericht entschieden hat, verliert der Antragsteller seine Dispositionsbefugnis. Er kann seinen ursprünglichen Antrag dann weder ändern noch zurücknehmen.

160 Das Gericht, dort der Insolvenzrichter, prüft den Antrag auf Zulässigkeit und Begründetheit. Beim Gläubigerantrag ist beispielsweise die Berechtigung der Forderung und die Glaubhaftmachung des vorgebrachten Eröffnungsgrundes (i. d. R. trägt der Gläubiger die angebliche Zahlungsunfähigkeit des Schuldners vor) Voraussetzung für einen zulässigen Antrag, § 14 InsO. Ist der „Fremd-Antrag" zulässig, so muss der Schuldner vom Insolvenzgericht gehört werden, § 14 Abs. 2 InsO.

4. Eröffnungsgründe

161 Für die Eröffnung des Insolvenzverfahrens über das Vermögen eines Arztes oder einer Gesellschaft bürgerlichen Rechts (GbR) gibt es den Grund der Zahlungsunfähigkeit und den der (nur) drohenden Zahlungsunfähigkeit.

162 Insolvenzgrund kann zunächst der allgemeine Eröffnungsgrund der **Zahlungsunfähigkeit** sein (§ 17 InsO). Nach § 17 Abs. 2 Satz 1 InsO liegt Zahlungsunfähigkeit dann vor, wenn der Schuldner nicht in der Lage ist, die fälligen Zahlungspflichten zu erfüllen. Dieser Grund besteht auch dann, wenn die akzessorisch haftenden Gesellschafter selbst zahlungsfähig sind.[47]

163 Die Feststellung der Zahlungsunfähigkeit ist Gegenstand zahlreicher Beiträge. Immerhin entscheidet dieses Merkmal über die wichtigste Zulässigkeitsvoraussetzung eines Insolvenzverfahrens. Ausgehend vom Wortlaut des § 17 InsO könnte man Zahlungsunfähigkeit bereits dann annehmen, wenn in einem isoliert betrachteten Zeitpunkt die Zahlungspflichten nicht mehr erfüllt werden können. Diese Sichtweise griffe jedoch zu kurz und berücksichtigte nicht,

---

47) MünchKomm-BGB/*Schäfer*, § 728 Rn. 10.

dass eine bloße Zahlungsstockung, somit vorübergehende Zahlungsengpässe, nicht zwingend zur Zahlungsunfähigkeit i. S. d. § 17 InsO führen dürfen. Sinn und Zweck der Norm ist vielmehr zu gewährleisten, dass „kranke Unternehmen" möglichst zeitig den Insolvenzantrag stellen, während grundsätzlich gesunde Unternehmen nicht vorschnell in die Insolvenz getrieben werden.[48]

Der BGH trifft zur handhabbaren Bewertung der Zahlungsfähigkeit des Unternehmens eine Unterscheidung zwischen **Zahlungsunfähigkeit** und (unerheblicher) **Zahlungsstockung**. Zahlungsunfähigkeit liegt vor, wenn eine innerhalb von drei Wochen nicht zu beseitigende Liquiditätslücke von zehn Prozent oder mehr besteht und „nicht ausnahmsweise mit an Sicherheit grenzender Wahrscheinlichkeit zu erwarten ist, dass die Liquiditätslücke demnächst vollständig oder fast vollständig geschlossen wird und den Gläubigern ein Zuwarten nach den besonderen Umständen des Einzelfalls zuzumuten ist".[49] Anders ausgedrückt, wenn der Schuldner nicht in der Lage ist, innerhalb von drei Wochen seine Zahlungsverpflichtungen mindestens zu 90 % zu erfüllen. **164**

Ist es dem Schuldner hingegen (positiv) möglich, die Liquiditätslücke zu schließen, kann nur von einer unerheblichen Zahlungsstockung die Rede sein. Dabei ist in jedem Fall eine Einzelfallbetrachtung geboten. Indizien für die Zahlungsunfähigkeit sind u. a. das Bestehen von Steuer- und Gehaltsrückständen, das Nichtabführen von Sozialbeiträgen über einige Monate sowie die Nichtzahlung erheblicher Forderungen von Gläubigern.[50] **165**

Ein weiterer Eröffnungsgrund – allerdings nur für den antragstellenden Arzt als Schuldner – liegt in der (nur) **„drohenden" Zahlungsunfähigkeit** (§ 18 InsO). § 18 Abs. 3 InsO eröffnet die Möglichkeit, dass alle Gesellschafter gemeinsam den Antrag stellen, das Insolvenzverfahren wegen drohender Zahlungsunfähigkeit zu eröffnen. Wird dieser Antrag nur von einem Gesellschafter oder einem Teil der Gesellschafter gestellt, wird das Verfahren nur eröffnet, wenn dieser bzw. diese zur Vertretung der Gesellschaft berechtigt sind. Im Zweifel sind die Vertretungsverhältnisse im Vorfeld eindeutig zu regeln und wirksam schriftlich zu vereinbaren. **166**

Bei juristischen Personen bildet auch die **Überschuldung** der Gesellschaft einen Eröffnungsgrund (§ 19 InsO). Als Antwort auf die weltweite Finanzmarktkrise und mit Blick auf die exportlastige und deshalb stark kreditgestützte deutsche Wirtschaft hatte der Gesetzgeber § 19 Abs. 2 InsO Ende 2008 geändert. Die in Art. 6 Abs. 3 des Gesetzes zur Umsetzung eines Maßnahmenpakets zur Stabilisierung des Finanzmarktes (Finanzmarkt-Stabilisierungsgesetz **167**

---

48) Vgl. *Neu/Ebbinghaus*, ZInsO 2012, 2229 ff., m. w. N.; BT-Drucks. 12/2443, S. 114.

49) BGH, Urt. v. 9.10.2012 – II ZR 298/11 mit Verweis auf BGH NZI 2012, 567, NZI 2007, 579, NZI 2007, 517, NZI 2007, 36, NZI 2005, 547 (m. Anm. *Thonfeld*); BGH, Urt. v. 12.10.2006 – IX ZR 228/03, ZIP 2006, 2222 (m. Bespr. *Hölzle*, ZIP 2007, 613) = ZVI 2006, 577, dazu EWiR 2007, 113 *(Wagner)*.

50) BGH, Beschl. v. 24.4.2008 – II ZR 51/07, ZInsO 2008, 1019 ff.; BGH, Urt. v. 12.10.2006 – IX ZR 228/03, ZIP 2006, 2222 (m. Bespr. *Hölzle*, ZIP 2007, 613) = ZVI 2006, 577.

– FMStG) am 18.10.2008 in Kraft getretene Neufassung des § 19 Abs. 2 InsO lautet (vgl. ZIP 2008, 2040 ff.):

> „Überschuldung liegt vor, wenn das Vermögen des Schuldners die bestehenden Verbindlichkeiten nicht mehr deckt, es sei denn, die Fortführung des Unternehmens ist nach den Umständen überwiegend wahrscheinlich."

168 Die bis zum 17.10.2008 geltende Fassung, die nach dem Willen des Gesetzgebers nicht wieder eingeführt wird, lautete:

> „Gemäß § 19 Abs. 2 InsO liegt Überschuldung vor, wenn das Vermögen die bestehenden Verbindlichkeiten nicht mehr deckt. Bei der Bewertung des Vermögens der Schuldnerin ist die Fortführung des Unternehmens zugrunde zu legen, wenn diese nach den Umständen überwiegend wahrscheinlich ist."

169 Mit der vorerwähnten Regelung kehrt der Gesetzgeber zu dem vor Inkrafttreten der Insolvenzordnung in der Rechtsprechung entwickelten sog. *„modifiziert zweistufigen Überschuldungsbegriff"* zurück. Dieser schloss und schließt die Annahme einer insolvenzrechtlichen Überschuldung bei positiver Fortführungsprognose aus. In der Insolvenzordnung hatte der Gesetzgeber diesen Überschuldungsbegriff zunächst aufgegeben, um dem „Schuldendeckungsprinzip" bei haftungsbeschränkten Rechtsträgern (GmbH, GmbH & Co. KG, AG usw.) Rechnung zu tragen. Das Prognoserisiko sollte nicht bei den Gläubigern liegen. Das ist jetzt aber Geschichte, jedenfalls bis zu einer weiteren/neuen Gesetzesänderung.

5. Feststellung des Eröffnungsgrundes

170 Die Feststellung eines Eröffnungsgrundes als Voraussetzung für das Insolvenzverfahren ist durchaus anspruchsvoll. Für Dritte liegt der Insolvenzgrund nicht immer auf der Hand, wenngleich das durchaus vom Antragsteller – nicht zuletzt wegen seines eigenen Interesses an der Eröffnung des Verfahrens – behauptet wird. Das Insolvenzgericht muss den Insolvenzgrund aber sicher feststellen. Wegen der damit verbundenen Schwierigkeiten kommt es regelmäßig zu einem **Beweisbeschluss**, mit dem ein Sachverständiger eingesetzt wird. In der Praxis beauftragen die Gerichte meist Rechtsanwälte, zum Teil auch Steuerberater/Wirtschaftsprüfer als externe Gutachter mit der Prüfung, ob Gründe vorliegen, die eine Einleitung des Insolvenzverfahrens rechtfertigen – und in manchen Fällen auch erfordern. Gleichzeitig wird in der Regel die Frage gestellt, ob – etwa weil in einer Praxis oder einem laufenden Betrieb Gefahr für Vermögenswerte besteht – Sicherungsmaßnahmen erforderlich sind. Das Sachverständigengutachten liefert dem Gericht dann etwa vier Wochen bis sechs Monate später eine exakte Darstellung der tatsächlichen und rechtlichen Verhältnisse, die Analyse der Insolvenzgründe, Aussagen zu Fortführungsmöglichkeiten der Praxis sowie eine Darstellung des Vermögens des Schuldners mit entsprechender Gliederung der Drittrechte. Am Ende ist die Frage der Kosten des Verfahrens zu beantworten. Letztlich gibt der Gutachter eine **Beschlussempfehlung**. In der Regel ist dies die Eröffnung des Insolvenzverfahrens oder die Abweisung des Insolvenzantrages mangels einer die Kosten des Verfahrens deckenden Masse. Das Gericht entscheidet sodann nach Lektüre und Prüfung des Sachverständigengutachtens, ob es der Beschlussempfehlung folgen kann und setzt sodann einen Beschluss ab.

6. Insolvenzgründe (Zusammenfassung)

- **Zahlungsunfähigkeit,** § 17 Abs. 2 InsO: Der Schuldner ist zahlungsunfä-   171
  hig, wenn er nicht in der Lage ist, die fälligen Zahlungspflichten zu erfüllen.

- **Drohende Zahlungsunfähigkeit,** § 18 Abs. 2 InsO: Der Schuldner droht
  zahlungsunfähig zu werden, wenn er voraussichtlich nicht in der Lage sein
  wird, die bestehenden Zahlungspflichten im Zeitpunkt der Fälligkeit zu
  erfüllen.

- **Überschuldung,** § 19 Abs. 2 Satz 1 InsO: Überschuldung liegt vor, wenn
  das Vermögen des Schuldners die bestehenden Verbindlichkeiten nicht
  mehr deckt, es sei denn, die Fortführung des Unternehmens ist nach den
  Umständen überwiegend wahrscheinlich.

> **Praxistipp:**
>
> Gilt nur bei **juristischen Personen, somit etwa ein Medizinisches Versorgungs-**
> **zentrum in der Form einer GmbH,** ist also grundsätzlich nicht auf den ein-
> zelnen Arzt und auch nicht auf die Praxis als Gesellschaft bürgerlichen Rechts
> anwendbar.

7. Deckung der Kosten des Insolvenzverfahrens

Dem Antrag auf Eröffnung des Verfahrens kann nur gefolgt werden, wenn die   172
Kosten gedeckt sind. Insofern ist weitere Voraussetzung für die Eröffnung,
dass die Insolvenzmasse die Verfahrenskosten deckt, § 26 InsO. Die Insolvenzmasse ist das gesamte Vermögen, das dem Schuldner (Arzt) zur Zeit der
Eröffnung gehört und das er während des Verfahrens erlangt (§ 35 InsO).

Dem Arzt als natürliche Person wird auch ohne Vermögen der Weg in die   173
Insolvenz mit anschließender Restschuldbefreiung geebnet. Deckt die Masse
die Verfahrenskosten nicht, kann er die **Kostenstundung** nach § 4a InsO beantragen. Wird diese bewilligt, so werden die Kosten des Verfahrens durch die
Staatskasse übernommen. Damit kann das Verfahren eröffnet werden. Kommt
eine Stundung nicht in Betracht, muss der Eröffnungsantrag mangels verfah-
renskostendeckender Masse abgewiesen werden.

8. Vollstreckungsschutz im vorläufigen Insolvenzverfahren –
Sicherungsmaßnahmen

Vollstreckungsschutz und ggf. weitergehende Sicherungsmaßnahmen werden   174
insbesondere bei laufenden Arztpraxen regelmäßig notwendig. Sollten Banken,
Krankenkassen, das Finanzamt oder andere Gläubiger bereits in Werte des
Arztes vollstrecken, kann – und sollte – das Insolvenzgericht ein **Vollstre-**

ckungsverbot beschließen. Wenn Entscheidungen in der aktiven Praxis zu treffen sind – was schon wegen der regelmäßig fällig werdenden Zahlungen an Arbeitnehmer, Sozialversicherungsträger, Dienstleister, Energieversorger, Warenlieferanten zutrifft – empfiehlt sich zudem die **Bestellung eines vorläufigen Insolvenzverwalters.**

175   Die Person des Verwalters im Vorverfahren ist unterscheiden. Es gibt den „**starken**" **vorläufigen Insolvenzverwalter** mit Verfügungsbefugnis und gleichzeitigem allgemeinen Verfügungsverbot des Schuldners und den „**schwachen**" **vorläufigen Insolvenzverwalter** mit Zustimmungsvorbehalt.

176   Der starke vorläufige Verwalter agiert wie der spätere (endgültige) Verwalter. Er übernimmt – mit Ausnahme der ärztlichen Behandlung und medizinischen Eingriffe – die Befugnisse des schuldnerischen Arztes vollständig und hat daher weitgehende Kompetenzen und Aufgaben, insbesondere die Sicherung der Masse, die Weiterführung des Unternehmens sowie die Prüfung, ob die Masse die Verfahrenskosten deckt, § 22 Abs. 1 InsO. Er begründet durch sein Handeln bereits Verbindlichkeiten der Masse.

177   Die Aufgaben und die konkreten Funktionen des „schwachen" vorläufigen Insolvenzverwalters sind weniger scharf und werden vom Gericht abhängig von der konkreten Situation festgelegt. In der Regel beschränkt das Gericht sich in den Beschlüssen darauf, Zwangsvollstreckungsmaßnahmen für unzulässig zu erklären. Gleichzeitig werden Verfügungen des Schuldners unter den „Vorbehalt der Zustimmung" des vorläufigen Insolvenzverwalters gestellt. Letzterer darf nicht mehr Kompetenzen als ein starker vorläufiger Insolvenzverwalter haben, sonst wären die Figuren identisch, § 22 Abs. 2 InsO.

178   Allein die Existenz eines vorläufigen Insolvenzverwalters reicht in den meisten vorläufigen Verfahren nicht aus, um Vermögensgegenstände der Arztpraxis zu sichern. Daher kann und sollte das Insolvenzgericht einen Beschluss nach § 21 Abs. 2 Nr. 5 InsO erlassen. Mit dieser Anordnung wird den Gläubigern untersagt, Gegenstände, die für die Fortführung der Praxis elementar sind, aufgrund eines Aus- oder Absonderungsrechtes zu verwerten oder einzuziehen. Zeitgleich wird dem Insolvenzverwalter gestattet, diese Gegenstände für die Fortführung zu nutzen. Unter der Maßgabe des § 21 Abs. 2 Nr. 5 InsO kann der vorläufige Insolvenzverwalter sowohl abgetretene Forderungen einziehen als auch Gegenstände in der Praxis einsetzen, die einem Eigentumsvorbehalt unterliegen oder Dritten zur Sicherheit übereignet sind.

179   Wenn keine Verzögerung und auch keine anderen Nachteile für die Gläubiger zu erwarten sind, kommt auch die Eigenverwaltung durch den betroffen Arzt selbst in Betracht. Dann bestellt das Gericht (nur) einen vorläufigen Sachwalter. Diese Maßnahme wird nicht veröffentlicht; der schuldnerische Arzt arbeitet weiter, ohne dass die Öffentlichkeit die vorherige Insolvenzantragstellung erfahren muss.

Als weitere Sicherungsmaßnahme kommt die **Vorführung** oder gar die **Ver-** 180 **haftung** des Schuldners in Betracht. Diese Zwangsmittel werden etwa notwendig, wenn der schuldnerische Arzt seinen Auskunfts- und Mitwirkungspflichten nach § 97 InsO fortlaufend nicht nachkommt. Beide Maßnahmen werden vom Gericht zunächst angedroht. Der Arzt erhält in allen Fällen des Eingriffs in seine Rechte zunächst rechtliches Gehör. Erst wenn er auf die Ankündigung nicht reagiert, greift das Insolvenzgericht zum nächst stärkeren Mittel. Die Verhaftung zur Erzwingung einer Aussage ist dabei in der Regel der stärkste Eingriff, der – wie andere auch – stets dem Grundsatz der Verhältnismäßigkeit entsprechen muss. Im laufenden Praxisbetrieb spielt es mitunter eine Rolle, ob und wo der Arzt zurzeit als Mediziner gebraucht wird und wie hoch die Notwendigkeit eines ärztlichen Eingriffs durch ihn in diesem Moment gerade ist. Dann ist abzuwägen: Insolvenzverfahren sind grundsätzlich Eilverfahren, weswegen die Auskunfts- und Mitwirkungsverpflichtung des Arztes seinem ärztlichen Behandlungsgebot nicht per se nachgeordnet werden kann. Allerdings müssen die Mitwirkungsverpflichtungen des Arztes – anders als die Behandlung des Patienten – nicht binnen Stunden erfüllt werden. „Unverzügliche Mitwirkung" bedeutet hier Rückmeldung und Übergabe relevanter vollständiger Daten/Informationen über die rechtlichen, tatsächlichen und wirtschaftlichen Verhältnisse binnen Tagen. Dabei dürfte ein Zeitrahmen von drei Werktagen als angemessen und ausreichend erscheinen. Der Arzt kann und muss also einerseits seine Behandlungen sofort und medizinisch indiziert zeitnah durchführen und andererseits in „seinem" Insolvenzverfahren aktiv mitwirken, indem er dem Gericht und/oder dem bestellten Gutachter die angeforderten Informationen liefert. Sollte der Arzt nicht mitwirken, passiv bleiben oder gar Daten und Unterlagen zurückhalten, können Zwangsmaßnahmen gegen ihn angeordnet werden.

Als anderes geeignetes Mittel der Informationsbeschaffung hat sich immer wie- 181 der die **Postsperre** erwiesen; auf diesem Weg erhält der vorläufige Insolvenzverwalter auf direktem Weg die an den Arzt adressierte Post und gewinnt unmittelbar Einsicht in die relevanten Geschäftsvorfälle.

XII. Inhalt und Ablauf eines Arztinsolvenzverfahrens

Der Insolvenzrichter erhält von der Geschäftsstelle die (neue) Akte mit dem 182 Insolvenzantrag. Sodann liest er Akte inklusive evtl. Anlagen und entscheidet über den Eröffnungsantrag. Ist dieser evident zulässig und begründet, eröffnet das Gericht sogleich das Insolvenzverfahren über das Vermögen des Arztes. Zeigen sich offene Punkte oder zu klärende Umstände, stellt der Insolvenzrichter Rückfragen oder gibt dem Antragsteller Auflagen, welche Letzterer binnen einer i. d. R. kurzen Frist von max. zwei Wochen zu beantworten bzw. zu erfüllen hat. Unter Umständen werden auch Belege oder Unterlagen angefordert. Sind die offenen Fragen vielfältig oder erscheint eine kurzfristige Prüfung und abschließende Bewertung des Antrags durch den zuständigen Richter nicht möglich, beauftragt das Gericht in der Regel einen externen Sachverständigen. Dessen Gutachten ist sodann Entscheidungsgrundlage für die Eröffnung des Verfahrens, hauptsächlich in Regelinsolvenzverfahren, mitunter aber auch in Verbraucherinsolvenzverfahren.

183 Folgt das Gericht dem Gutachten und liegen demnach die Eröffnungsvoraussetzungen vor, erlässt das Gericht einen **Beschluss zur Eröffnung des Insolvenzverfahrens**. Anschließend veröffentlicht das Insolvenzgericht den Beschluss, wonach das Insolvenzverfahren über das Vermögen des Arztes am Tag x zur Uhrzeit y eröffnet wird, § 30 Abs. 1 InsO. Als (endgültiger) Insolvenzverwalter wird in der Regel der (vormalige) vorläufige Insolvenzverwalter bestellt, der mit der Sach- und Rechtslage und den Beteiligten bereits vertraut ist. Mit dem Beschluss über die Eröffnung des Verfahrens und die Bestellung des Insolvenzverwalters gibt der zuständige Richter das Verfahren zur weiteren Bearbeitung an den nunmehr zuständigen Rechtspfleger ab.

184 Die Beteiligten werden gleichlautend schriftlich unterrichtet. Der Insolvenzverwalter erhält ebenso wie der betroffene insolvente Arzt den Eröffnungsbeschluss per Zustellung durch das Insolvenzgericht. Dem Verwalter werden meistens die weiteren Zustellungen an Gläubiger und Drittschuldner übertragen, für die grundsätzlich das Gericht zuständig wäre (§ 8 Abs. 3 InsO). Der Insolvenzverwalter informiert umgehend alle von ihm ermittelten potentiellen Gläubiger (Banken, Sozialversicherungsträger, Kassenärztliche Vereinigung, Finanzamt usw.) über die Eröffnung des Verfahrens, die beteiligten Organe und den Schuldner. Er fordert die Gläubiger mit Verweis auf den gerichtlichen Beschluss zur Geltendmachung ihrer Forderungen und Sicherungsrechte innerhalb einer vorgegebenen Frist auf, § 28 InsO. Nach dem Erlass des Eröffnungsbeschlusses übernimmt der Rechtspfleger die Bearbeitung des gerichtlichen Verfahrens vom Insolvenzrichter, soweit dieser sich nicht ausnahmsweise die Zuständigkeit ganz oder teilweise selbst vorbehält.

1. Übergang der Verwaltungsbefugnisse auf den Insolvenzverwalter gemäß § 80 InsO

185 Mit Eröffnung des Insolvenzverfahrens ändern sich die Befugnisse der Beteiligten fundamental. Die Verwaltungs- und Verfügungsbefugnis über die Insolvenzmasse der Arztpraxis geht auf den **Insolvenzverwalter** über, § 80 Abs. 1 InsO. Gemäß § 81 InsO sind Verfügungen des Schuldners nach der Eröffnung des Insolvenzverfahrens unwirksam. Der öffentliche Glaube des Grundbuchs nach § 892 BGB gilt weiterhin; daher gilt zugunsten desjenigen, „welcher ein Recht an einem Grundstück oder ein Recht an einem solchen Recht durch Rechtsgeschäft erwirbt, der Inhalt des Grundbuchs als richtig", es sei denn, dass ein Widerspruch gegen die Richtigkeit eingetragen oder die Unrichtigkeit dem Erwerber bekannt ist.

186 Mit Eröffnung ist der Insolvenzverwalter Empfänger aller Erklärungen des Rechtsverkehrs und Adressat aller Bescheide und Mitteilungen. Er ist als solcher auch in den Bescheiden der Finanzverwaltung zu bezeichnen. Das muss

sich zumindest aus dem Bescheid erschließen lassen. Ein Insolvenzverwalter muss als Inhaltsadressat eines die Insolvenzmasse betreffenden Steuerbescheids zwar nicht ausdrücklich in dieser Eigenschaft bezeichnet werden. Es ist jedoch erforderlich, dann aber auch ausreichend, wenn sich seine Funktion nach dem objektiven Erklärungsgehalt des Bescheids aus der Sicht des Empfängers im Wege der Auslegung zweifelsfrei bestimmen lässt, wobei nicht nur die dem Bescheid beigefügten Erklärungen, sondern darüber hinaus auch die dem Betroffenen bekannten Umstände heranzuziehen sind.[51] Das heißt aber auch, dass Bescheide, die allein an die Schuldnerin adressiert sind, nicht unbedingt dem Verwalter zugegangen sind, auch nicht, wenn sie etwa in sein Büro gesandt wurden.

Der Insolvenzverwalter hat umfassende Informationsansprüche gegen Dritte. **187** Denn er ist auf Mitwirkung und Auskünfte des Schuldners aber auch von Dritten angewiesen, um verfahrensrelevante Sachverhalte zu erfassen, zu würdigen und zutreffend zu behandeln bzw. zu regeln. Mitunter lehnen Dritte die Mitwirkung ab, zum Teil werden Informationen und Daten nicht überlassen. Das Finanzamt beruft sich bei der Bitte des Verwalters um Daten mitunter auf das Steuergeheimnis und verweigert die Herausgabe von Steuerkontoauszügen.

Das Bundesverwaltungsgericht bestätigt den umfassenden Auskunftsan- **188** spruch.[52] Nach dem IFG NRW § 4 hat der Insolvenzverwalter einen Anspruch gegen das zuständige Finanzamt auf Herausgabe der Kopien der Jahreskontoauszüge bezüglich aller dort geführten Steuerarten, die den Insolvenzschuldner betreffen, für den Zeitraum bis zur Eröffnung des Insolvenzverfahrens. Die Herausgabe von Steuerkontoauszügen an den Insolvenzverwalter ist gerade keine Verletzung des Steuergeheimnisses. Nach Eröffnung ergibt sich der Anspruch bereits aus § 80 InsO.

Ferner steht dem Insolvenzverwalter nach Ansicht des Verwaltungsgerichts **189** Köln ein **voraussetzungsloser Anspruch auf Einsichtnahme** in die komplette, in Zusammenhang mit dem Schuldner vom Sozialsicherungsträger geführte Betriebsakte zu.[53] Eine Konkretisierung des Begehrens nach dem SBG ist nicht erforderlich, da sich der Anspruch aus § 1 Abs. 1 Satz 1 IFG ergibt und keine Ausschlussgründe nach §§ 1 Abs. 3, 3 Nr. 4, 6 IFG ersichtlich sind. Die Sozialversicherung ist gemäß Art. 87 II a, 86 GG eine Bundesunmittelbare Stelle. Der Antrag wird auch als bestimmt genug nach § 7 A IFG wahrgenommen, da eine generelle Bestimmbarkeit ausreicht.[54] Dieses Urteil wirkt der ablehnenden Haltung der Sozialversicherungsträger den Insolvenzverwaltern gegenüber weiter entgegen.[55]

---

51) BVerwG, Urt. v. 26.4.2018 – BVerwG 7 C 5.16 (OVG Münster ZIP 2018, 1554 = ZVI 2018, 415, dazu *Harald Hess*, EWiR 2018, 627, 628.
52) *Schur*, EWiR 2017, 281 f. – VG Köln, Urt. v. 1.12.2016 – 13 K 2824/15; ZIP 2017, 736.
53) *Schur*, EWiR 2017, 281 f. – VG Köln, Urt. v. 1.12.2016 – 13 K 2824/15; ZIP 2017, 736.
54) *Schoch*, IFG, § 7 Rn. 23.
55) Siehe auch OLG Hamm, Urt. v. 27.8.2010 – 7 k 619/09.

190 Im Grundsatz verfügt der Insolvenzverwalter, der die Gläubigerinteressen bündelt und das zur Masse gehörende Vermögen in Besitz nimmt, vollständig § 148 Abs. 1 InsO.

191 Im Unterschied zu der grundsätzlich vorgesehenen Liquidation einer GbR auf Grundlage der §§ 730 ff. BGB, richtet sich die Abwicklung im eröffneten Insolvenzverfahren gemäß § 730 Abs. 1 BGB nach der Insolvenzordnung, wobei dem Insolvenzverwalter hierbei weitgehende Befugnisse eingeräumt sind. Er ist im Rahmen der Liquidation allerdings nicht berechtigt, auf die Grundlagen der Praxis als Gesellschaft einzuwirken sowie den Gesellschaftsvertrag zu ändern.[56] Dieses Recht zur Bestimmung der inneren Verfassung der Gesellschaft verbleibt den Gesellschaftern.

192 Nach dem Übergang der Verwaltungs- und Verfügungsbefugnis auf den Insolvenzverwalter ist der **Aktionskreis der Gesellschafter** stark limitiert. Den zur Geschäftsführung berufenen Ärzten/Gesellschaftern der GbR verbleiben damit nur noch Entscheidungsbefugnisse nach Maßgabe der InsO. Zu ihren Aufgaben gehört es beispielsweise, Widersprüche gegen die Anmeldung von Insolvenzforderungen zur Tabelle einzulegen und in diesem Zusammenhang die Prozessführung zu übernehmen.

193 Grundlagenbeschlüsse, welche den Status der Gesellschaft an sich betreffen, sind weiterhin Sache aller Gesellschafter. Das gilt zumindest im Rahmen dessen, was den Gesellschaftern aufgrund der vorrangigen Liquidation noch als Spielraum verbleibt. In diese Kompetenz fällt auch die Erklärung, ob sie zu einer im Insolvenzplan vorgesehen Fortführung der Geschäfte bereit sind.[57]

194 Letztlich dauert die durch § 128 HGB analog angeordnete persönliche Haftung der Gesellschafter auch nach Eröffnung des Insolvenzverfahrens fort. Diese ist jedoch während des laufenden Verfahrens gemäß § 93 InsO allein vom Insolvenzverwalter geltend zu machen.

195 Rechtsstreite der Vergangenheit werden durch die Eröffnung des Insolvenzverfahrens gemäß § 240 ZPO unterbrochen. Gläubiger können unterbrochene Rechtsstreite nach Maßgabe der §§ 85, 86 InsO aufnehmen, müssen es aber nicht. Im Zweifel sind die Anmeldung der Forderung zur Tabelle und die Dokumentation der Ansprüche ausreichend und genügend, um für eine Eintragung in die Insolvenztabelle zu sorgen. Der Auszug aus der Insolvenztabelle ist sodann Titel, §§ 178 Abs. 3, 201 Abs. 2 InsO, und somit Grundlage einer Zwangsvollstreckung.

196 **Einzelzwangsvollstreckungen** gegen den Arzt, in die Insolvenzmasse und in das sonstige Vermögen des Arztes sind ab Verfahrenseröffnung unzulässig, § 89 Abs. 1 InsO. Ein Erwerb von Rechten an im Eigentum des Arztes stehenden Gegenständen bzw. der Insolvenzmasse ist nicht mehr möglich, § 91 Abs. 1

---

56) MünchKomm-BGB/*Schäfer*, § 728 Rn. 15.
57) MünchKomm-BGB/*Schäfer*, § 728 Rn. 16.

InsO. Die durch Zwangsvollstreckung im Zeitraum von einem Monat vor dem Antrag auf Eröffnung des Insolvenzverfahrens erworbene Sicherung oder Befriedigung eines Gläubigers wird nach § 88 InsO mit Eröffnung des Verfahrens unwirksam (sog. „Rückschlagsperre"). Die allen Gläubigern zur Verfügung stehende Verteilungsmasse wird so erhöht.

Mit dem Übergang der Verwaltungs- und Verfügungsbefugnis gemäß § 80 InsO erhält der Verwalter zudem Zugriff auf ein breites Instrumentarium an Regelungen, die dazu dienen sollen, die Masse durch den insolvenzspezifischen Einzug von Forderungen (speziell durch Anfechtungen) zu mehren und gleichzeitig die Verbindlichkeiten möglichst gering zu halten. Die wichtigsten Maßnahmen und „Werkzeuge" des Insolvenzverwalters sind: **197**

a) Kündigung von Arbeitsverhältnissen

Der Insolvenzverwalter kann Arbeitsverhältnisse zum Teil mit kurzer Frist beenden und damit zu Gunsten der Gläubiger Masseverbindlichkeiten begrenzen. Gemäß § 113 Abs. 1 Satz 2 InsO beträgt die Kündigungsfrist für den Insolvenzverwalter maximal drei Monate, wenn nicht eine kürzere Frist laut Vertrag oder gemäß Gesetz maßgeblich ist. Längere Fristen, die mitunter in den jeweiligen Arbeitsverträgen vereinbart oder von Gesetzes wegen gelten und außerhalb der Insolvenz zu beachten sind, werden in der Insolvenz auf die Maximalfrist von drei Monaten verkürzt. Der Insolvenzverwalter kann somit auch langjährig beschäftigtes Praxispersonal binnen maximal drei Monaten kündigen; freistellen kann er sie jederzeit, etwa, weil die Bezahlung (bei einem masseschwachen Verfahren) nicht gesichert ist. Ferner sei für personalstarke Praxen auf die Regelungen im Zusammenhang mit einem Interessenausgleich mit oder ohne Namensliste sowie auf die Begrenzung der Sozialplanansprüche gemäß § 123 InsO hingewiesen. **198**

b) Kündigung von Mietverträgen

Die gleichen kurzen Kündigungsfristen stehen dem Insolvenzverwalter auch im Bereich von Mietverträgen zur Verfügung, § 109 InsO. **199**

So kann der Verwalter bestehende Mietverträge, ungeachtet einer etwaigen vertraglichen Kündigungsfrist, mit einer Frist von drei Monaten zum Monatsende kündigen. Diese Regelung gilt sowohl für die Miete unbeweglicher Sachen als auch für die Miete von Räumen. Eine Ausnahme bildet lediglich § 109 Abs. 1 Satz 2 InsO, der bestimmt, dass die private Wohnung des Schuldners nicht gekündigt werden darf, der Verwalter aber die Erklärung abgeben kann, dass Ansprüche nach Ablauf der oben genannten Frist nicht mehr im Insolvenzverfahren geltend gemacht werden können. Das eröffnete Insolvenzverfahren bietet somit für den Verwalter die Möglichkeit, unwirtschaftliche Verträge, die das Vermögen der Praxis belasten, zeitnah zu beenden und ggf. neue, wirtschaftlichere Verträge abzuschließen. Daneben gewährt die Regelung des **200**

§ 109 Abs. 2 InsO dem Verwalter sogar ein Rücktrittsrecht, soweit das Mietobjekt dem Schuldner noch nicht überlassen worden ist.

c) Erfüllungswahlrecht

201 Das Erfüllungswahlrecht nach § 103 InsO ist eine der wichtigsten Handlungsoptionen im laufenden Verfahren. Demnach hat der Verwalter das Recht zu wählen, ob er einen gegenseitigen Vertrag, der zur Zeit der Eröffnung des Insolvenzverfahrens vom Schuldner und vom anderen Teil nicht oder nicht vollständig erfüllt ist, anstelle des Schuldners erfüllen will. Die Vorschrift verfolgt damit den gleichen Zweck wie §§ 109, 113 InsO, unwirtschaftliche Verpflichtungen zu vermeiden und vorteilhafte Geschäfte an sich ziehen zu können. Sollte der Arzt vor Stellung des Insolvenzantrages noch wirtschaftlich vorteilhafte Bestellungen getätigt haben, indem er z. B. medizinisches Gerät zu günstigen Preisen eingekauft hat, so wird der Verwalter dieses Asset zur Fortführung der Praxis nutzen wollen. Hat der Arzt hingegen ein unwirtschaftliches Geschäft abgeschlossen, wird sich der Verwalter von dem Vertrag lösen und den betreffenden Gläubiger hinsichtlich des ihm zu ersetzenden Schadens auf die Anmeldung zur Tabelle verweisen.

202 § 103 InsO gilt auch für die durch den Schuldner gemieteten beweglichen Sachen. Auch diesbezüglich kann der Verwalter wählen, ob er die Gegenstände gegen Zahlung der Miete nutzen will oder die Erfüllung des Vertrages ablehnt.

d) Anfechtungsrecht und Aufrechnungsverbot

203 Das Anfechtungsrecht ist eines der schärfsten „Werkzeuge" des Insolvenzverwalters. Via Anfechtung gemäß §§ 129 ff. InsO kann und muss der Verwalter Verfügungen der Vergangenheit returnieren und der Gläubigermasse wieder Vermögensgegenstände oder entsprechende Mittel zuführen. In der Arztpraxis ist zu untersuchen, ob Verfügungen des Arztes in den Tagen, Wochen und Monaten vor Antragstellung die Gläubiger benachteiligt haben. Solche Geschäfte können unter Umständen als **kongruente** oder **inkongruente Deckung** gemäß § 130 bzw. § 131 InsO anfechtbar sein. Im Übrigen kommen Vorsatzanfechtungen gemäß § 133 InsO in Betracht, wenn sowohl dem Arzt als auch dem von ihm begünstigten (befriedigten) Gläubiger die Absicht nachgewiesen werden kann, andere Gläubiger zu schädigen. In diesem Zusammenhang sind auch die Aufrechnungseinschränkungen gemäß den §§ 95 und 96 InsO zu nennen. Sämtliche hier genannten Vorschriften dienen dem Schutz (besser: der Wiederaufholung) der Masse und damit der Gläubigergesamtheit.

204 Nach der Eröffnung des Insolvenzverfahrens ist das **Vermögen** des schuldnerischen Arztes (die Insolvenzmasse) vor dem Zugriff einzelner Gläubiger gemäß § 89 Abs. 1 InsO **geschützt**. Der Insolvenzverwalter prüft Verfügungen, Zahlungen, Verrechnungen und sonstige Rechtshandlungen, welche sich in den Vormonaten ereignet haben. Sollten Gläubiger in der wirtschaftlichen Krise des Arztes als späterem Insolvenzschuldner, also vor Eröffnung des Insolvenz-

verfahrens, einen Vermögensvorteil (Befriedigung oder ähnliches) genossen und ggf. eine Besserstellung erfahren haben, kann der Insolvenzverwalter nach §§ 129 bis 146 InsO anfechten. Nach § 129 InsO ist eine Rechtshandlung aber nur dann anfechtbar, wenn die Gesamtheit der Insolvenzgläubiger durch sie benachteiligt wurden. Dies ist meist dann der Fall, wenn das Vermögen des insolventen Arztes durch die Rechtshandlung geschmälert, vermindert oder verkürzt wurde und dadurch den Gläubigern ein Nachteil entstanden ist. Weitere Voraussetzungen verschiedener **Anfechtungsansprüche** ergeben sich aus den §§ 130–136 InsO.

Wenn der Insolvenzverwalter erfolgreich anficht, muss der zuvor befriedigte Gläubiger, somit der Empfänger der Leistung, das, was auf anfechtbare Weise aus dem Vermögen des Insolvenzschuldners gelangt ist, gemäß § 143 Abs. 1 InsO an die Insolvenzmasse zurückgewähren. Die Forderung lebt dann wieder auf, sie ist allerdings nicht unmittelbar durchsetzbar, sondern grundsätzlich nur zur Tabelle anzumelden, § 144 Abs. 1 und 2 InsO. Eine Ausnahme gilt allerdings dann, wenn die Gegenleistung noch unterscheidbar in der Masse vorhanden ist oder soweit die Masse um deren Wert bereichert ist (bspw. anfechtbare Zahlung des Schuldners für im Vermögen des Schuldners befindliche Geräte, Apparaturen etc.). Besondere Anfechtungsvorschriften existieren bei Schenkungen und bei Verfügungen unter nahen Angehörigen; dort sind die Fristen länger und die Tatbestandvoraussetzungen aus Sicht der Gläubigergesamtheit niedriger, §§ 133, 135, 138 InsO. **205**

2. Die Insolvenzmasse in Arztfällen und deren Verwaltung gemäß § 35 InsO

Der Begriff der Insolvenzmasse ist in § 35 InsO definiert als das **gesamte Vermögen**, das dem Schuldner – in diesem Fall der schuldnerischen Praxis (GbR oder Einzelpraxis) – zur Zeit der Eröffnung des Verfahrens gehört und das er während des Verfahrens erlangt. § 36 InsO, der die Anerkennung massefreien Vermögens regelt, greift daneben nicht.[58] **206**

Ab Eröffnung liegt die Verfügungsbefugnis allein beim Insolvenzverwalter über das jeweilige Vermögen. Auch die in der GbR ehemals geschäftsführungsbefugten Gesellschafter können nicht mehr agieren. Denn durch die Auflösung der Gesellschaft erlöschen etwaige Geschäftsführungsbefugnisse der Gesellschafter, soweit der Gesellschaftsvertrag keine Abweichung vorsieht. Ab diesem Zeitpunkt steht die Geschäftsführungsbefugnis allen Gesellschaftern gemeinsam zu (§ 730 Abs. 2 BGB, Gesamtgeschäftsführung). Sie beschränkt sich allerdings (nur) auf massefreie Gegenstände. **207**

Bei der Auseinandersetzung mit den anderen Ärzten/Gesellschaftern tritt der Insolvenzverwalter an die Stelle des insolventen Gesellschafters, wobei er berechtigt ist, im Rahmen der eintretenden Gesamtgeschäftsführung, die Funk- **208**

---

58) MünchKomm-BGB/*Schäfer*, § 728 Rn. 17.

tion des Schuldners als Geschäftsführer zu übernehmen. Der Verwalter ist den anderen Ärzten als Gesellschaftern gemäß § 733 Abs. 1 BGB gegenüber verpflichtet, dafür Sorge zu tragen, dass der Liquidationserlös erst dann verteilt wird, wenn die ausstehenden Schulden der Gesellschaft beglichen sind.[59] Ein dem schuldnerischen Arzt nach der Auseinandersetzung verbleibender Überschuss wird zur Masse gezogen. Ein etwaiger Fehlbetrag kann nur als einfache Insolvenzforderung geltend gemacht werden.

209 Der Insolvenzverwalter fungiert als Treuhänder und damit als **Interessenvertreter aller Gläubiger** des Arztes. Er verwaltet und verwertet die Masse. Rechte Dritter muss er wahren, Ansprüche prüfen und ggf. Rechte in Streitfällen untersuchen. Er schuldet unter Umständen auch die Herausgabe von Sachen, welche sich im Besitz des schuldnerischen Arztes befanden und sich jetzt im Besitz des Insolvenzverwalters befinden. Denn Gegenstände im Fremdeigentum (zum Beispiel Mietsachen und Gegenstände, die unter Eigentumsvorbehalt des Lieferanten stehen) begründen sog. „Aussonderungsrechte". Diese sondert der Insolvenzverwalter aus der Masse aus, § 47 InsO, und gibt sie auf Anforderung an den/die Berechtigten heraus.

210 Alle anderen Gegenstände, die der Arzt zuvor besessen hat, kann und darf der Insolvenzverwalter behandeln und verwerten. Das gilt auch für Gegenstände, die mit sog. „Absonderungsrechten", wie zum Beispiel Pfandrechten belastet sind oder im Sicherungseigentum von Dritten, etwa Darlehensgebern stehen. Auch Forderungen, die abgetreten sind (Zessionen), hat der Insolvenzverwalter einzuziehen. Der Arzt hat keine rechtliche Möglichkeit mehr, die KV oder Patienten selbst anzuschreiben und zur Zahlung auf „sein" Konto aufzufordern. Alle Gegenstände, die der Verwalter in seinem Besitz hat, darf er selbstständig verwerten, §§ 50, 51, 165, 166 InsO. Der Abtretungsempfänger muss das dulden.[60] Die absonderungsberechtigten Gläubiger (§§ 49 bis 51 InsO) müssen vorab über die Art und Weise der Verwertung und die zu erwartenden Erlöse informiert werden, § 168 InsO. Sie erhalten sodann unverzüglich den Verkaufserlös unter Abzug der Kosten für Feststellung von 4 % und Verwertung von 5 % plus Umsatzsteuer (abgesonderte Befriedigung), §§ 166, 171 InsO.[61] Dieser ist das Ergebnis eines schuldrechtlichen Absonderungsanspruchs auf Zahlung aus der Insolvenzmasse. Es ist kein dinglicher Absonderungsanspruch in Höhe des Verwertungserlöses. Der Zweck der „abgesonderten Befriedigung" ist die Sicherung der Insolvenzmasse zu Gunsten der Gläubigergesamtheit. Ein Wettlauf der Gläubiger wird verhindert, ebenso eine vorschnelle Zerschlagung der Praxis. Die Absonderungsberechtigten dürfen ihr Sicherungsgut der Insolvenzmasse nicht entziehen. §§ 166,

---

59) MünchKomm-BGB/*Schäfer*, § 728 Rn. 38.
60) BGH, Beschl. v. 18.10.2012 – IX ZR 10/10, ZIP 2013, 35, 36; BGH ZIP 2000, 301, 302 Rn. 596.
61) *Mitlehner*, ZIP 2015, 60 f.

171 regelt die Kostenbeteiligung der Sicherungsnehmer gesetzlich, die sonst durch Vereinbarungen zu erreichen wäre.[62]

Die Verwertung findet dort ihre Grenze, wo wirtschaftlich kein die Kosten **211** übersteigender Erlös zu erwarten ist. Vermögensgegenstände, die unverwertbar sind (z. B. die kassenärztliche Zulassung), fallen dabei von vornherein nicht in die Insolvenzmasse. Soweit Gegenstände vorhanden sind, deren Verwertung die Insolvenzmasse über die Erlöse hinaus belasten würde (zum Beispiel den Erlös übersteigende Lager-, Transport-, Ausbau-, Entsorgungskosten), kann der Insolvenzverwalter diese durch Freigabe auslösen, also von der Masse abtrennen. Dann obliegt es dem Schuldner wieder, die Gegenstände zu behandeln oder über sie zu verfügen.

Zur Masse zugehörig sind auch sog. *„Sozialansprüche"*. Dies sind auf dem Ge- **212** sellschaftsvertrag beruhende Ansprüche der Gemeinschaftspraxis als Gesellschaft gegen ihre Mitglieder, wie beispielsweise der Anspruch auf Leistung der Einlagen. Solche Ansprüche können während des Insolvenzbeschlags jedoch weder durch die GbR selbst, also durch ihre Geschäftsführer, noch durch die Mitgesellschafter im Wege der actio pro socio geltend gemacht werden.[63] Darunter versteht man, *„das Recht jedes Gesellschafters, von Mitgesellschaftern Erfüllung ihrer Verpflichtungen gegenüber der Gesellschaft zu verlangen und im eigenen Namen Klage auf Leistung an die Gesellschaft zu erheben".*[64] Die Realisierung obliegt vielmehr dem Insolvenzverwalter.

Einreden können die Gesellschafter nur geltend machen, soweit diese nicht **213** dem Insolvenzzweck zuwiderlaufen. Eine zuwiderlaufende Einrede liegt zum Beispiel vor, wenn Einlagen den Gesellschaftern gestundet wurden oder Beschlüsse nicht gefasst werden, die unerlässliche Voraussetzung zur Einforderung der Einlagen sind.[65] Ließe man solche Einreden zu, wären die Sozialansprüche grundsätzlich nicht durchsetzbar. Denn es würde für die Gesellschafter stets die Möglichkeit geschaffen, entsprechende Pflichten, durch eigene Gestaltung oder fehlende Mitwirkung zu umgehen.

Anders ist die Situation bezüglich etwaiger **Nachschusspflichten** oder Einla- **214** generhöhungen zu beurteilen, die durch mehrheitlichen Beschluss gefasst werden können. Wenn der Gesellschaftsvertrag abweichend von § 707 BGB solche vorsieht, fehlt es ohne einen entsprechenden Beschluss bereits an einem entstandenen Sozialanspruch, sodass der Insolvenzverwalter einen solchen auch nicht verfolgen kann.[66]

Die Masse dient vorrangig der Deckung der Verfahrenskosten und sodann der **215** Beleichung begründeter **Masseverbindlichkeiten**. Diese entstehen im Verfahren

---

62) *Mitlehner*, ZIP 2015, 60 f.
63) MünchKomm-BGB/*Schäfer*, § 728 Rn. 18.
64) MünchKomm-BGB/*Schäfer*, § 705 Rn. 204.
65) MünchKomm-BGB/*Schäfer*, § 728 Rn. 18.
66) MünchKomm-BGB/*Schäfer*, § 728 Rn. 18.

entweder durch Handeln des Verwalters oder durch gesetzliche Anordnung, etwa im Fall weiterlaufender Arbeits-, Miet-, Pacht- oder sonstiger Verträge. Jedenfalls kann der Insolvenzverwalter kann durch Eingehen rechtsgeschäftlicher Vereinbarungen (Aufträge/Verträge) Masseverbindlichkeiten begründen. Er kann im Rahmen seines Wahlrechts gemäß § 103 InsO die Erfüllung von Verträgen einfordern, etwa die im Gesellschaftsvertrag festgelegte entgeltliche Beitragspflicht, aber auch die Verschaffung von Besitz an medizinischen Gegenständen oder die Überlassung von Praxisräumen, wenn dieses vertraglich geschuldet, aber seitens des anderen Teils noch nicht erfüllt ist. Typischerweise entscheidet der Verwalter auch über die Fortsetzung von Verträgen betreffend Miete, Pacht sowie Leasing und erhebt damit Ansprüche in den Rang von Masseverbindlichkeiten nach § 55 Abs. 1, Nr. 1 InsO. In Höhe des Entgelts wird der Dritte – u. U. auch der Gesellschafter damit Massegläubiger.

216 Allerdings ist eine Arzneimittelregressforderung der zuständigen Kassenärztlichen Vereinigung wegen Überschreitung der Richtgrößen bei der Arzneimittelverordnung durch den Arzt keine Masseverbindlichkeit nach § 55 Abs. 1 InsO, so das BSG in seinem Urteil vom 15.7.2015. Dies gilt im Übrigen unabhängig vom Zeitpunkt der Arzneimittelverordnung vor oder nach Eröffnung des Insolvenzverfahrens und unabhängig davon, ob der Praxisbetrieb vom Insolvenzverwalter gemäß § 35 Abs. 2 InsO aus dem Insolvenzbeschlag freigegeben wurde. Denn der Zulassungsstatus als Grundlage der Teilnahme des Arztes an der vertragsärztlichen Versorgung (§ 95 Abs. 3 SGB V) erlischt nicht mit der Eröffnung des Insolvenzverfahrens und geht auch nicht auf den Insolvenzverwalter über. Nur der Arzt und nicht (auch) der Verwalter darf Arzneimittel verordnen (§ 73 Abs. 2 Satz 1 Nr. 7 SGB V); jede Mitwirkung oder Einflussnahme des nicht zur Ausübung der Heilkunde am Menschen (§ 2 Bundesärzteordnung) berechtigten Insolvenzverwalters am bzw. auf das Verordnungsverhalten eines Arztes ist ausgeschlossen. Daher ist eine Regressforderung der Krankenkasse wegen Überschreitung des Richtgrößenvolumens für Arzneimittel keine Masseverbindlichkeit i. S. d. § 55 Abs. 1 Nr. 1 Alt. 1 InsO.[67]

217 Anders liegt der Fall hingegen bei Regressforderungen wegen Honorarkorrekturen der zuständigen Kassenärztlichen Vereinigung nach §§ 106a bzw. 106d SGB V z. B. wegen fehlerhafter Abrechnungen im Zusammenhang mit Behandlungen. Ist dem Arzt hier in einem zeitlich <u>nach</u> Eröffnung des Insolvenzverfahrens liegenden Quartal zunächst zu viel Honorar ausgezahlt worden, so stellt dieser Regressfall nach der Rechtsprechung des BSG eine Masseverbindlichkeit i. S. d. § 55 Abs. 1 Nr. 1 Alt. 2 InsO dar, sofern der Praxisbetrieb zum Zeitpunkt des Entstehens der Honorarforderung (und damit des Entstehens des potentiellen Rückforderungsanspruchs) dem Insolvenzbeschlag unterlag und nicht gemäß § 35 Abs. 2 InsO aus dem Insolvenzbeschlag freigegeben war. *„Denn die Verpflichtung des Arztes zur Rückzahlung überzahlten*

---

67) BSG, Urt. v. 15.7.2015 – B 6 KA 30/14 R, ZIP 2015, 2087 = ZVI 2016, 19 = BeckRS 2015, 72097.

Honorars ist untrennbar mit der Teilnahme an der vertragsärztlichen Versorgung verbunden", so das BSG weiter in seinem Urteil vom 15.7.2015. Da Honorarbescheide der Kassenärztlichen Vereinigung im Falle der Praxisfortführung im Insolvenzbeschlag zumindest auch an den Insolvenzverwalter zu richten sei und das Honorar an die Insolvenzmasse flösse, stellten entsprechende Rückforderungen daher Masseverbindlichkeiten dar.[68]

Im Zusammenhang mit der Eröffnung des Insolvenzverfahrens stellt sich die **218** Frage, ob Regressforderungen nach § 106a SGB V bzw. nach § 106d SGB V wegen vertragsärztlichen Tätigkeiten aus dem Zeitraum vor Verfahrenseröffnung, deren Abrechnung durch den Arzt gegenüber der Kassenärztlichen Vereinigung aber erst nach Verfahrenseröffnung erfolgt, Insolvenzforderungen i. S. d. § 38 InsO oder Masseverbindlichkeiten gemäß § 55 InsO begründen. Die gleiche Frage stellt sich zudem im Falle der Freigabe des Praxisbetriebs gemäß § 35 Abs. 2 InsO, wenn die ärztliche Tätigkeit vor der Freigabe, die Abrechnung derselben aber erst nach dem Stichtag der Freigabe erfolgt. Zur Beantwortung beider Fälle ist auf den Zeitpunkt des Entstehens des Vergütungsanspruchs des Arztes und damit zugleich auf die Anlage des potentiellen Rückforderungsanspruchs abzustellen. Hierzu werden in der Rechtsprechung unterschiedliche Ansätze vertreten.

Nach bisheriger Ansicht des BGH war Voraussetzung jeglicher Vergütungs- **219** ansprüche lediglich, dass der Kassen(zahn)arzt vergütungsfähige ärztliche Leistungen erbringt.[69] Weitere Voraussetzungen bestanden nach Auffassung des BGH nicht. Das vertragsärztliche Vergütungssystem der §§ 82 ff. SGB V betraf nur die Abrechnung und damit die Fälligkeit des Vergütungsanspruchs. Auf dessen Entstehen hatte es jedoch keinen Einfluss.[70]

Demnach entschied sich die Frage, ob die Regressforderung eine Insolvenz- **220** forderung oder eine Masseverbindlichkeit darstellt, bislang allein danach, ob die vertragsärztliche Leistung vor oder nach der Eröffnung des Insolvenzverfahrens bzw. vor oder nach dem Stichtag der Freigabe gemäß § 35 Abs. 2 InsO erbracht wurde.

Nach der Rechtsprechung des BSG hingegen ist über die Erbringung vertrags- **221** ärztlicher Leistungen hinaus zumindest erforderlich, dass der Vertrags(zahn) arzt seine Honorarabrechnung bei der zuständigen Kassen(zahn)ärztlichen Vereinigung eingereicht hat. Denn der Honoraranspruch des Vertrags(zahn) arztes aus vertrags(zahn)ärztlicher Behandlung unterscheide sich erheblich von Honoraransprüchen aus privat(zahn)ärztlicher Tätigkeit.[71] Die Frage,

---

68) BSG, Urt. v. 15.7.2015 – B 6 KA 30/14 R, ZIP 2015, 2087 = ZVI 2016, 19 = BeckRS 2015, 72097.

69) BGH, Urt. v. 11.5.2006 – IX ZR 247/03, BGHZ 167, 363 = NJW 2006, 2485 = ZIP 2006, 1254.

70) BGH, Urt. v. 11.5.2006 – IX ZR 247/03, BGHZ 167, 363 = NJW 2006, 2485 = ZIP 2006, 1254.

71) BSG, Urt. v. 10.12.2014 – B 6 KA 45/13, ZIP 2015, 1079 = NZI 2015, 620, dazu EWiR 2015, 487 *(Nils Freudenberg)*.

ob im konkreten Fall die Regressforderung eine Insolvenzforderung gemäß § 38 InsO oder eine Masseverbindlichkeit gemäß § 55 InsO darstellt, beantwortet sich demnach nach der Rechtsprechung des BSG nach dem Zeitpunkt, an dem der Vertrags(zahn)arzt – nach Erbringung seiner vertrags(zahn)ärztlichen Leistung – seine Abrechnung bei der zuständigen Kassen(zahn)ärztlichen Vereinigung eingereicht hat.

222 Mit Urteil vom 21.2.2019 hat der BGH seine oben dargelegte Rechtsprechung teilweise aufgegeben und sich insoweit der Rechtsprechung des BSG angeschlossen.[72] Nach der aktuellen Rechtsprechung des BGH ist eine Honorarforderung eines (Zahn)arztes gegen einen Privatpatienten begründet, sobald die Leistung erbracht und ein Gebührentatbestand erfüllt ist. Eine Honorarforderung eines Vertrags(zahn)arztes gegen die Kassen(zahn)ärztliche Vereinigung wird hingegen erst mit Abschluss des Quartals, in dem der Vertrags(zahn)arzt vertrags(zahn)ärztliche Leistungen erbracht hat und mit der Vorlage der entsprechenden Abrechnung bei der Kassen(zahn)ärztlichen Vereinigung, begründet.

223 Unter Berücksichtigung der Abrechnungssystematik für vertragsärztliche Tätigkeiten sind die inzwischen gleichen Rechtsansichten des BSG und des BGH zutreffend und sachgerecht. Der Vertragsarzt reicht regelmäßig die Abrechnung seiner vertragsärztlichen Tätigkeit gesammelt und zu Beginn des Folgequartals bei der zuständigen Kassenärztlichen Vereinigung ein. Damit existiert ein zeitlich klar fixierbarer Zeitpunkt, zu dem der Honoraranspruch begründet und zu dem der potentielle Rückforderungsanspruch angelegt wird. Somit lassen sich Honorarforderungen und korrespondierende Honorarrückforderungen aus Regressen zeitlich eindeutig einordnen; sie unterliegen so eindeutig entweder dem Insolvenzbeschlag oder dem insolvenzfreien Neuerwerb.

224 Stellte man hingegen bei vertragsärztlichen Honoraransprüchen allein auf die Erbringung der ärztlichen Tätigkeit ab, so müsste die jeweilige Massezugehörigkeit einzeln unter Bezug auf die Verfahrenseröffnung bzw. die Freigabe des Praxisbetriebs gemäß § 35 Abs. 2 InsO geprüft werden. Dies hätte einen entsprechenden Mehraufwand zur Folge und wäre u. U. fehlergeneigt, schon weil Behandlung und andere Aktionen mitunter mehrtägig waren und zeitlich nicht immer eindeutig fixiert werden können.

3. Berichte des Insolvenzverwalters und Gläubigerversammlung

225 Der Insolvenzverwalter ist regelmäßig verpflichtet, der Gläubigerversammlung, nicht etwa einem einzelnen gläubiger schriftlich zu berichten. Zum ersten Berichtstermin, etwa vier bis zehn Wochen nach Verfahrenseröffnung, legt der Insolvenzverwalter dem Gericht einen schriftlichen Bericht vor über

- die rechtlichen,

- tatsächlichen und

---

72) BGH, Urt. v. 21.2.2019 – IX ZR 246/17, ZIP 2019, 577.

- wirtschaften Verhältnisse des Arztes und

- die Gründe der Insolvenz sowie

- die Fortführungsaussichten der Praxis.

Er erstellt Verzeichnisse der Massegegenstände und der Gläubiger des Arztes 226
sowie eine Vermögensübersicht. Im (ersten) **Berichtstermin** berichtet der
Insolvenzverwalter (mündlich sowie mittels seines schriftlichen Berichtes)
der Gläubigerversammlung über die wirtschaftliche Lage des Schuldners und
erläutert die Möglichkeit eines Unternehmenserhalts und eines Insolvenzplans,
§ 156 InsO. Die Gläubiger können diesen Termin wahrnehmen, müssen es
aber nicht. Der Insolvenzverwalter fasst für die Anwesenden den Fall zusammen und verweist im Übrigen auf den schriftlichen Bericht. Besonderes Augenmerk liegt regelmäßig auf dem Erhalt der Strukturen der Arztpraxis und
der Fortsetzung der Abrechnungen der Leistungen mit der Kassenärztlichen
Vereinigung. Sollte die Stilllegung indiziert sein, wird auch dieses erörtert, nach
Alternativen gesucht und ggf. ein Zeitrahmen für eine geordnete Abwicklung
der Praxis vereinbart bzw. von der Versammlung beschlossen.

Die **Gläubigerversammlung** ist nicht öffentlich. Sie besteht nur aus dem In- 227
solvenzverwalter und den im Termin erschienenen Gläubigern, die teilnehmen
können, es aber nicht müssen. Der Schuldner und damit auch der schuldnerische Arzt hat ebenfalls ein Teilnahmerecht. Der Rechtspfleger leitet die Versammlung, so nicht der Richter in ausgewählten Fällen das Verfahren partiell
an sich gezogen hat. Die Gläubigerversammlung hört den Bericht incl. Zahlen-
werk, erörtert den Fall, stellt Fragen etc. Die abstimmungsberechtigten Gläubiger (nur diese) beschließen als Erstes über die Beibehaltung des vom Gericht eingesetzten Verwalters, § 57 InsO. Die Gläubiger können diesen auch
abwählen und einen neuen Verwalter wählen, sofern dieser zur Verfügung
steht. Die Gläubiger entscheiden dann auf der Grundlage des Berichtes sowie
der folgenden Erläuterungen über den Fortgang des Insolvenzverfahrens, § 29
Abs. 1 Satz 1 InsO, insbesondere über Stilllegung oder Fortführung der Praxis, § 159 InsO.

In bedeutenden und/oder massestarken Verfahren kann ein Gläubigerausschuss 228
eingesetzt werden, welcher den Verwalter bei seiner Geschäftsführung unter-
stützt und überwacht, §§ 67 ff. InsO. In Arztfällen ist das nur selten der Fall,
im Fall von MVZ mag dieses häufiger zutreffen. Das richtet sich nach den
„Schwellenwerten" für die Bestellung eines „vorläufigen" Gläubigerausschusses. Gemäß § 22 Abs. 1 InsO hat das Insolvenzgericht einen vorläufigen
Gläubigerausschuss nach § 21 Abs. 2 Nr. 1a einzusetzen, wenn der Schuldner
im vorangegangenen Geschäftsjahr mindestens zwei der drei nachstehenden
Merkmale erfüllt hat:

1. mindestens 6.000.000 € Bilanzsumme nach Abzug eines auf der Aktivsei-
   te ausgewiesenen Fehlbetrags i. S. d. § 268 Abs. 3 HGB;

2. mindestens 12.000.000 € Umsatzerlöse in den zwölf Monaten vor dem Abschlussstichtag;

3. im Jahresdurchschnitt mindestens fünfzig Arbeitnehmer.

229 Die „Einsetzungsbremse" verhindert in einigen Fällen die Einrichtung eines Gläubigerausschusses, der möglicherweise zu spät käme, jedenfalls die Masse mit Kosten belastet. Nach § 22 Abs. 3 InsO ist ein vorläufiger Gläubigerausschuss nicht einzusetzen,

- wenn der Geschäftsbetrieb des Schuldners eingestellt ist,

- die Einsetzung des vorläufigen Gläubigerausschusses im Hinblick auf die zu erwartende Insolvenzmasse unverhältnismäßig ist oder

- die mit der Einsetzung verbundene Verzögerung zu einer nachteiligen Veränderung der Vermögenslage des Schuldners führt.

230 Mit oder ohne Gläubigerausschuss ist der Insolvenzverwalter in Geschäften des regelmäßigen Geschäftsverkehrs frei, bei wesentlichen und verfahrensbedeutsamen Maßnahmen aber gebunden, § 160 InsO. Beabsichtigt der Verwalter eine Veräußerung der gesamten Praxis, des Unternehmens oder eines Betriebes, so hat er gemäß § 160 InsO die Zustimmung des Gläubigerausschusses oder, falls dieser nicht bestellt ist, der Gläubigerversammlung einzuholen.

231 Weitere und folgende Gläubigerversammlungen können durch das Insolvenzgericht auf Antrag des Verwalters, aber auch der Gläubiger einberufen werden. Das steht im Ermessen der Beteiligten und richtet sich danach, ob gravierende Entscheidungen u. U. zu treffen sind, welche der Insolvenzverwalter nicht allein treffen kann (oder will). Solche Entscheidungen können die Beendigung der Eigenverwaltung durch den Arzt, die Einstellung der Praxis, die Übertragung von Gegenständen oder der gesamten Praxis oder die Erörterung bzw. Abstimmung über einen Insolvenzplan sein. Die Versammlungen werden solange durch den Rechtspfleger geleitet, bis der Richter die Sache an sich (zurück-)zieht. Das geschieht in der Praxis selten; regelmäßig bleibt die Verfahrensabwicklung in den Händen des Rechtspflegers.

4. Forderungsanmeldungen und deren Prüfung durch den Insolvenzverwalter, Tabellenauszug als Titel

232 Die Gläubiger nehmen qua jeweils angemeldeter und festgestellter Forderung weiter am Verfahren teil. Zuvor müssen sie indes aktiv werden und ihre Forderung beim Insolvenzverwalter anmelden. Dieser untersucht die bei ihm eingehenden Forderungsanmeldungen der Gläubiger nach § 174 InsO zunächst mit Blick auf formale Aspekte, wie etwa Forderungsgrund, Betrag und die Rechtsbehauptung, dass es sich um eine Insolvenzforderung handelt. Ist die Forderungsanmeldung ohne formellen Mangel, trägt er die Anmeldung in die Forderungstabelle ein. Bevor die Tabelle allen Beteiligten zur Einsicht offensteht (§ 175 InsO), findet eine Prüfung durch das Insolvenzgericht statt. Entweder

im **schriftlichen Verfahren** oder in einem **gesonderten Prüfungstermin** im Rahmen einer Gläubigerversammlung werden die angemeldeten Forderungen nach Betrag und Rang geprüft, §§ 29 Abs. 1 Satz 2, 176 InsO. Wenn weder der Verwalter noch ein Insolvenzgläubiger einer Forderung widerspricht, gilt sie als festgestellt und wird in die Tabelle mit Rang und Betrag eingetragen, § 178 InsO. Der Auszug aus der Insolvenztabelle hat die Qualität eines Titels gemäß §§ 178, 201 InsO, aus dem grundsätzlich vollstreckt werden kann. Allerdings ist eine Vollstreckung während der Laufzeit des Verfahrens nicht zulässig, § 89 InsO.

XIII. Abschluss des Insolvenzverfahrens und Befriedigung der Gläubiger

Ziel des Verfahrens ist die **gleichmäßige Befriedigung aller Gläubiger** aus der freien Insolvenzmasse, die durch die Verwaltung des Vermögens des schuldnerischen Arztes erreicht werden konnte. Nach Verwertung aller Gegenstände verbleiben die (summierten) Bestände auf dem Treuhandkonto/den Treuhandkonten. Der Insolvenzverwalter rechnet am Ende ab. Er erstellt seine **Schlussrechnung** und den **Schlussbericht** und weist im **Verteilungsverzeichnis** die beteiligten Gläubiger, die Verteilungsmasse und, sofern vorhanden, die Quote nach § 188 InsO aus. Vor Verteilung werden der Masse vorrangig die Kosten des Insolvenzverfahrens entnommen, § 53 InsO. Das sind die Vergütungen des vorläufigen und des endgültigen Verwalters sowie die Gerichtskosten, § 54 InsO. Danach werden die sonstigen Masseverbindlichkeiten berichtigt, die durch Handlungen des vorläufigen starken oder des endgültigen Insolvenzverwalters entstanden sind, § 55 InsO. Typischerweise handelt es sich dabei um Kosten für noch nicht gezahlte Löhne und Gehälter bzw. Ansprüche des Praxispersonals nach Insolvenzeröffnung, welche auf die Bundesagentur für Arbeit übergegangen sind, ggf. offene Restmieten des Praxisvermieters, Abschlusskosten für Steuerberater, Entsorgungskosten, etc. **233**

Anschließend errechnet sich eine restliche **Teilungsmasse**. Aus ihr werden die Insolvenzgläubiger mit einer Quote befriedigt. Grundlage der festgestellten Anmeldung und damit der Ausschüttung ist der Anspruch in Höhe der Forderung im Zeitpunkt der Verfahrenseröffnung, § 38 InsO. Das Verzeichnis der Forderungen, die bei der Verteilung zu berücksichtigen sind, weist die Quoten pro Gläubiger aus, § 188 InsO. Nachdem Schlussbericht, Schlussrechnung und Schlussverzeichnis durch das Gericht geprüft worden sind, erfolgt mit Zustimmung des Insolvenzgerichts die Schlussverteilung, § 196 InsO. Nach Vollzug derselben beschließt das Gericht die Aufhebung des Insolvenzverfahrens, § 200 InsO. **234**

Theoretisch können die Gläubiger nach Aufhebung des Verfahrens ihre restlichen Forderungen, die im Insolvenzverfahren nicht befriedigt wurden, wieder unbeschränkt gegen den Arzt (zum Beispiel im Wege der Einzelzwangsvollstreckung) verfolgen. Die Vollstreckung erfolgt mit einem vollstreckbaren Auszug aus der Insolvenztabelle, der Urteilskraft hat, § 201 InsO. Allerdings ist zu diesem Zeitpunkt i. d. R. kein Vermögenswert mehr vorhanden, da zuvor alle Gegenstände vom Verwalter verwertet worden sind. **235**

236 Die **Vollstreckungsmöglichkeit nach Abschluss des Verfahrens** greift i. d. R. nur bei Gesellschaften. Denn der Arzt als natürliche Person kann – und wird i. d. R. – im Rahmen des Insolvenzverfahrens die Restschuldbefreiung beantragen, was regelmäßig auch Gegenstand der entsprechenden Empfehlung der Berater ist; die Restschuldbefreiung ist gerade die erstrebte Folge des persönlichen Insolvenzantrages. Der redliche Schuldner wirkt im Verfahren mit, der Verwalter bestätigt dieses mit dem Schlussbericht. Das Gericht prüft bereits bei Antragstellung die Zulässigkeit des Restschuldbefreiungsantrages und kündigt die Restschuldbefreiung an, wenn keine Anhaltspunkte für die Versagung derselben bestehen. Ist mit Ablauf der Frist von drei/fünf/sechs Jahren (§ 300 Abs. 1 InsO) ab Eröffnung des Verfahrens die Restschuldbefreiung erteilt, ist eine Vollstreckung nicht mehr möglich § 301 InsO.

237 Besonders gestaltet und durchaus rascher kann die Sanierung des Arztes im **Insolvenzplanverfahren** erfolgen (siehe Rn. 318 ff.). Der Insolvenzplan ist einem gerichtlichen Vergleich ähnlich. Dort können die Verfahrensbeteiligten autonom (fast) jedwede Vereinbarung treffen. Die Gläubigerautonomie kennt (fast) keine Grenzen, sieht man einmal von Willkür und Schikane bei der Gruppenbildung und sittenwidriger Übervorteilung eines Gläubigers oder einer Gruppe ab. Insbesondere kann der Insolvenzplan eine Praxis gestalten, verändern, erhalten oder fortführen. Entscheidend für den Erfolg des Insolvenzplans bzw. dessen Annahme sind Einbindung der Interessen und Bedürfnisse der Gläubiger und deren wohl überlegte Unterteilung in Gruppen. Gesetzlich vorgegebene Gruppen sind absonderungsberechtigte, nicht nachrangige und nachrangige Insolvenzgläubiger, § 222 Abs. 1 InsO. Es sollten darüber hinaus weitere Gruppen für öffentliche Gläubiger, Arbeitnehmer etc. gebildet werden. Der Planverfasser kann Gläubiger gleicher Rechtsstellung und gleichartiger wirtschaftlicher Interessen zu weiteren Gruppen zusammenfassen, § 222 Abs. 2 InsO. Eine Gleichbehandlung der Gläubiger findet, anders als im Regelverfahren, nur noch innerhalb der jeweiligen Gruppe statt. Auf diesem Weg werden Gläubigerinteressen verdichtet und gebündelt. Der Plan wird angenommen, wenn sich in jeder Gruppe eine Mehrheit nach Köpfen und Forderungssummen der abstimmenden Gläubiger findet, § 244 InsO. § 245 InsO (Obstruktionsverbot) verhindert den Widerstand blockierender bzw. sanierungsunwilliger Gläubiger. Mit Rechtskraft des Beschlusses treten die Wirkungen des Plans für und gegen alle Insolvenzgläubiger ein, auch wenn sie ihre Forderungen nicht angemeldet hatten, § 254 InsO.

238 Der **Insolvenzplan** ist auch für den Arzt attraktiv. Sofern im Insolvenzplan keine andere Vereinbarung getroffen wird, wird der Schuldner mit der im gestaltenden Teil vorgesehenen Befriedigung der Insolvenzgläubiger von seinen restlichen Verbindlichkeiten gegenüber den Gläubigern befreit, § 227 Abs. 1 InsO. In der Praxis müssen nach Annahme des Plans meist noch Regelungen umgesetzt, namentlich Beträge gezahlt oder verteilt werden. Der Insolvenzplan kann und sollte daher vorsehen, dass seine Erfüllung vom Insolvenzverwalter überwacht wird, §§ 260 ff. InsO.

XIV. Schematische Darstellung des Ablaufs eines Insolvenzverfahrens

239

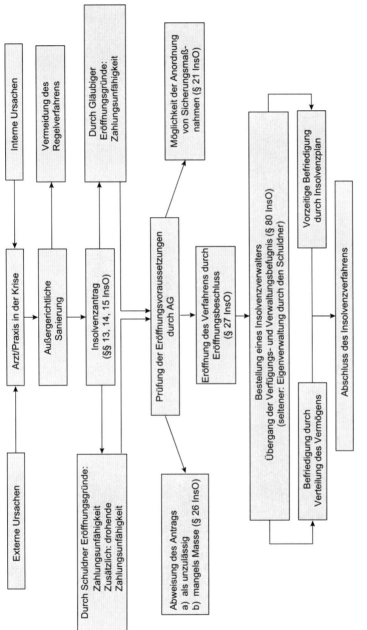

Abb. 9: Ablauf des Insolvenzverfahrens

E. Praxisbeispiel: Arzt A im Insolvenzverfahren – Bericht des Verwalters

Der Insolvenzverwalter ist berichtet, der Gläubigerversammlung schriftlich 240
und ausführlich zu allen relevanten rechtlichen, tatsächlichen und wirtschaftlichen Umständen. Der nachfolgende exemplarische Bericht eines Insolvenzverwalters an das Gericht (und damit ggü. den Gläubigern) zeigt den Fall des „Musterarztes Dr. A". Dr. A gerät in existentielle Schwierigkeiten und stellt einen Insolvenzantrag.

Das Amtsgericht eröffnet das Insolvenzverfahren über das Vermögen des Arz- 241
tes Dr. A. Rechtsanwalt RA IV wird zum **Insolvenzverwalter** bestellt.

I. Einleitung

Im nachfolgenden Beispiel werden der Ablauf und die Abwicklung eines In- 242
solvenzverfahrens über das Vermögen eines Arztes mit einer Einzelpraxis an einem praktischen Fall dargestellt.

II. Verfahrensdaten

Schuldner	Dr. med. [Name]	243
Fachrichtung:	Facharzt für [...]	
Geburtsdatum:	[TT.MM.JJ]	
Geburtsort:	[...]	
Zustellanschrift:	[...] (Straße, PLZ u. Stadt)	
Kontakt:	Telefon: [...] Telefax: [...]	
	mobil: [...] E-Mail: [...]	
Familienstand:	[...]	
Unterhaltspflichten:	[...] (sofern vorhanden)	
Verfahrensbevollm.:	[...] (sofern vorhanden)	
Gegenstand d. Untern.:	[...] Facharztpraxis für Psychiatrie, Psychotherapie	
Gründung d. Praxis:	[TT.MM.JJ]	
Einstellung:	[---- oder TT.MM.JJ]	
Nebengewerbe:	Handelsregister [...]	
Vermieter (geschäftl.):	[...] (Kontaktdaten)	
Miete (geschäftl.)	[...] €	

Banken:	[…] (Kontaktdaten der beteiligten Banken)
Arbeitnehmer:	[…] (Anzahl)
Sozialvers.träger:	[…] (Kontaktdaten)
Abgabe EV:	[…] (Datum u. Aktenzeichen)
Insolvenzantrag:	[TT.MM.JJ] (Eingang bei Gericht)
Antrag RSB:	[TT.MM.JJ] (Eingang bei Gericht)
Antrag § 4 a Abs. 1:	[TT.MM.JJ] (Eingang bei Gericht)
Gutachterauftrag:	Beschluss v. [TT.MM.JJ]
Sicherungsmaßn.:	Beschluss v. [TT.MM.JJ]
Eröffnung des Verf.:	Beschluss v. [TT.MM.JJ]
Stundung Kosten:	Beschluss v. [TT.MM.JJ]
Treuhandkonto:	[…] (Kontobezeichnung nebst IBAN/BIC

III. Insolvenzantrag und Beschlüsse des Gerichts

244 Dr. A stellte per Formularantrag gemäß § 13 InsO einen Antrag auf Eröffnung des Insolvenzverfahrens über sein Vermögen. Gleichzeitig beantragte er die Erteilung der Restschuldbefreiung (RSB) und die Stundung der Verfahrenskosten. Auch dieses erfolgte mittels der amtlichen Formulare ordnungsgemäß. Dr. A verfasste ein Begleitschreiben, in dem er seine Situation zusammenfasste, die wesentlichen Werte und Verbindlichkeiten und die Gründe der Insolvenz skizzierte. Die Formulare fügte er dem Anschreiben bei.

245 Im dargestellten Fall eröffnete das Amtsgericht – Insolvenzgericht – das Insolvenzverfahren, nachdem Rechtsanwalt RA IV zuvor als „Sachverständiger" in seinem Insolvenzgutachten die Eröffnung angeregt hatte.

246 Mit Beschluss des Amtsgerichts wurden dem Arzt Dr. A gemäß § 4a Abs. 1, 3 InsO die Verfahrenskosten für das Eröffnungs- und das Hauptverfahren gestundet, soweit das schuldnerische Vermögen voraussichtlich nicht ausreichen würde, die Kosten zu decken. Eine Gläubigerversammlung wurde vorerst nicht einberufen (§ 5 Abs. 2 InsO). Das Gericht ordnete vielmehr gemäß § 5 Abs. 2 InsO die Prüfung der angemeldeten Forderungen im schriftlichen Verfahren an und bestimmte einen Prüfungsstichtag.

IV. Tatsächliche Verhältnisse

247 Der Arzt (Schuldner) wurde am [TT.MM.JJ] in […] geboren. Er war verheiratet mit Frau […], das Ehepaar lebte zuletzt jedoch getrennt. Aus der Ehe gingen keine Kinder hervor.

Der Arzt wohnte im Zeitpunkt der Verfahrenseröffnung allein unter der Adresse […] in einem Einfamilienhaus mit ca. […] m² Wohnfläche. Er zahlte die monatlichen Betriebskosten in Höhe von rund […] €. Eine gesonderte Nutzungsentschädigung wurde nicht vereinbart. Der entsprechende geldwerte Vorteil für die Nutzung des Hauses wurde bei der Unterhaltszahlung aus der Masse berücksichtigt. **248**

Anmerkung:

Existiert ein privates Mietverhältnis, so ist die Miete weiter vom Schuldner zu zahlen. Der Insolvenzverwalter ist gehalten, eine Erklärung nach § 109 Abs. 1 Satz 2 InsO abzugeben, um mögliche Masseverbindlichkeiten auszuschließen. Wohnt der Schuldner in einer Immobilie, die in seinem Eigentum oder zumindest in seinem Miteigentum steht, so ist unter Umständen eine Nutzungsentschädigung mit dem Schuldner für den Zeitraum bis zur Verwertung der Immobilie zu verhandeln.

Dr. A ist … Staatsangehöriger. Nach erfolgreichem Abschluss des Studiums der Medizin war der Schuldner zunächst bis einschließlich […] als angestellter Arzt in […] tätig. Im Jahre […] gründete er sodann unter der Adresse […] eine Praxis für Psychiatrie und Psychotherapie. In der Praxis wurden eine angestellte Arzthelferin in Vollzeit und eine weitere Arzthelferin in Teilzeit sowie eine Reinigungskraft beschäftigt. **249**

Aus den Abrechnungen der kassenärztlichen Vereinigung für das Jahr […] und der zuletzt angefertigten betriebswirtschaftlichen Auswertung für den Monat […] ergab sich, dass der Schuldner im Jahr […] Umsätze in Höhe von 300.000,00 € generieren konnte. Die Praxisausgaben im Jahr […] beliefen sich auf 200.000,00 €. **250**

Die Praxis erwirtschaftete grundsätzlich positive Erträge. Die in der Vergangenheit erreichten Gewinne ermöglichten Dr. A und seiner Familie ein angemessenes Auskommen. Gleichwohl geriet Dr. A in eine Liquiditätskrise. Aus den vorgelegten Unterlagen und den Ausführungen des Schuldners ergab sich, dass seine Verbindlichkeiten im Wesentlichen nicht aus der selbstständigen Tätigkeit, sondern vielmehr aus der Aufnahme von Darlehen zur Finanzierung diverser Immobilien zur privaten Nutzung, aber auch als Kapitalanlagen (und „Steuersparmodelle") resultierten. So war der Schuldner Eigentümer eines von ihm selbst bewohnten Einfamilienhauses in STADT X. Darüber hinaus erwarb er im Jahr vor Antragstellung (zum Teil gemeinschaftlich mit seiner Ehefrau) zwei Eigentumswohnungen in STADT Y. Ferner gründen Verbindlichkeiten aus dem Abschluss diverser Versicherungen, zu deren Abschluss dem Schuldner durch einen Finanzdienstleister geraten wurde. Anders als in anderen Fällen von Ärzten und Freiberuflern in der Insolvenz konnte hier ein aufwendiger Lebensstil nicht als Ursache für die Begründung der wirtschaftlichen Schieflage identifiziert werden. **251**

Nach der Trennung von seiner Ehefrau erkannte der Schuldner seine finanzielle Situation und die aus eigner Kraft nicht zu überwindende Liquiditäts- **252** krise. Die erzielten Praxisumsätze reichten wohl aus, die betrieblichen Kosten und die Lebenshaltungskosten zu decken. Allerdings war die Liquidität zu schwach, um auch die bestehenden Zins- und Tilgungsleistungen aus den diversen Immobilienfinanzierungen zu bedienen, die verschiedenen Leistungsraten an Versicherer oder zielführende Ratenzahlungsvereinbarungen mit den Gläubigern abzuschließen. Der Schuldner stellte daher den Antrag auf Eröffnung des Insolvenzverfahrens über sein Vermögen. Die Gesamtverbindlichkeiten beliefen sich zu diesem Zeitpunkt auf rund 500.000,00 €.

V. Verfahrensabwicklung und Verwertung der Insolvenzmasse

253 Nach Überprüfung, Anpassung und Verabschiedung der (neuen) Ertragsplanung/Plan-Gewinn-und-Verlustrechnung sowie einer Liquiditätsrechnung stellte sich die Rentabilität der Praxis heraus. Die Mitarbeiter standen weiter zur Verfügung und signalisierten, auch im Insolvenz(eröffnungs-)verfahren ihre Leistung zur Unterstützung des Arztes zu erfüllen. Dies überprüfte der Verwalter und entschied auf dieser Grundlage die Fortführung der Praxis. Um seinen Lebensunterhalt bestreiten zu können, wurde dem Arzt Unterhalt aus der Insolvenzmasse gezahlt (§ 100 InsO). Dieser orientierte sich hierbei an den nach § 850c ZPO für abhängig Beschäftigte geltenden Pfändungsfreigrenzen, ergänzt um die monatlich anfallenden Kosten für die Krankenversicherung des Schuldners. Die Beiträge zum berufsständischen Versorgungswerk wurden als Masseverbindlichkeiten unmittelbar aus der Insolvenzmasse bedient. Die nach Abzug der Betriebskosten und Unterhaltszahlungen verbleibenden monatlichen Überschüsse mehrten die Insolvenzmasse kontinuierlich.

254 Vor Antragstellung hatte Dr. A seine Lohn- und Gehaltsansprüche sowie die Ansprüche gegen die **Kassenärztliche Vereinigung Nordrhein** an die beteiligte Bank abgetreten. Auf Ansprüche des Insolvenzschuldners gegen die Kassenärztliche Vereinigung, die auf nach Eröffnung des Insolvenzverfahrens erbrachten ärztlichen Leistungen beruhen, ist allerdings § 91 Abs. 1 InsO anwendbar.[73] Die Abtretung der Vergütungsansprüche gegenüber der Kassenärztlichen Vereinigung für nach Eröffnung des Insolvenzverfahrens erbrachte ärztliche Leistungen war demnach unwirksam (s. o.). Damit standen die Ansprüche des Schuldners gegen die Kassenärztliche Vereinigung seit der Verfahrenseröffnung der Insolvenzmasse zu. Die Kassenärztliche Vereinigung zahlte die Honorarzahlungen in voller Höhe an die Masse aus.

255 Die **privatärztliche Tätigkeit** des Schuldners wurde bis zur Verfahrenseröffnung über einen Dienstleister abgewickelt. Die für den Zeitraum nach Verfahrenseröffnung gestellten Rechnungen wurden durch die Patienten direkt auf das im dargestellten Verfahren eingerichtete Treuhandkonto gezahlt, da die Leistungen des Dienstleisters gebührenpflichtig waren. Der Forderungseinzug wurde sodann durch eine Mitarbeiterin des Schuldners und durch das Büro des Insolvenzverwalters überwacht.

---

73) BGH, Urt. v. 11.5.2006 – IX ZR 247/03, BGHZ 167, 363 = ZIP 2006, 1254, 1257.

Die Abläufe und Maßnahmen wurden in mehreren Verhandlungen mit der 256
Bank abgestimmt. Letztere verzichtete letztlich auf die Aufdeckung der Zession
bezüglich der Forderungen aus der Zeit vor Anordnung der Sicherungsmaßnahmen und überließ der Masse sämtliche eingehenden Erlöse. Umgekehrt erhielt die Bank aus den eingetroffenen Erlösen 80 %. Die Quote entsprach dem
Volumen der aus der Vorzeit wirksam zedierten Forderungen abzüglich anfechtbar erworbener Ansprüche und abzüglich Massebeiträgen von 9 % nach
§§ 166, 171 InsO.

Die Fortführung war ein erfolgreiches Modell, nicht zuletzt dank der Koope- 257
ration des Dr. A. Der Praxisbetrieb wurde im hiesigen Fall über mehrere Jahre
durch den Insolvenzverwalter fortgeführt, da die wesentlichen Mitarbeiter gehalten, Patienten zufriedenstellend behandelt und konstante Überschüsse erzielt werden konnten. Zudem zeigte sich der Arzt hier über das Normalmaß
hinaus motiviert, verlässlich und konstruktiv. Erst kurz vor Ablauf der sechs-
jährigen Laufzeit der Abtretungserklärung wurde der Praxisbetrieb gemäß § 35
Abs. 2 InsO aus dem Insolvenzbeschlag freigegeben, um einen reibungslosen
Übergang der bestehenden Dauerschuldverhältnisse etc. wieder auf den Arzt
zu gewährleisten. Ab diesem Stichtag zahlte der schuldnerische Arzt sodann
die anhand eines fiktiven Gehalts eines angestellten Arztes sich ergebenden
pfändbaren Beträge an die Masse bis zum Ende der Entschuldungsphase.

In der Zeit der Fortführung wurde die Insolvenzmasse wie nachfolgend darge- 258
stellt verwaltet bzw. zugunsten der Gläubiger verwertet.

1. Immobilienvermögen

Der Arzt als Schuldner war Alleineigentümer eines Einfamilienhauses. Die Im- 259
mobilie wurde vom Schuldner drei Jahre vor Insolvenzantragstellung zu einem Kaufpreis von 300.000,00 € erworben. Das Einfamilienhaus war mit einer
Grundschuld zugunsten der finanzierenden Bank in Höhe von 300.000,00 €
belastet. Die gesicherten Forderungen der Bank valutierten im Zeitpunkt der
Verfahrenseröffnung in Höhe von 300.000,00 €. Die Immobilie war jedenfalls
wertausschöpfend belastet. Vor Eröffnung des Verfahrens war dem Eigentümer
kein Verkauf gelungen. Der Markt und die persönliche Situation der Bewohner
hatten dieses verhindert. Letztlich konnte der Insolvenzverwalter die Immobilie mit Zustimmung der Bank als Grundpfandrechtsgläubigerin mit notariel-
lem Kaufvertrag zu einem Kaufpreis von 250.000,00 € veräußern. Der Kaufpreis
floss an die Bank, welche an die Masse einen frei verhandelten Beitrag zahlte.

2. Beteiligungen

Dr. A war Gesellschafter einer Gesellschaft bürgerlichen Rechts, welche ehe- 260
mals einen Handel mit Hilfsmitteln und Heilprodukten betrieb. Die Beteiligung war wertlos. Eine Verwertung war ohne Erfolg.

3. Immaterielles/Materielles Anlagevermögen

261 **Immaterielles Anlagevermögen** bestand in Form des Patientenstamms. In Arztfällen ist die ärztliche Schweigepflicht zu beachten. Nach Angaben des Dr. A bestand ein Patientenstamm von ca. 1.000 Patienten. Eine Übertragung des Praxisbetriebs auf einen Dritten war hier ohne Zustimmung des Dr. A bzw. ohne Verzicht auf seine kassenärztliche Zulassung zugunsten eines Nachfolgers aufgrund der Besonderheiten im Zulassungsverfahren nicht möglich. Der Vertragsarztsitz als solcher und die Zulassung fallen als höchstpersönliches Recht des Schuldners nicht in die Insolvenzmasse.[74] Der Insolvenzverwalter konnte dieses Asset daher nicht verkaufen oder verwerten, aber die Praxis unter Mitwirkung des Schuldners erfolgreich fortführen. Der Patientenstamm war daher hier nicht gesondert zu verwerten.

262 **Die Betriebs- und Geschäftsausstattung** bestand im Wesentlichen aus einer Empfangstheke, zwei Behandlungsliegen, zwei Computern nebst einem Drucker bzw. Faxgerät, vier Aktenschränken, der Bestuhlung des Wartezimmers (ca. 10 Stühle) und einer Teekücheneinrichtung. Der Thekenbereich, die Einrichtung des Wartezimmers und die Aktenschränke waren bei Einrichtung der Praxis fünf Jahre vor Insolvenzantragstellung zu einem Preis von insgesamt ca. 50.000,00 € gekauft worden. Die Teeküche stammte ebenfalls aus dieser Zeit. Sie wurde zu einem Preis von 400,00 € gekauft. Die PC waren damals zu einem Preis von ca. 3.000,00 € angeschafft worden.

263 Medizinische Geräte bestanden nur in Form eines analogen EEG Geräts, das der Schuldner ebenfalls fünf Jahre vor Antragstellung gebraucht erworben hatte. Den Verkehrswert bezifferte Dr. A mit ca. 2.000,00 €. Weitere medizinische Geräte waren für den Betrieb einer psychiatrischen Praxis nicht erforderlich.

264 Sämtliche benannten Gegenstände waren auf Grund einer Raumsicherungsvereinbarung an die finanzierende Bank sicherungsübereignet. Die Darlehensvaluta belief sich im Zeitpunkt der Eröffnung des Insolvenzverfahrens auf 500.000,00 €. Die Forderung der Sicherungsgläubigerin überstieg daher in jedem Fall den Verkehrswert der Betriebs- und Geschäftsausstattung. Der Masse hätten im Falle der Verwertung daher nur die Pauschalen der §§ 166, 171 InsO zugestanden. Zudem wurden die Gegenstände für die Fortführung der Praxis zwingend benötigt. Die Praxiseinrichtung wurde durch einen externen Sachverständigen bewertet. Es ergaben sich ein Fortführungswert in Höhe von 3.293,00 € und ein Zerschlagungswert in Höhe von 1.347,00. €. Der Insolvenzverwalter einigte sich mit der absonderungsberechtigten Gläubigerin darauf, das Absonderungsrecht durch Zahlung des Mittelwertes in Höhe von 1.946,00 € abzulösen, um die Gegenstände weiter für den Praxisbetrieb nutzen zu können. Anderenfalls hätten sich die Parteien auf eine monatliche Nutzungsentschädigung einigen können oder – zum Erhalt der laufenden Praxis – müssen.

---

74) BSG, Urt. v. 10.5.2000 – B 6 KA 67/98, NZS 2001, 160, 161; siehe auch Rn. 381 ff.

4. Lebensversicherungen/Rentenversicherungen

Dr. A besaß Ansprüche gegen Versorgungsträger. Er war Inhaber diverser **265** privater Lebens- und Rentenversicherungen. Überwiegend waren die Rechte an den Versicherungen wirksam an Sicherungsgläubiger abgetreten. Die gesicherten Forderungen überstiegen die jeweiligen Rückkaufwerte. Der Masse standen in diesen Fällen daher nur die Pauschalen der §§ 166, 171 InsO zu. In einzelnen Fällen führte der Insolvenzverwalter gesonderte Verhandlungen über die angemessene Höhe der jeweiligen Verwertungspauschale. Letztlich konnte mit allen Sicherungsgläubigern eine Einigung erzielt werden. Die Rückkaufwerte wurden in der Regel auf das im Insolvenzverfahren eingerichtete Treuhandkonto ausgekehrt. Nach entsprechender Sicherheitenerlösabrechnung wurden die verbleibenden Beträge an die Sicherungsgläubiger ausgekehrt. Sofern keine Sicherungsrechte Dritter bestanden, wurden die Versicherungen gekündigt, nachdem dem Arzt als Schuldner zuvor die Möglichkeit eingeräumt worden war, die Versicherungen durch Zahlung des ermittelten jeweiligen Rückkaufwertes an die Masse auszulösen.

5. Fahrzeuge

Dr. A war Halter eines Leasingfahrzeugs, Bj. 2018, Tkm 33. Eine Ankaufoption **266** existierte nicht. Damit bestand zunächst auch kein Vermögenswert zugunsten der Insolvenzmasse. Der PKW wurde zwingend für die Aufrechterhaltung des Praxisbetriebes benötigt, da der Arzt täglich die Strecke Wohnung – Arbeitsstätte fuhr und zudem regelmäßig Hausbesuche absolvieren musste. Da der Leasingvertrag ausgelaufen war, für die Praxisfortführung jedoch zwingend ein Fahrzeug erforderlich war, musste ein Fahrzeug beschafft werden. Der Insolvenzverwalter verhandelte daher mit der Bank als Leasinggeberin über einen Kauf des genannten Fahrzeugs. Letztlich kaufte er den PKW für die Masse und stellte ihn dem weiter praktizierenden Arzt zur Verfügung.

6. Forderungen gegen Dritte

Dr. A konnte belegen, Inhaber diverser offener Forderungen gegen Dritte, **267** somit Patienten zu sein. Die Forderungen wurden geprüft, verfolgt und zum Teil gerichtlich durchgesetzt.

7. Kapitalanlagen

Dr. A besaß Kapitalanlagen. Er war Inhaber eines Aktiendepots. Die Rechte an **268** dem Depot waren wirksam an eine Bank abgetreten. Das Depot wurde von der Bank verwertet. Die Bank verrechnete den Gesamterlös in Höhe von 10.000,00 € mit ihren Forderungen und kehrte die Feststellungspauschale gemäß §§ 166, 171 InsO an die Masse aus.

8. Konten des Schuldners

Die Konten des Dr. A wurden untersucht. Die Bank kehrte Zahlungseingänge, **269** welche auf den „alten" Konten eingegangen waren, nachträglich auf das im Verfahren eingerichtete Treuhandkonto aus. Danach wurden die Konten bis auf ein P-Konto gelöscht.

270 Die Freigabe eines P-Kontos ist nicht möglich.

9. Kasse

271 Kassenguthaben variierten. Zum Zeitpunkt der Eröffnung des Verfahrens belief sich der Bestand auf 111,11 €. Die Kasse wurde mit der letztlich erfolgten Freigabe des Geschäftsbetriebes abgerechnet.

10. Hausstand

272 Der Hausstand bzw. die Wohnungseinrichtung des Schuldners verblieben Dr. A. Seine Möbel und die sonstige Wohnungseinrichtung waren nach den Vorschriften der ZPO unpfändbar. Die ehemals vorhandene Einbauküche ließ sich nicht einzeln veräußern. Sie konnte nur in eingebautem Zustand mit dem Einfamilienhaus veräußert werden. Eine Demontage hätte unweigerlich zur Beschädigung der Marmorplatten geführt. Andere Vermögensgegenstände waren nicht vorhanden.

11. Insolvenzspezifische Ansprüche

273 Anfechtungsansprüche gemäß §§ 129 ff. InsO wurden im Verfahren geprüft und in begründeten Fällen sodann auch realisiert. Zu einem Großteil handelte es sich bei den von Dr. A im anfechtungsrelevanten Zeitraum vorgenommenen Zahlungen allerdings um anfechtungsneutrale Bargeschäfte i. S. d. § 142 InsO.

VI. Einnahmen und Ausgaben

274 Die Einnahmen- und Ausgabenrechnung zeigt Erlöse in Höhe von […] €. Der überwiegende Teil der Erlöse resultierte aus der Fortführung der Arztpraxis und aus dem Verkauf des Immobilieneigentums des Schuldners.

275 Die Ausgaben betrugen insgesamt […] €. Neben der Zahlung der laufenden Betriebskosten und den monatlichen Unterhaltszahlungen an den Schuldner mussten diverse Aus- und Absonderungsrechte bedient werden.

VII. Masseentwicklung, Masseverbindlichkeiten und Quotenerwartung

276 Der Massebestand stellt sich wie folgt dar:

Insolvenzanderkonto:	[…]	€
Festgeldkonto:	[…]	€
Kasse (bis zur Abrechnung)	[…]	€
Summe	[…]	€

Masseverbindlichkeiten entstanden laufend durch die Fortführung des Pra- 277
xisbetriebes in Form von Löhnen und Gehältern, Mietzinszahlungen, Unterhalt des Schuldners, Beiträgen zum berufsständischen Versorgungswerk, Lohnsteuer und Einkommensteuer und weiteren Dauerschuldverhältnissen. Diese
wurden durch übersteigende Einnahmen aus dem Praxisbetrieb gedeckt.

Zu den angemeldeten Forderungen bzw. zur Tabelle war festzuhalten: 278

Anmeldungen zur Tabelle	[…]	€
Unbedingt festgestellte Forderungen	[…]	€
Für den Ausfall festgestellte Forderungen	[…]	€
Zurückgenommene Forderungen	[…]	€
Endgültig bestrittene Forderungen	[…]	€

Dr. A war unverändert als Arzt in der Praxis aktiviert und generierte abrechen- 279
bare Leistungen zu Gunsten der Masse. Am Ende konnte eine Quote in Höhe
von […] % an die Insolvenzgläubiger ausgekehrt werden.

Das Verfahren wurde letztlich nach Schlussberichterstellung, abschließendem 280
Schlusstermin und Zustimmung der Gläubigerversammlung zur Schlussverteilung aufgehoben.

Dem Schuldner wurde die Restschuldbefreiung erteilt. Der Arzt Dr. A prak- 281
tiziert heute unverändert. Sein Ruf als anerkannter Experte hat – jedenfalls, soweit für den Verwalter erkennbar – durch das Insolvenzverfahren keinen spür-
baren Schaden genommen. Der Arzt hat seit der Restschuldbefreiung und
wirtschaftlichen Rückübernahme des Betriebs wieder beachtliches Vermögen
aufbauen können.

F. Die Sanierung des Arztes, der Praxis und des Medizinischen Versorgungszentrums (MVZ) durch das eröffnete Insolvenzverfahren

Restrukturierung ist anspruchsvoll. Sie erfordert wenigstens die gründliche **282** Erfassung aller Daten und Fakten und wohl geplante und nachhaltige Maßnahmen zur Überwindung der Krise. Sanierungsfälle von Ärzten und Praxen sowie MVZ in der Krise sind aber durchaus lösbar. Lösungen sind jedenfalls dann greifbar, wenn die beteiligten Gläubiger auf Zwangsmaßnahmen temporär verzichten und Sanierungsbeiträge (beispielsweise Teilverzichte auf Kosten, Zinsen oder Valuten, Stundungen etc.) leisten. Wenngleich gerade in Arztfällen schon wegen fortdauernder Kompetenz und bestehender Vertrauensbeziehungen zu Patienten die Chancen für eine außergerichtliche Sanierung als außerordentlich hoch einzustufen sind, scheitern diese mitunter an persönlichen oder emotionalen Aspekten. Sachliche Gründe, wie etwa fehlende Praxisräume oder mangelnde technische Ausrüstung, stehen der Sanierung eher selten im Weg. Nach Scheitern der außergerichtlichen Sanierungsbemühungen ist der Weg in das **Regelinsolvenzverfahren** vorgezeichnet. Dieses ist – entgegen zum Teil vorschneller Meinung in der Ärzteschaft – nicht auf Zerschlagung der Praxis und Beendigung der Approbation des Arztes gerichtet. Das Gegenteil ist richtig: Das gerichtliche Verfahren bietet sachgerechte und zudem zeitnahe Sanierungsmöglichkeiten für den Arzt und greifbare Chancen für seine Praxis. Die Gläubiger haben relativ sichere Gewähr für eine **ordnungsgemäße Verfahrensabwicklung** und ihre gesetzeskonforme **gleichmäßige Befriedigung** durch die Masse bzw. den Insolvenzverwalter. Auf der anderen Seite hat der redliche Schuldner die Möglichkeit, sich spätestens nach Ablauf von sechs Jahren nach Eröffnung des Verfahrens zu entschulden, § 1 Abs. 1 InsO. Nach dem „Gesetz zur Verkürzung des Restschuldbefreiungsverfahrens und zur Stärkung der Gläubigerrechte"[75] ist eine Verkürzung der Phase der **Restschuldbefreiung** auf bis zu drei Jahre möglich, wenn eine Quote von 35 % erreicht wird und Kostendeckung besteht. Auch mit einer Quote von 0 % kann die Restschuldbefreiung verkürzt und bereits nach fünf Jahren erreicht werden, wenn der Schuldner (wenigstens) die Verfahrenskosten gezahlt hat, § 300 Abs. 1 Satz 2 InsO.[76]

I. Chancen und Risiken im laufenden Verfahren

Das Insolvenzverfahren ist zweigestaltet. Vorgelagert ist das **Insolvenzeröff-** **283** **nungsverfahren**, welches seinerseits in zwei Phasen verläuft. Im Rahmen des Insolvenzeröffnungsverfahrens prüft das Insolvenzgericht im ersten Schritt, ob der notwendige Insolvenzantrag zugelassen wird. In diesem Verfahrensstadium als bloßes Antragsverfahren gelten die Grundsätze der Amtsermittlung

---

75) Das Gesetz ist zum 1.7.2014 in Kraft getreten.
76) Gesetz zur Verkürzung des Restschuldbefreiungsverfahrens und zur Stärkung der Gläubigerrechte (Drucksache 17/11268), das die Insolvenzordnung ändert, wurde angenommen und ist im Bundesgesetzblatt vom 18.7.2013 veröffentlicht worden.

(§ 5 Abs. 1 InsO) noch nicht. Der Arzt kann hier aktiv vorbereiten und „sein" Verfahren proaktiv gestalten, indem er Anträge stellt (und andere unterlässt). Das gilt entsprechend für die Arzt-GbR und das in Form der GmbH organisierte MVZ. Es ist nicht Aufgabe des Gerichts, die tatsächlichen Grundlagen für eine Zulassung des Arzt-Insolvenzantrages zu ermitteln, obwohl dem Insolvenzverfahren die Funktion und der Charakter eines Eilverfahrens zukommt. Als Antragssteller haben Gläubiger oder Schuldner von sich aus die Voraussetzungen für die Zulassung des Antrages beizubringen.

284 Erst nach Zulassung des Antrages wandelt sich das bisherige Antragsverfahren in ein quasi-streitiges Parteiverfahren, in welchem nunmehr das Gericht von Amts wegen tätig wird.[77] Sodann erfolgt die Prüfung der Eröffnungsvoraussetzungen im Wege der **Amtsermittlung** zu den Fragen des Vorliegens eines Insolvenzgrundes (bei natürlichen Personen die Zahlungsunfähigkeit gemäß § 17 InsO) und zur Deckung der Verfahrenskosten. Zur Verhinderung einer Verschlechterung der Vermögensverhältnisse ordnen die Insolvenzgerichte – bei laufenden Praxen – meist **Sicherungsmaßnahmen** gemäß § 21 Abs. 1 Satz 2 InsO an. Eine der wesentlichen Sicherungsmaßnahmen ist das **Vollstreckungsverbot für Gläubiger**, § 21 Abs. 1 Satz 2 Nr. 3 InsO i. V. m. § 89 InsO. Auf diesem Weg wird der vorschnelle Zugriff auf Praxiseinrichtung, Apparate, aber auch Forderungen, Konten und andere Massegegenstände verhindert. Gerade der Abfluss von Liquidität im insolvenzgerichtlichen Vorverfahren schwächt die Praxis und erschwert die Fortführung. Andererseits bietet die Liquiditätsschonung Möglichkeiten, ggf. auch umsatzschwache Phasen durchzustehen und die Praxis fortzuführen und damit am Ende eine erfolgreiche Sanierung eines gestärkten Betriebes zu erreichen. Zu betonen ist jedoch, dass sich die Untersagung der Zwangsvollstreckung im Insolvenzeröffnungsverfahren nach § 21 Abs. 2 Nr. 3 Halbs. 2 InsO nicht auf Immobilien des Schuldners bezieht.[78] Die Banken als Grundpfandrechtsgläubiger können somit parallel zum laufenden Insolvenzeröffnungsverfahren ihre Rechte verfolgen, die Zwangsverwaltung oder Zwangsversteigerung beantragen und auf anderem Weg die ggf. freihändige Verwertung ihres Sicherungsgutes Immobilie betreiben.

285 Nach Eröffnung des Verfahrens greifen verschiedene Regelungen, welche schützen und helfen, den Praxisbetrieb zu sanieren. Gemäß § 80 InsO steht dem **Insolvenzverwalter** die umfassende **Verwaltungsbefugnis** zu. Im Innenverhältnis bedarf der Insolvenzverwalter jedoch insbesondere zur Vornahme bedeutsamer Rechtshandlungen (§ 160 InsO) der Zustimmung des Gläubigerausschusses (bzw. der Gläubigerversammlung, falls ein solcher nicht bestellt ist). Exemplarisch für Regelungsalternativen sei an dieser Stelle die bereits oben angesprochene Möglichkeit der Kündigung bzw. Beendigung von Verträgen gemäß den §§ 103 ff. InsO oder die verkürzten Fristen bei Kündigung von Arbeitsverträgen genannt. Die Wahl der Nichterfüllung alter, wirtschaftlich unter Um-

---

77) Gottwald/*Uhlenbruck/Schmahl*, Insolvenzrechts-Handbuch, § 12 Rn. 3, 26.
78) Kübler/Prütting/Bork/*Pape*, InsO, § 21 Rn. 17, 21.

ständen weniger vorteilhafter Verträge hat in manchem Insolvenzfall dazu geführt, dass neue und wirtschaftlich günstigere Leasingverträge über Apparate oder Mietverträge für Praxisräume und Inventar abgeschlossen werden konnten, während die Gläubiger aus „Altverträgen" über die Quote befriedigt wurden.

Die „Planinsolvenz" erfreut sich zunehmender Beliebtheit. Tatsächlich sind Regelungen im Rahmen eines Insolvenz**plan**verfahrens in der Regel schneller und flexibler. Gerade in Arztfällen ist der Plan ein außergewöhnlich geeigneter Weg der schnellen Sanierung unter Erhalt der Praxis. Der Insolvenzplan ist praktisch die Fortentwicklung des in der (abgeschafften) Vergleichsordnung verankerten *„Zwangsvergleichs"*. Er kann bereits wenige Wochen nach Insolvenzantragstellung zur Erledigung des Verfahrens und zur (teilweisen) Befriedigung der Gläubiger führen. Dass ein Plan, gar i. V. m. einer parallel laufenden Eigenverwaltung, einen positiven psychologischen Effekt für den betreffenden Arzt bildet, dürfte in Zukunft verstärkt Anlass werden, diesen Sanierungsweg zu gehen. **286**

Praxishinweis:

Die Insolvenz heißt nicht automatisch Zerschlagung und Abwicklung. Sie bietet für eine Sanierung des Arztes und der Praxis sowie des Medizinischen Versorgungszentrums (MVZ) durchaus Vorteile und Sicherheit:

1. Anordnung von Sicherungsmaßnahmen durch das Insolvenzgericht im Vorverfahren; Beruhigung der Gläubiger, Steuerung der Praxis über Treuhandkonten, Anordnung eines Vollstreckungsverbots.

   Aber: Kein Vollstreckungsverbot für Grundpfandrechtsgläubiger.

2. Die Verwaltungs- und Verfügungsbefugnis geht mit Eröffnung des Verfahrens nach § 80 InsO auf den Insolvenzverwalter über; der Arzt/die Praxis bleibt „operativ tätig", das bietet Gewähr für geordnete Abläufe für alle Gläubiger.

3. Der Insolvenzverwalter kann auf laufende Verträge einwirken. Er kann durchaus wirtschaftlich unvorteilhafte Verträge der Arztpraxis ggf. durch neue Vereinbarungen mit Dienstleistern/Versorgern ersetzen (§§ 103 ff. InsO), Arbeitnehmer mit dreimonatiger Frist kündigen (§ 113 InsO), etc.

4. Rückschlagsperre (§ 88 InsO) und Anfechtungen (§§ 129 ff. InsO) dienen dazu, die Masse zu mehren und Sondervorteile einzelner Gläubiger zu neutralisieren, die vor Antragstellung eine Befriedigung oder Sicherung erreichen konnten.

5. Prinzipielle Gleichbehandlung aller Gläubiger durch Quotenbefriedigung.

6. Insolvenz bedeutet mehrere Sanierungswege, u. a. durch Übertragung der Praxis oder Einstellung des Verfahrens mit Zustimmung der Gläubiger; zudem besteht die Möglichkeit, das Verfahren durch Insolvenzplan (§§ 217 ff. InsO) relativ zügig abzuschließen und damit die Praxis und ihren Rechtsträger (saniert) zu erhalten.

II. Die Berufszulassung des Arztes nach Eröffnung des Insolvenzverfahrens

Die Behandlung der Approbation in der Arztinsolvenz ist eine Herausforderung in jedem Verfahren. Jeder Arzt bedarf einer Lizenz, der sog. **Approba-** **287** tion, § 2 Abs. 1 Bundesärzteordnung (BÄO). Die Approbation ist die Erlaubnis, als Arzt tätig zu werden. Zur Sicherung regelmäßiger Honorarzuflüsse ist der Arzt in der Regel bestrebt, an der vertragsärztlichen Versorgung teilnehmen zu können. Über die Approbation hinaus benötigt der Arzt somit eine **kassenärztliche Zulassung** i. S. d. § 18 Ärzte-Zulassungsverordnung (Ärzte-ZV), also die Zulassung zur Behandlung sozialversicherter Patienten. Mit der KV-Zulassung ist auch das Recht verbunden, Leistungen mit den Krankenkassen als Vertragsarzt abzurechnen. Auf dieser Basis wird der Arzt beruflich tätig und hat vor allem die Möglichkeit, für seine Behandlungsleistungen aus dem Vertrag nach §§ 630a ff. BGB eine Vergütung zu liquidieren. Dieses zeigt auch seine Abhängigkeit; der Entzug der kassenärztlichen Zulassung kommt in ihrer wirtschaftlichen Konsequenz dem Entzug der Approbation gleich. Denn etwa 90 % der Patienten sind (noch) gesetzlich versichert. Der Arzt, dem die Kassenzulassung entzogen wird, verliert damit auch den größten Teil seiner Einnahmen.[79]

288 Zur Erteilung der – einer KV-Zulassung vorgelagerten – Approbation bedarf es diverser fachlicher wie persönlicher Voraussetzungen. Wenn dem Antragsteller die Approbation gemäß § 3 Abs. 1 Satz 1 Nr. 2 BÄO erteilt werden soll, darf er sich nicht eines Verhaltens schuldig gemacht haben, aus dem sich seine Unwürdigkeit oder Unzuverlässigkeit zur Ausübung des ärztlichen Berufes ergibt. Treten fehlende Eignung oder Unwürdigkeit nach Erteilung der Approbation ein, ist diese zu widerrufen, § 5 Abs. 2 Satz 1 BÄO. Die Vorschrift bietet einen Beurteilungsspielraum. Werden die Voraussetzungen aber als gegeben beurteilt, muss die Kammer handeln. In einem solchen Fall besteht kein Auswahlermessen hinsichtlich der zu ergreifenden Maßnahmen und die Approbation ist zu widerrufen.

289 Dabei fehlt der BÄO wie auch vergleichbaren Normen zur Ausübung anderer freier Berufe eine dem § 12 GewO entsprechende Regelung über die Fortführung der bisherigen beruflichen Tätigkeit im Insolvenzfall. Gemäß § 12 GewO finden Vorschriften, welche die Untersagung eines Gewerbes oder die Rücknahme oder den Widerruf einer Zulassung wegen Unzuverlässigkeit des Gewerbetreibenden, die auf ungeordnete Vermögensverhältnisse zurückzuführen ist, ermöglichen, insbesondere während eines Insolvenzverfahrens keine Anwendung in Bezug auf das Gewerbe, das zur Zeit des Antrags auf Eröffnung des Insolvenzverfahrens ausgeübt wurde. Anders als im Fall von Rechtsanwälten (§ 14 Abs. 2 Nr. 7 BRAO), Notaren (§ 50 Abs. 1 Nr. 6 BNotO), Wirtschaftsprüfern (§ 20 Abs. 1 Nr. 5 WPO) oder Steuerberatern (§ 46 Abs. 2 Nr. 4 StBerG)[80] ist im Fall eines in Vermögensverfall geratenen Arztes die Approbation nicht per se zu entziehen. Die **Privilegierung des Arztes** ergibt sich daraus, dass ihm keine Vermögensbetreuungspflichten obliegen, er somit zwar

---

79) *Großbölting/Jaklin*, NZS 2002, 525.

80) Zu vereinzelten Ausnahmen siehe BGH NJW 2007, 2914; BGH, 7.3.2005 – AnwZ (B) 7/04, NJW 2005, 1944 (Rechtsanwalt); BVerfG, 31.8.2005 – 1 BvR 912/04, NJW 2005, 3057 (Notar), BFH, 4.3.2004 – VII R 21/02, BFHE 204, 563 (Steuerberater).

in einem Vertrauensverhältnis aktiv ist, dieses allerdings lediglich persönlich bzw. medizinisch geprägt ist.[81]

Aus den vorstehenden Gründen sind Vermögenslosigkeit oder Insolvenz des **290** Arztes isoliert betrachtet **kein Grund**, von einer Berufsunwürdigkeit und damit der zwangsweisen **Berufsversagung** auszugehen.[82] Anders ist es bei ergänzenden strafrechtlichen Verfehlungen im Zusammenhang mit dem Vermögensverfall. Diese rechtfertigen einen Widerruf bzw. das Ruhen der Approbation, wenn diesbezüglich ein rechtskräftiges Strafurteil oder ein rechtskräftiger Strafbefehl ergangen ist. Aus diesem dann dokumentierten Sachverhalt, muss sich die Unwürdigkeit oder Unzuverlässigkeit zur Ausübung des Berufs des Arztes ergeben.

Zur Annahme einer **Unwürdigkeit** oder **Unzuverlässigkeit** ist eine Vielzahl **291** von Aspekten zu würdigen. Der Beurteilungsspielraum des Prüfers ist weit: Das Verhalten des Arztes muss *„für jeden billig und gerecht Denkenden als Zerstörung der für die ärztliche Tätigkeit unverzichtbaren Vertrauensbasis erscheinen.“* Es muss sich also um massive Verstöße gegen Verhaltensgrundsätze in der Gesellschaft und Normen des menschlichen Zusammenlebens handeln. Ein Strafurteil oder Strafbefehl ist in diesen Fällen indes nicht Voraussetzung für einen Entzug der Approbation. In entsprechend gelagerten Fällen kann ein Entzug auch schon vor Abschluss der Ermittlungen und des Strafverfahrens in Betracht kommen. Das richtet sich nach der Schwere der in Rede stehenden Verfehlung und der mit an Sicherheit grenzenden Wahrscheinlichkeit einer Bestrafung oder anderen in Grundrechte eingreifenden Sanktion. Um den Entzug der Approbation rechtzeitig und mit dem Ziel eines umfassenden Schutzes der Patienten gewährleisten zu können, hat die Staatsanwaltschaft ihre Ermittlungsergebnisse auch schon vor Abschluss des Ermittlungsverfahrens an den Zulassungsausschuss zu übersenden, damit dieser sachgerecht und zeitlich angemessen entscheiden kann, §§ 14 Abs. 1 Nr. 4, 13 Abs. 2 Satz 1 EGGVG i. V. m. Nr. 26 MiStra. Diese im Grunde vorzeitige Übersendung berufsrechtlich relevanter Sachverhalte erscheint geboten, um dem Zulassungsausschuss die Möglichkeit zu geben, mitunter größere Gefahren für Leib und Leben, konkret für das Wohl der zu behandelnden Patienten abzuwehren.[83]

Verwaltungsgerichte beschäftigen sich immer wieder mit Fällen vermeintlich **292** unwürdigen Verhaltens eines Arztes, welches unter Umständen den Widerruf der Approbation rechtfertigen kann. Unwürdig für die Berufsausübung ist beispielsweise ein Arzt, der zahlreiche erhebliche, von seiner Tätigkeit als Arzt untrennbare, Körperverletzungs- und Betrugsdelikte begangen hat.[84] Auch jahrelanger gewerbsmäßiger Betrug durch Fälschung technischer Aufzeichnun-

---

81) BFH, Urt. v. 30.4.2004 – VII R 56/03, DSTRE 2004, 1188, 1190.

82) MünchKomm-InsO/Ott/*Vuia*, § 80 Rn. 18; Uhlenbruck-InsO/*Mock*, § 80 Rn. 23.

83) BSG, Urt. v. 9.4.2008 – B 6 KA 18/07 B = BeckRS 2008, 53511.

84) VGH Mannheim NJW 2010, 692 = MedR 2010, 431; vgl. *Spickhoff*, NJW 2011, 1651 ff., 1652.

gen begründet eine Unwürdigkeit.[85] Anders ist es mit Steuervergehen. Solche rechtfertigen einen Widerruf der ärztlichen Approbation nur im Falle schwerwiegenden, beharrlichen steuerlichen Fehlverhaltens. Denn derartige Delikte lassen nicht unmittelbar und nicht ohne Weiteres einen Rückschluss auf die berufliche Tätigkeit eines Arztes zu. Außerdem betreffen Sie nicht unbedingt das Wohlergehen der Patienten.[86]

Praxishinweis:

- Isoliert betrachtet sind Vermögenslosigkeit und Insolvenz kein Grund, dem Arzt die Approbation oder die kassenärztliche Zulassung zu entziehen.

- Ein solcher Entzug kommt allenfalls dann in Betracht, wenn weitere Umstände hinzutreten, die den Arzt als unzuverlässig oder unwürdig erscheinen lassen, den Beruf auszuüben (z. B. gravierende strafrechtliche Verfehlungen, wie fortgesetzte Steuerstraftaten oder Körperverletzungsdelikte).

III. Praxisfortführung und Sanierung in der Insolvenz

293   Die Insolvenzordnung bietet verschiedene Möglichkeiten, die Praxis des insolvent gewordenen Arztes bzw. die insolvent gewordene Gemeinschaftspraxis fortzuführen:

- Die Fortführung der Praxis durch den Insolvenzverwalter unter Mitwirkung des schuldnerischen Arztes.

- Die Eigenverwaltung durch den Schuldner unter der Aufsicht eines Sachwalters (§§ 270 ff. InsO).

- Das Insolvenzplanverfahren (§§ 217 ff. InsO) mit anschließender Sanierung des Arztes.

1. Praxisfortführung durch den Verwalter unter Mitwirkung des Arztes

294   Nach Eröffnung eines Insolvenzverfahrens geht die Verwaltungs- und Verfügungsbefugnis auf den **Insolvenzverwalter** über, auch, wenn dieser keine fachspezifische Ausbildung als Arzt hat, § 80 Abs. 1 InsO. Ebenso überträgt § 22 Abs. 1 Satz 1 InsO das Verwaltungs- und Verfügungsrecht auf den starken vorläufigen Insolvenzverwalter und überlässt ihm die persönliche Fortführung des vom Schuldner betriebenen Unternehmens. Relativ reibungslos verläuft ein solcher Übergang bei einem gewerblichen Unternehmer.[87] Anders gestaltet sich die Lage bei der Fortführung einer Arztpraxis, weil, wie bereits dargestellt, die Ausübung der ärztlichen Tätigkeit zwingend eine entsprechende berufsspezifische Qualifikation erfordert (vgl. insbesondere § 2 Abs. 1 BÄO).

---

85) OVG Lüneburg, MedR 2010, 342 = BeckRS 2009, 38672; vgl. *Spickhoff*, NJW 2011, 1651 ff., 1652.

86) OVG Lüneburg, MedR 2010, 578 = BeckRS 2009, 42273; vgl. *Spickhoff*, NJW 2011, 1651 ff., 1652.

87) *Vallender*, NZI 2003, 530, 531.

Der mit dem Verfahren betraute Insolvenzverwalter besitzt eine solche in den meisten Fällen jedoch nicht.[88] Von einer Kollision beruflicher Zulassungsvoraussetzungen und dem Insolvenzrecht kann hier aber schon deshalb keine Rede sein, weil der Insolvenzverwalter in aller Regel nicht unter Hinnahme eines Verstoßes gegen das Berufsrecht als Arzt im eigentlichen Sinne tätig sein wird.[89] Es mangelt ihm nicht nur an entsprechender Fachkenntnis, sondern hauptsächlich am Vertrauen der Patienten. Daher kann der Insolvenzverwalter die Aufgaben der Organisation, Steuerung und Kontrolle der Praxis nur im Verbund mit dem Arzt erfüllen; jeder Teil übernimmt deswegen nur solche Aufgaben, die seiner Ausbildung, Kompetenz und Erfahrung entsprechen. Der Insolvenzverwalter organisiert die Praxis, regelt die maßgeblichen Geschäftsvorfälle, zieht Forderungen aus Behandlungsverträgen gemäß §§ 630a–630f BGB ein, zahlt Lieferantenrechnungen etc. Allein die originäre Behandlung der betreuten Patienten bleibt Sache des betroffenen Arztes.[90] Seine Leistungen können durchaus vergütet werden, sei es im Rahmen eines explizit zu schließenden Dienstvertrags, sei es durch einen entsprechenden Unterhaltsanspruch aus der Masse. Einen solchen können die Gläubiger beschließen, § 100 InsO. Das geschieht in der Praxis durchaus, wobei die Gläubiger sich in der Regel von der Leistungsfähigkeit der Praxis sowie den im konkreten Fall erreichten Überschüssen aus Honoraren abzüglich Aufwendungen leiten lassen.

Dieses Zusammenwirken von Arzt und Insolvenzverwalter führt dazu, dass **295** dieser in gesteigertem Maße auf die **Kooperation des Arztes** angewiesen ist. Dabei liegt eine ordentliche Mitwirkung gerade im Interesse des Schuldners, besonders wenn er die Erteilung der Restschuldbefreiung anstrebt. Anderenfalls könnte diese ihm auf Antrag der Insolvenzgläubiger nach § 290 Abs. 1 Nr. 5 InsO oder nach §§ 296 Abs. 1 Satz 1 i. V. m. 295 Abs. 2 InsO versagt werden.[91] Nach § 97 Abs. 1 und Abs. 2 InsO ist der Schuldner dem Insolvenzverwalter gegenüber zur Mitwirkung und Auskunft sogar verpflichtet. Wie weit seine Mitwirkungs- und Auskunftspflichten reichen, steht hingegen auf einem anderen Blatt. Insbesondere hinsichtlich der ärztlichen Schweigepflicht nach § 9 MBO-Ä, deren Verletzung nach § 203 StGB unter Strafe gestellt ist, drängt sich die Frage auf, wie die kollidierenden Normen miteinander in Einklang zu bringen sind. Nach der Rechtsprechung des BGH[92] werden bei einer nur eingeschränkten Preisgabe von Patientendaten, Rechte der betroffenen Patienten nicht unverhältnismäßig beeinträchtigt. Anderenfalls könnte der Insolvenzverwalter offene Honorarforderungen des Praxisinhabers gegen seine Patienten nicht mit Erfolg für die Masse geltend machen. Auch ist der Verwalter aufgrund

---

88) Vgl. BFH, Urt. v. 22.2.1994 – VII R 58/93, ZIP 1994, 1283, 1284, dazu EWiR 1994, 1003 *(Pape)*.

89) So aber *Grau*, Die Insolvenz des selbstständigen Freiberuflers aus der Sicht des Verwalters, S 53.

90) *Hess/Röpke*, NZI 2003, 233, 234; vgl. zur Fortführung Braun-InsO/*Bäuerle*, § 35 Rn. 90.

91) Vertiefend dazu *Vallender*, NZI 2003, 530, 531.

92) BGH. Urt. v. 23.3.1999 – IX ZR 223/97, BGHZ 141, 173 = ZIP 1999, 621 = NJW 1999, 1544, dazu EWiR 1999, 857 *(Johlke)*.

seiner Bestellung ähnlichen Verschwiegenheitspflichten unterworfen wie der insolvente Schuldner.[93]

296 Der Arzt ist jedenfalls nicht verpflichtet, die Praxis unter der Aufsicht des Insolvenzverwalters weiterzuführen. Er kann durchaus als abhängig beschäftigter Arzt (beispielsweise in einem Krankenhaus oder in einem medizinischen Versorgungszentrum) tätig werden, zumal er auch nach Eintritt des Vermögensverfalls den Entzug seiner Berufszulassung im Regelfall nicht zu befürchten hat. Die aus der neuen Tätigkeit erwirtschafteten Einnahmen werden allerdings zur Masse gezogen.[94]

2. Exkurs: Fortführung einer Apotheke durch den Insolvenzverwalter?

297 Anders als in Fällen insolventer Ärzte ist in Fällen insolventer Apotheker eine Fortführung des Betriebs nach Eröffnung des Verfahrens durch den Insolvenzverwalter nicht möglich.[95] Würde eine Apotheke von einem Nicht-Apotheker(bspw. Rechtsanwalt/Insolvenzverwalter) ohne Erlaubnis betrieben, so hätte die zuständige Behörde die Apotheke zu schließen, § 5 ApoG. Die Behörde, somit das Gesundheitsamt, vertreten durch die/den Amtsapotheker/in schließt in der Regel sofort, womit der Betrieb stillgelegt ist.[96]

298 Denn Apotheken stellen die Arzneimittelversorgung der Bevölkerung sicher. Diese Aufgabe liegt im öffentlichen Interesse. Daher sind die Zulassungsvoraussetzungen hoch und im Einzelnen im Gesetz über das Apothekenwesen (Apothekengesetz – ApoG)[97] geregelt. Gemäß § 1 Abs. 2 ApoG benötigt der Betreiber einer Apotheke die Erlaubnis der zuständigen Behörde, somit des Gesundheitsamtes der Stadt, Gemeinde oder des Kreises bzw. der/des dortigen Amtsapothekerin/Amtsapothekers. Die Erlaubnis verpflichtet zur persönlichen Leitung der Apotheke in eigener Verantwortung, § 7 ApoG.[98]

299 Die Erlaubnis nach § 1 Abs. 3 ApoG ist personengebunden. Sie gilt nur für den Apotheker, dem sie erteilt ist, und auch nur für die in der Erlaubnisurkunde bezeichneten Räume. Mit Eröffnung eines Insolvenzverfahrens über das Vermögen eines Apothekers geht die Verwaltungs- und Verfügungsbefugnis auf den Insolvenzverwalter über, § 80 InsO. Der Apotheker ist damit nicht mehr der betreibende Unternehmer. Zwar übernimmt der Insolvenzverwalter dann gemäß § 80 Abs. 1 InsO die Leitung der Apotheke in eigener Verantwortung,

---

93) Vgl. BGHZ 141, 173 = ZIP 1999, 621 = NJW 1999, 1544.
94) Uhlenbruck-InsO/*Zipperer*, § 157 Rn. 16.
95) *Bunzel*, Insolvenz des Apothekers, S. 122.
96) *d'Avoine*, ZInsO 2015, 1725 ff.
97) Apothekengesetz in der Fassung der Bekanntmachung vom 15.10.1980 (BGBl I, 1993), das zuletzt durch Art. 41 des Gesetzes vom 29.3.2017 (BGBl I, 626) geändert worden ist, neugefasst durch Bekanntmachung vom 15.10.1980, 1993, zuletzt geändert durch Art. 41 des Gesetzes vom 29.3.2017, 626.
98) *Lenger/Bauchowitz*, NZI 2015, 494, 497, 498 mit Behandlung der Entscheidungen OVG Berlin, Beschl. v. 18.6.2002 – OVG 5 S 14.02, ZVI 2006, 620; vgl. VG Berlin, Beschl. v. 7.6.2002 – VG 14 A 51.02, ZVI 2004, 618.

aber er ist in der Regel Rechtsanwalt und/oder Steuerberater/Wirtschaftsprüfer, nicht approbierter Apotheker. Auch hat der Insolvenzverwalter nie eine Erlaubnis nach § 1 ApoG beantragt; er würde diese auch nicht erhalten, weil er im Regelfall nicht die deutsche Approbation als Apotheker nach § 2 Abs. 1 Nr. 3 ApoG besitzt. Das ApoG sieht auch keine Möglichkeit vor, wonach der Apotheker seine Erlaubnis nach § 1 ApoG auf den Insolvenzverwalter übertragen könnte. Die Verpachtung der Apotheke gemäß §§ 9,13 ApoG ist nur scheinbar eine Alternative. Die wirtschaftliche Verfügungsmacht geht in diesen Fällen mit Verpachtung an den Pächter, somit einen Dritten über, womit der Betrieb nicht mehr in der Vermögenssphäre des schuldnerischen Apothekers bzw. des Insolvenzverwalters liegt.

Wird eine Apotheke ohne Erlaubnis betrieben, so hat die zuständige Behörde die Apotheke zu schließen, § 5 ApoG. Es handelt sich um eine „Muss-Vorschrift" ohne Ermessensspielraum. Die Behörde, somit das Gesundheitsamt, vertreten durch den „Amtsapotheker", schließt in der Regel sofort, womit der Betrieb stillgelegt ist. Fraglich ist, ob und wie ein Insolvenzeröffnungsverfahren oder ein eröffnetes Insolvenzverfahren auf diese Amtspflicht wirkt. Problematisch ist der Sofortvollzug insbesondere in bereits vorbereiteten oder laufenden Sanierungsfällen – mit oder ohne „Schutzschirm" nach § 270b InsO. Wenn konkrete Sanierungsmaßnahmen bereits eingeleitet sind und die Behörde mit Eröffnung eines Insolvenzverfahrens die Apotheke sofort schließt, werden alle vorherigen Bemühungen, Sanierungsschritte, Verkaufsbemühungen und Vorbereitungen auch für einen Insolvenzplan Makulatur. Dem Insolvenzverwalter wird praktisch die Grundlage für die Restrukturierung entzogen. **300**

Gerade in Planfällen erscheint die sofortige Stilllegung der Apotheke vorschnell. Denn der Insolvenzplan wird in der Regel über Wochen entwickelt und existiert im Zeitpunkt der Eröffnung häufig bereits als konkreter Entwurf. Dieser ist meist mit den Beratern und zentralen Gläubigern abgestimmt. Über den Plan entscheidet die Gläubigerversammlung durchaus bereits etwa sechs bis zehn Wochen nach Eröffnung des Insolvenzverfahrens. Sollte die Behörde nach Eröffnung ohne Aufschub handeln und die Schließung der Apotheke sofort verfügen (was in sonstigen Fällen des Entfalls einer Erlaubnis der Fall ist), ist die Existenz des Apothekers Geschichte. Ist der Betrieb einmal stillgelegt, wird er – wenn überhaupt – nur mit dem marküblichen Verlust von Teilen der ehemaligen Stammkundschaft wieder aufgenommen werden können. Gerade Dauerpatienten pflegen ausgeprägte Bindung zu „ihrer" Apotheke. Die Zwangsstillegung durchkreuzte damit Sanierungsbemühungen und macht den mitunter bereits vorverhandelten und annahmefähigen Insolvenzplan nutzlos.[99] **301**

Das unbefristete Fortführungsverbot der Apotheke durch den Insolvenzverwalter erscheint im Licht des zum 1.3.2012 eingeführten ESUG kritisch. Der „Automatismus" Zwangsstilllegung ist jedenfalls keine „Erleichterung der Sanierung" und erschwert die Fortführung überlebensfähiger Apotheken. Daher **302**

---

99) *d'Avoine*, ZInsO 2015, 1725 ff.

erscheint im Insolvenzeröffnungsverfahren oder eröffneten Insolvenzverfahren der Sofortvollzug insbesondere in Fällen bereits vorbereiteter oder laufender Sanierungsfälle unverhältnismäßig.

303 Zur Betriebsfortführung nach Insolvenzverfahrenseröffnung kommt die Eigenverwaltung gemäß §§ 270 ff InsO oder die Verpachtung gemäß § 9 Abs. 1 Nr. 1 ApoG in Betracht. Daneben erscheint die temporäre Fortführung der Apotheke durch den Insolvenzverwalter im Verbund mit dem schuldnerischen Apotheker möglich.[100] Wegen der Besonderheiten im Fall einer Apotheke und mit Blick auf den Verkauf von Arzneimitteln und Medikamenten sollte der Betrieb durch den Insolvenzverwalter nur zeitlich begrenzt erfolgen. Die Frist von drei Monaten für die Vorlage eines Sanierungs- bzw. Insolvenzplans erscheint auch hier angemessen. Eine Verlängerung von max. *neun* weiteren Monaten auf max. *zwölf* Monate erscheint im begründeten Ausnahmefall denkbar.[101]

3. Die Eigenverwaltung durch den insolventen Arzt, die insolvente Praxis oder das insolvente Medizinische Versorgungszentrum (MVZ)

304 Entschließt sich der Insolvenzschuldner die Praxis fortzuführen, kommt die Eigenverwaltung nach den §§ 270–285 InsO in Betracht, soweit dadurch keine Verzögerungen oder sonstige Nachteile für die Gläubiger zu erwarten sind. § 270 InsO bestimmt, dass der Schuldner berechtigt ist, unter der **Aufsicht eines Sachwalters** die Insolvenzmasse zu verwalten und über sie zu verfügen, wenn das Insolvenzgericht in dem Beschluss über die Eröffnung des Insolvenzverfahrens die Eigenverwaltung anordnet. § 270 Abs. 2 InsO verlangt für die Anordnung der Eigenverwaltung, dass

- sie [die Eigenverwaltung] vom Schuldner beantragt worden ist und

- keine Umstände bekannt sind, die erwarten lassen, dass die Anordnung zu Nachteilen für die Gläubiger führen wird.

305 Umstritten ist, wann ein „Nachteil" für die Gläubiger vorliegt, welcher der Anordnung einer Eigenverwaltung entgegenstünde.

306 Das unbestimmte Tatbestandsmerkmal „Nachteil" in § 270 Abs. 2 Nr. 2 InsO ist weit und in einem die gesamten Interessen aller Verfahrensbeteiligten umfassenden Sinn auszulegen. „Nachteil für Gläubiger" bedeutet also die Gefährdung der Interessen der Gläubiger.[102] Exemplarisch seien folgende relevante Umstände bzw. Faktoren genannt, die für oder gegen die Anordnung einer Eigenverwaltung sprechen können:

a) Verzögerung des Verfahrens, Erschwerung der Verfahrensabwicklung.

b) Gefährdung der Interessen aller Gläubigergruppen.

c) Verstoß gegen gesetzliche Vorschriften während des Eröffnungsverfahrens.

---

100) *Bunzel*, Insolvenz des Apothekers, S. 126 ff., 186 m. w. N.
101) *d'Avoine*, ZInsO 2015, 1725 ff.
102) MünchKomm-InsO/*Tetzlaff*, § 270 Rn. 47 ff.

d) Zuverlässigkeit des Schuldners (auch mit Blick auf Verfehlungen des Schuldners aus der Zeit vor Antragstellung, strafrechtlich relevantes Handeln in der Vergangenheit usw.).

e) Kompetenz des Schuldners.

f) Nachteilige Veränderung der Vermögenslage und Quotenerwartung der Gläubiger als Kriterium?

g) Ablehnung der Eigenverwaltung bei einzelnen Akteuren auf Schuldnerseite.

h) Ablehnung/Unterstützung der Eigenverwaltung bei wesentlichen Stakeholdern.

i) Ablehnung der Eigenverwaltung bei wesentlichen Gläubigern.[103]

Für den Schuldner scheint die Eigenverwaltung bei vordergründiger Betrach- **307** tung durchaus ansprechend. Denn anders als bei einer Praxisfortführung durch den Insolvenzverwalter verbleibt hier die Verwaltungs- und Verfügungsbefugnis beim Praxisinhaber, dem Schuldner. Anstelle des Insolvenzverwalters wird ein Sachwalter nach den §§ 274 f., 280 InsO bestellt, der weniger Regulierungsfunktionen als Überwachungsaufgaben hat. Auch der Patientenstamm bleibt dem Schuldner erhalten, ohne dass er einen Praxisverkauf entgegen seinem Willen hinzunehmen hätte. Parallel zur Anordnung der Eigenverwaltung und zur Bestellung eines (vorläufigen) Sachwalters kann das Insolvenzgericht per Beschluss ein Vollstreckungsverbot und/oder einen Zustimmungsvorbehalt zugunsten des Sachwalters beschließen. Das ist eine Frage des Einzelfalls, dürfte sich aber in laufenden Praxisbetrieben mit offenen überfälligen Forderungen in vorgerückten Mahnstufen empfehlen.

Das am 1.3.2012 in Kraft getretene Gesetz zur Erleichterung der Sanierung von **308** Unternehmen (ESUG) stärkt sowohl die Eigenverwaltung durch den Schuldner als auch den Einfluss der Gläubiger. Eines der Mittel ist der seinerzeit neu eingeführte § 270a InsO (Eröffnungsverfahren). Ist der Antrag des Schuldners auf **Eigenverwaltung** nicht offensichtlich aussichtslos, so soll das Gericht im Eröffnungsverfahren davon absehen, dem Schuldner ein allgemeines Verfügungsverbot aufzuerlegen oder anzuordnen, dass alle Verfügungen des Schuldners nur mit Zustimmung eines vorläufigen Insolvenzverwalters wirksam sind. Anstelle des vorläufigen Insolvenzverwalters wird in diesem Fall ein vorläufiger Sachwalter bestellt, auf den die §§ 274 und 275 InsO entsprechend anzuwenden sind. Zusätzlich wird durch die Möglichkeit eines Schutzschirmverfahrens nach § 270b InsO der Anreiz für den Unternehmer geschaffen, sich möglichst frühzeitig in der Krise zu offenbaren und unter gerichtlichem Schutz und unter der Aufsicht der Gläubiger zu einem Zeitpunkt eine Sanierung zu versuchen, in der das Unternehmen noch nicht vollständig ausgezehrt ist.

Die Eigenverwaltung kann in Sanierungsfällen – mit und ohne Insolvenzplan, **309** § 218 Abs. 1 Satz 2 InsO – ein durchaus sinnvolles Instrument sein. Zentrale

---

103) MünchKomm-InsO/*Tetzlaff*, § 270 Rn. 47 ff.

Aufgabe und „Spielregel" bei der Eigenverwaltung ist die frühzeitige Abstimmung mit den Gläubigern. Letztere müssen diesen Sanierungsweg mitgehen und das Management unterstützen. Es mag Fälle geben, in denen die Eigenverwaltung nur mit einem anderen Berufsträger, also Arzt funktioniert. Umgekehrt kann es Situationen geben, in denen gerade die alte Geschäftsleitung und der bisherige Berufsträger die notwendigen Kontakte und Verbindungen hat und ein Wechsel falsch wäre.

310   Das Insolvenzgericht muss die Eigenverwaltung beschließen. Lehnt das Gericht den Antrag ab, so kann die Gläubigerversammlung gemäß § 271 InsO vom Gericht die Anordnung der Eigenverwaltung mit bindender Wirkung verlangen. Andererseits ist eine vom Gericht angeordnete Eigenverwaltung aufzuheben, wenn die Gläubigerversammlung dieses beantragt, § 272 Abs. 1 Nr. 1 InsO. Ein Rechtsmittel gibt es weder gegen die Anordnung der Eigenverwaltung noch gegen deren Ablehnung. Auch können die Gläubiger nicht analog § 34 Abs. 1 InsO die gerichtliche Anordnung der Eigenverwaltung anfechten.

311   Eine Besonderheit besteht bei § 18 InsO und dem Insolvenzgrund der „drohenden Zahlungsunfähigkeit", wenn es tatsächlich keinen nach §§ 17, 19 InsO relevanten Insolvenztatbestand – Zahlungsunfähigkeit oder Überschuldung – gibt. Bei nur drohender Zahlungsunfähigkeit muss das Gericht Rücksicht auf die schutzwürdigen Belange des Antragstellers nehmen. Wenn das Gericht meint, die Voraussetzungen für die Anordnung der Eigenverwaltung lägen nicht vor, muss es dieses ausreichend begründen. Es muss vor allem den Antragsteller, somit den Geschäftsführer oder Berufsträger, anhören und ihm Gelegenheit geben, Stellung zu nehmen, auf die Eigenverwaltung zu verzichten oder den Insolvenzantrag zurückzunehmen.

312   Der Arzt oder Unternehmer (bzw. OHG/GmbH/GmbH & Co. KG/AG) behält die Verwaltungs- und Verfügungsbefugnis über das Vermögen. Die weitere Fortführung des Unternehmens erfolgt unter der Aufsicht des Sachwalters. Der Unternehmer bzw. Arzt soll Verbindlichkeiten, die nicht zum gewöhnlichen Geschäftsverkehr gehören, nur mit Zustimmung des Sachwalters eingehen, § 275 Abs. 1 Satz 1 InsO. In der Praxis empfiehlt sich die Beantragung einer Einzelermächtigung durch das Amtsgericht (Insolvenzgericht) mit dem Inhalt, dass der insolvente Arzt berechtigt wird, „Masseverbindlichkeiten" zu begründen. Diese gerichtliche Ermächtigung versetzt ihn bzw. die Praxis in die Lage, medizinische Behandlungen durchzuführen und gleichzeitig die Erfüllung der daraus erwachsenden finanziellen Verpflichtungen via Treuhandkonten zu garantieren. Ohne eine solche Ermächtigung im Vorverfahren liefen die Geschäftspartner sonst u. U. Gefahr, für im Vorverfahren erbrachte Leistungen nach Eröffnung aus der dann vorhandenen Masse nicht bezahlt zu werden. Zu betonen ist in diesem Zusammenhang, dass unmittelbare Austauschgeschäfte keiner gerichtlichen Ermächtigung bedürfen. Denn der Lieferant erhält vom schuldnerischen Arzt umgehend, spätestens binnen Monatsfrist, die Gegenleistung, also beispielsweise den Werklohn für die bestellte Arbeit oder den Kaufpreis für die gelieferten Behandlungsmittel. Beim direkten Austausch werden

eben keine Schulden begründet, die später „Masseverbindlichkeiten" sein könnten. Solche „Bargeschäfte" sind konsequenterweise gemäß § 142 InsO neutral und können ohne rechtliche Beanstandung (Anfechtung) durchgeführt werden.

Die Aufsicht des Sachwalters in der Eigenverwaltung ist umfassend und nicht **313** beschränkt. Die Entscheidungen trifft indes weiter der Unternehmer bzw. Arzt. Gewöhnliche Verbindlichkeiten soll Letzterer jedenfalls nicht eingehen, wenn der Sachwalter widerspricht (§ 275 Abs. 1 Satz 2 InsO). Der Unternehmer bzw. Arzt hat in der Eigenverwaltung die Rechte nach §§ 103–128 InsO i. V. m. § 279 Satz 1 InsO. Besondere Schärfe bekommt das Erfüllungswahlrecht gemäß § 103 InsO und das Sonderkündigungsrecht des § 113 InsO. Die Befugnisse aus §§ 120, 122, 126 InsO kann der Unternehmer bzw. Arzt aber nur mit Zustimmung des Sachwalters ausüben, § 279 Satz 3 InsO. Im Übrigen bleibt es bei der Verpflichtung der internen Rechnungslegung gegenüber den Verfahrensbeteiligten als auch der externen Rechnungslegung nach Handels- und Steuerrecht gemäß § 281 InsO. Verkaufsgeschäfte und Desinvests bleiben möglich. Der Unternehmer bzw. Arzt kann Gegenstände verkaufen, auch solche, an denen ein „Absonderungsrecht" besteht. Damit können auch Sachen im Sicherungseigentum Dritter (i. d. R. Darlehensgeber, Bank) in der Eigenverwaltung nach Maßgabe von § 282 InsO verwertet werden.

Der Sachwalter hat in der Eigenverwaltung stets und weiter ein „Zugriffsrecht". **314** Er kann jederzeit alle Geschäftsvorfälle einsehen und kontrollieren. Der Sachwalter kann auch die Übertragung des Zahlungsverkehrs auf sich verlangen, § 275 Abs. 2 InsO, und sich damit in die Position des CFO (Finanzvorstandes) setzen. Der Sachwalter ist in der Praxis meist Rechtsanwalt; er ist allein für die Durchsetzung von Haftungsansprüchen nach §§ 92, 93 InsO zuständig, wozu er regelmäßig auch die Kompetenz hat. Er allein muss ggf. unberechtigte Vermögensverschiebungen nach §§ 129 ff. InsO anfechten, § 280 InsO.

Der Arzt bzw. der Geschäftsführer einer Arztpraxis regelt in der Eigenverwal- **315** tung das Tagesgeschäft. Sie müssen aber – wie der Insolvenzverwalter nach § 160 InsO – die Zustimmung eines Gläubigerausschusses oder der Gläubigerversammlung einholen, wenn sie Rechtshandlungen vornehmen wollen, die für das Insolvenzverfahren von besonderer Bedeutung sind, § 276 InsO. Die genannten Beschränkungen wirken grundsätzlich nur intern. Das Insolvenzgericht kann aber nach § 277 InsO anordnen, dass bestimmte Geschäfte nur mit Zustimmung des Sachwalters wirksam sind.

Im Innenverhältnis bleibt es bei der bisherigen „internen Verfassung" der Ge- **316** sellschaft. Damit wirkt auch die bisherige Kompetenzverteilung fort.

Die Eigenverwaltung polarisiert. Sie „verschont" den Schuldner von der Auf- **317** merksamkeit eines regulären Insolvenzverfahrens. Denn mit der Insolvenzeröffnung lässt sich ein Imageverlust des betroffenen Praxisinhabers kaum vermeiden.[104] Bei Eigenverwaltung wird dem eigenverwaltenden Schuldner

---

104) Vgl. zum Ganzen, *Kluth*, NJW 2002, 186, 187; *Hess/Röpke*, NZI 2003, 233, 235.

ein hohes Maß an Selbstdisziplin abverlangt, um dem Gläubigerinteresse an größtmöglicher Masseverwertung Rechnung zu tragen. Abgesehen davon bedeutet Eigenverwaltung durch den schuldnerischen Arzt immer auch ein latentes Risiko für die von ihm selbst verwalteten Werte und die Praxis, was zu substantiellen „Nachteilen" für die Gläubiger führen kann. Um dieses zu vermeiden und eine Gewähr für einen Erhalt der Praxis mit allen Werten zu erreichen, ist dem schuldnerischen Arzt ein Sanierungsprofi an die Seite zu stellen. Das ist in der Regel ein ausgewiesener Sanierungsexperte als CRO (Chief Restructering Officer) oder erfahrener Insolvenzverwalter. Fälle großer Regelinsolvenzen (Babcock Borsig, Ihr Platz, Arcandor, PIN-Group, Quimonda, Air Berlin u. a.) haben gezeigt, dass ergänzt um einen Sanierungsgeschäftsführer Eigenverwaltungen durchaus zu einem Sanierungserfolg führen können. Das gilt auch für Arztpraxen, wenngleich deren Struktur eher kleiner ist und die Kosten für den zusätzlichen CRO aus den Überschüssen aufgebracht werden müssen.

4. Das Insolvenzplanverfahren (§§ 217 ff. InsO) – Ablaufschema

318 Die „neue" Insolvenzordnung" startete 1999 mit dem Insolvenzplan und orientierte sich dabei an dem Vergleich gemäß Vergleichsordnung, den Regulations des US-Chapter-11-Verfahren und dem Restructury-Plan aus dem Sceme-of-Arrangement. Damit hatte auch das deutsche Gesetz ein Instrument für einen gläubigerumfassenden Vergleich im Insolvenzverfahren und eine grundsätzlich effektive Sanierungsmöglichkeit innerhalb der neuen Insolvenzordnung.[105] Der Gedanke hinter diesem Werkzeug war, den Großteil der Insolvenzabwicklung von der öffentlichen in die private Hand zu geben und somit die Gerichte dementsprechend zu entlasten sowie im Sinne der Privatautonomie – auch wenn wegen der Schicksalsgemeinschaft, die beide Parteien im Zuge der Insolvenz nicht freiwillig miteinander kontrahieren – eine einvernehmliche Bewältigung der Insolvenz durch Schuldner und Gläubiger zu erreichen.[106] Die Häufigkeit der Anwendung blieb jedoch vorerst überschaubar. Erst mit Einführung des ESUG – in Kraft getreten am 1.3.2012 – wurde dann auch in der erhofften Abundanz Gebrauch von der Sanierungsmaßnahme gemacht.[107] Der Insolvenzplan ist in § 1 Satz 1 InsO ausdrücklich als gleichwertiges Instrument zur Befriedigung der Gläubigerinteressen benannt und gilt als Schlüsselelement moderner Sanierungspraxis.[108]

105) *Thole*, in: Brünkmans/Thole, Handbuch Insolvenzplan, § 2 Rn. 3; Begr. RegE InsO, BT-Drucks. 12/2442, S. 90; Entwicklung zum Sanierungsinstrument: BT-Drucks. 17/ 5712, S. 2.
106) BT-Drucks. 12/2443 S. 90; BGH, Urt. v. 6.10.2005 – IX ZR 36/02, ZIP 2006, 39, dazu EWiR 2006, 87 *(Biner Bähr)*; BGH, Beschl. v. 7.5.2015 – IX ZB 75/14, ZIP 2015, 1346 = NZI 2015, 697, dazu EWiR 2015, 483 *(Spliedt)*.
107) *Thole*, in: Brünkmans/Thole, Handbuch Insolvenzplan, § 1 Rn. 2, § 3 Rn. 25.
108) *Stadler*, NZI 2018, 49 ff. (Übergangsregelungen und Gestaltungsmöglichkeiten für Insolvenzplanverfahren nach den Entscheidungen des BFH zum Sanierungserlass).

Elementares Ziel des Insolvenzplans ist es, die Gläubiger schneller und mit einer **319** höheren Quote gleichmäßig zu befriedigen, als das in einem Regelinsolvenzverfahren der Fall wäre und idealerweise das schuldnerische Unternehmen fortführen zu können. Zu diesem Zweck stellen die §§ 217 ff. InsO dem Planverfasser einige Werkzeuge und Möglichkeiten für Maßnahmen zu Seite, mit denen er das gewünschte Ziel zur Zufriedenheit aller Beteiligten erfüllen kann.[109] Zwar führt der Insolvenzplan inkl. Überwachung seiner Erfüllung durch den Verwalter in der Regel zur Erhöhung der Vergütungssätze, weil die Erstellung, Moderation und Begleitung im weiteren Verfahren eine besondere Erschwernis gegenüber dem Normalverfahren darstellt (§§ 3 Abs. 1 Ziff. e, 6 InsVV). Gleichwohl bringt er in der Praxis trotz höherer Verfahrenskosten meist eine Quotenverbesserung. Und die Besserstellung aller Gläubiger im Vergleich zum „Regelverfahren" ist die entscheidende Größe und das durchschlagende Argument für den Insolvenzplan.

Die Insolvenzordnung verzichtete ausdrücklich auf die Nennung genauer **320** Voraussetzungen, sondern unterteilt den Plan nur in drei Aspekte:

(1) Darstellender Teil, § 220 InsO

(2) Gestaltender Teil, § 221 InsO

(3) Anlagen, §§ 229, 230 InsO.

Das Fehlen genauer und detaillierter Angaben im Gesetz selbst bedeutet in- **321** des nicht, dass der Planverfasser absolute Freiheiten bei der Plangestaltung genösse.[110] Die offene Darstellung geht vielmehr auf die Überlegung zurück, dass so flexible und kreative Lösungsvorschläge erarbeitet werden können, dessen Ausführungen nicht durch einen starren Aufbau behindert werden sollen. Ferner hat sich durch die Entwicklung der Rechtsprechung inzwischen konkretisiert, wie ein Insolvenzplan im Regelfall auszusehen hat, wenn keine Sonderfragen hinzutreten. Wesentliche Verfahrensverstöße und erhebliche Mängel, etwa fehlende oder grob fehlerhafte Vergleichsrechnung führen i. d. R. zur Unzulässigkeit eines Plans, der bereits dessen Annahme durch das Gericht scheitern lässt. Auch widersprüchliche Regelungen oder ein nicht vollstreckungsfähiger Inhalt des Plans verhindern mitunter die Annahme desselben durch das Gericht.[111] Grundsätzlich ist gerade bei Insolvenzplänen Klarheit und Widerspruchsfreiheit zu fordern. Dies gilt trotz des grundsätzlichen Zugangs des Insolvenzplans zur Auslegung, da diese aus Verständnis- und Vollstreckungsgründen nur auf einige Bereiche des Plans begrenzt ist.[112]

---

109) Beck/Depré-*Exner/Wittmann*, Praxis der Insolvenz, § 43 Rn. 4.

110) *Thole*, in: Brünkmans/Thole, Handbuch Insolvenzplan, § 1 Rn. 1 ff.

111) *Thole*, in: Brünkmans/Thole, Handbuch Insolvenzplan, § 1 Rn. 12 ff.

112) *Thole*, in: Brünkmans/Thole, Handbuch Insolvenzplan, § 1 Rn. 12 ff.

322

Abb. 10: Grundsätzlicher Ablauf Insolvenzplan (1)

Abb. 11: Zeitlicher Ablauf Insolvenzplan (2)

a) Initiativrecht zur Vorlage eines Insolvenzplans durch den Verwalter und Arzt

Das Gesetz hat in § 218 Abs. 1 InsO die Initiatoren genau festgelegt, wenn die Vorschrift sagt, dass nur der Insolvenzverwalter und der Schuldner zur Planvorlage berechtigt sind. Dies im Übrigen selbst dann, wenn letzterer keinen eigenen Antrag auf Eröffnung eines Verfahrens gestellt hat.[113] Der Arzt bzw. sein Berater kann und sollte daher spätestens mit Insolvenzantrag aktiv werden und „*seinen*" Plan entwickeln. Das bedeutet konkret einen – durchaus individuellen und progressiven – Vorschlag zur Einigung mit seinen Gläubigern, ggf. unterteilt nach Gruppen.[114] Den Gläubigern steht nur die Möglichkeit nach § 218 Abs. 2 InsO offen, den Verwalter mit der Ausarbeitung des Insolvenzplans zu beauftragen. So kann der Verwalter den Plan aus Eigeninitiative unter beratender Mitwirkung des Gläubigerausschusses, § 218 Abs. 1, 3 InsO oder im Auftrag der Gläubigerversammlung – § 157 Satz 2 InsO i. V. m. § 218 Abs. 2 InsO – vorlegen. Die in der Literatur strittige Frage, ob der Insolvenzverwalter sein eigenes Initiativrecht verliert, wenn er von der Gläubigerversammlung mit der Planerstellung beauftragt wird, kann im Ergebnis offen bleiben, da der Frage keine praktische Relevanz zukommt.[115]

323

---

113) Gottwald-*Koch/de Bra*, Insolvenzrechts-Handbuch, § 67 Rn. 8; *Beck/Pechartscheck*, in: Brünkmans/Thole, Handbuch Insolvenzplan, § 4 Rn. 4.

114) Zu Regeln der Gruppenbildung BGH, Beschl. v. 7.5.2015 – IX ZB 75/14, ZIP 2015, 1346 ff., dazu *Spliedt*, EWiR 2015, 483.

115) Vgl. MünchKomm-InsO/*Eidenmüller*, § 218 Rn. 18; Uhlenbruck-InsO/*Lüer/Streit*, § 218 Rn. 5; *Beck/Perartscheck*, in: Brünkmans/Thole, Handbuch Insolvenzplan, § 4 Rn. 17 f.

324 In der Praxis wird der Insolvenzplan eher als ein Instrument des Schuldners als des Verwalters angesehen.[116] Zwar ermöglicht § 218 Abs. 1 Satz 2 InsO dem Schuldner, seinen Antrag auf Eröffnung des Insolvenzverfahrens schon bei Einreichung mit einem Entwurf, somit einer Planvorlage zu verbinden (sog. **Prepackaged Plan**)[117] – sogar eine Kopplung des Insolvenzantrags mit dem Antrag auf Eigenverwaltung gemäß § 270 InsO[118] ist möglich. Jedoch stößt der Plan eines Schuldners regelmäßig nicht auf Akzeptanz bei den Gläubigern. Im Fall eines Arztes kommt hinzu, dass dieser zwar die Intelligenz für eine anspruchsvolle und kreative Lösung seiner Überschuldung durch einen Gesamtvergleich mit allen Gläubigern besitzt, jedoch kaum die juristischen Kenntnisse und Sanierungserfahrungen eines Restrukturierungsexperten aufweisen kann. Die Gläubiger akzeptieren eher einen versierten Dritten und setzen das Vertrauen eher in einen Plan des Verwalters.[119] Der Arzt hat gegenüber dem Verwalter einen erheblichen Zeit- sowie einen strategischen Handlungsvorteil, wenn er den Insolvenzplan mit dem Antrag auf Verfahrenseröffnung verbindet.[120] Die Planerstellung durch den Verwalter folgt zwangsläufig zeitlich nach. Sie birgt neben einem nicht unerheblichen Zeitaufwand auch Haftungsrisiken und belastet nicht zuletzt die Masse.[121] Um Zeitverzug zu vermeiden ist dem Arzt daher zu raten, seine *„Ideen"* frühzeitig mit dem Verwalter zu erörtern und idealerweise zusammen mit ihm einen Plan zu entwerfen, welchen der Verwalter dann als positiv gegenüber den Gläubigern präsentiert.

b) Gerichtliche Vorprüfung des Planentwurfs

325 Nach Vorlage durch die Berechtigten prüft das zuständige Insolvenzgericht den Plan von Amts wegen auf die Einhaltung der gesetzlichen Mindestanforderungen, also über das Initiativrecht, § 218 InsO und den Planinhalt, §§ 219–230 InsO, wobei ein besonderes Augenmerk auf der geforderten Gliederung, §§ 220, 221 InsO, und den notwendigen Anlagen liegt, vgl. §§ 229, 230 InsO. Ferner erfolgt eine Untersuchung auf seine Zweckmäßigkeit, also im Hinblick auf alle rechtliche Gesichtspunkte sowie die objektive mögliche Zweckerreichung der umfassenden Gläubigerberücksichtigung, in der Regel der Besserstellung als im Regelverfahren. In Anbetracht der Zeitnot bei Sanierungen und drohender Insolvenz, wird den Richtern ein hoher Sachverstand und wirtschaftliches Verständnis für die Situation des Einzelfalls abverlangt.[122] Dabei

---

116) Beck/Depré-*Exner*/*Wittmann*, Praxis der Insolvenz, § 43 Rn. 60.
117) Braun-InsO/*Frank*, § 217 Rn. 3, § 218 Rn. 17; Beck/Depré-*Exner*/*Wittmann*, Praxis der Insolvenz, § 43 Rn. 60; *Brünkmans*, in: Brünkmans/Thole, Handbuch Insolvenzplan, § 2 Rn. 76.
118) BT-Drucks. 12/2443 S. 90; *Smid*/*Rattunde*/*Martini*, Der Insolvenzplan, Rn. 204.
119) MünchKomm-InsO/*Eidenmüller*, § 218 Rn. 12.
120) MünchKomm-InsO/*Eidenmüller*, § 218 Rn. 66; Beck/Depré-*Exner*/*Wittmann*, Praxis der Insolvenz, § 43 Rn. 62.
121) Vgl. *Smid*/*Rattunde*/*Martini*, Der Insolvenzplan, Rn. 127.
122) *Thole*, in: Brünkmans/Thole, Handbuch Insolvenzplan, § 1 Rn. 25.

besitzt das Gericht ein unbeschränktes Prüfungsrecht bezüglich der Gruppen- bildung und eventueller Präklusionsklauseln.[123] Es ist jedoch nicht die Aufgabe des Gerichts zu überprüfen, ob eine anderweitige Ausgestaltung des Plans zu einer besseren Gläubigerbefriedigung führen würde.

Festzuhalten ist allerdings, dass sich die gerichtliche Vorprüfung des Insolvenz- **326** gerichts erweitert, wenn der fragliche Plan vom Schuldner alleine vorgelegt wird. In einem solchen Fall muss untersucht werden, ob der Plan offensichtlich keine Aussicht auf Annahme durch die Beteiligten oder auf Bestätigung durch das Gericht hat, vgl. § 231 I Nr. 2 InsO, oder ob die Ansprüche, die den Be- teiligten nach dem gestaltenden Teil eines vom Schuldner vorgelegten Plans zu- stehen, offensichtlich nicht erfüllt werden können, § 231 I Nr. 3 InsO.[124] Hier- bei hat das Gericht präzise zu prüfen, ggf. zu beanstanden und hinzuweisen.[125] Es holt bei unschlüssigen Darstellungen und Angaben Rückfragen ein und problematisiert ggf. einzelne Bausteine des eingereichten Plans. Der Planverfas- ser muss sich mit den Fragen und Hinweisen befassen, sie in angemessener Form erklären und Fragen beantworten. Es ist durchaus möglich, dass die Kor- rekturen des Gerichts einen Umfang annehmen, der es notwendig macht, den Plan grundlegend zu überarbeiten. Nach seiner Prüfung kann das Gericht dem Planverfasser Hinweise zu den Mängeln des Plans geben. Es kann mitunter den Plan zurückweisen, wenn es der Ansicht ist, einer der in § 231 InsO genannten Gründe läge vor. In solchen Fällen wird das Insolvenzverfahren nach den ge- setzlichen Regelungen der Insolvenzordnung fortgesetzt. Der statthafte Rechts- behelf gegen die Zurückweisung des Plans ist gemäß § 231 Abs. 3 InsO die so- fortige Beschwerde.[126] Damit es dazu nicht kommt, empfiehlt es sich, den (nicht vorgelegten) Entwurf mit dem zuständigen Richter zu besprechen, um dann einen konsensfähigen Plan einzureichen, was auch regelmäßig von den Richtern angenommen wird, um unnötigen Mehraufwand zu vermeiden; wobei wichtig zu erwähnen ist, dass der Richter nicht in dem Umfang einbezogen werden darf, dass er an die Stelle des Planverfassers gesetzt wird.[127]

Beanstandet das Gericht den Insolvenzplan nicht, so wird er zum Verfahren **327** zugelassen und die in § 232 InsO benannten Stellen können **Stellung zum Plan nehmen**. Danach ist der Plan mit seinen Anlagen und den eingegange- nen Stellungnahmen in der Geschäftsstelle zur Einsicht der Beteiligten nie- derzulegen, § 234 InsO. Hierdurch wird sichergestellt, dass die Beteiligten sich auf den Erörterungs- und Abstimmungstermin vorbereiten können.[128]

---

123) BGH, Beschl. v. 7.5.2015 – IX ZB 75/14, ZIP 2015, 1346 ff., dazu EWiR 2015, 483 (*Spliedt*).

124) *Thole*, in: Brünkmans/Thole, Handbuch Insolvenzplan, § 1 Rn. 24; § 14 Rn. 14 ff, 86 ff.

125) BGH, Beschl. v. 26.4.2018 – IX ZB 49/17 (LG Hamburg ZIP 2017, 1920), ZIP 2018, 1141 = WM 2018, 1105 = ZInsO 2018, 1404; vgl. Kommentar *Madaus*, EWiR 2018, 401, 402.

126) Beck/Depré-*Exner/Wittmann*, Praxis der Insolvenz, § 43 Rn. 71, 85.

127) *Thole*, in: Brünkmans/Thole, Handbuch Insolvenzplan, § 1 Rn. 25, 26.

128) Beck/Depré-*Exner/Wittmann*, Praxis der Insolvenz, § 43 Rn. 73.

c) Planinhalt – Darstellender und gestaltender Teil des Insolvenzplans gemäß §§ 219 ff. InsO

328 Trotz geringer Gesetzesanforderungen hat der Insolvenzplan aus zwei Teilen, einem **darstellenden** und einem **gestaltenden** Teil zu bestehen, § 219 InsO.

329 Der **darstellende** Teil soll gemäß § 220 InsO neben der Aufstellung der rechtlichen, wirtschaftlichen und tatsächlichen Verhältnisse des Schuldners – dazu zählt auch ein ausführliches Verzeichnis des Anlage- und Umlaufvermögens – darüber Auskunft erteilen, welche Maßnahmen nach der Eröffnung des Insolvenzverfahrens getroffen worden sind oder noch getroffen werden sollen, um das anfänglich bezeichnete Planziel zu erreichen. Ferner sollen dort auch die Grundlagen für die geplante Gestaltung der Rechte der Beteiligten gelegt werden. Außerdem hat der gestaltende Teil alle sonstigen Angaben zu den Fundamenten und Auswirkungen des Plans zu enthalten, die für die Entscheidung der Beteiligten über die Zustimmung und dessen gerichtliche Bestätigung erheblich sind. Dazu zählen sowohl Dokumentationen und Erläuterungen zur Sach- und Rechtslage sowie deren Entwicklung nach Eröffnung des Verfahrens unter der Leitung des Insolvenzverwalters.[129] Diese wiedergebende Aufbereitung ist Arbeit des Planverfassers und liegt im Eigeninteresse des Arztes. Sinn ist es, alle Beteiligten – insbesondere die Gläubiger – und das Insolvenzgericht darüber zu informieren, wie das im Insolvenzplan niedergelegte Ziel erreicht werden kann.[130] Damit kommen diesem Teil des Plans im Ergebnis folgende Funktionen zu: Informations-, Transparenz-, Entscheidungsunterstützungs-, Dokumentations- und Kontrollfunktion.[131]

330 Auch wenn es die Grundintention der Insolvenzordnung war, dass der Schuldner sein Unternehmen durch den Insolvenzplan fortführen kann, existieren in der Praxis inzwischen sowohl Liquidations- als auch Übertragungspläne, die sich je nach Planziel auch inhaltlich voneinander unterscheiden.[132] Somit bedarf es bei einem Liquidationsplan keiner Beschreibung der Insolvenzursachen; im Gegensatz zum Fortführungsplan, der i. d. R. eine qualifizierte und integrierte Planung inkl. Ertragsplanung, Liquiditätsplanung und Bilanzplanung des Unternehmens bzw. der Praxis enthalten muss.[133] Damit hängt der Umfang des darstellenden Teils maßgeblich von der Form der Quotenfinanzierung ab. Bei einem Cash-Out-Plan kann dieser deutlich schlanker gefasst werden als bei einem Earn-Out-Plan.[134] Der Schuldner soll seine Praxis beleuchten und zum Verständnis aller Beteiligter klar und verständlich darstellen. Er sollte auch seine historischen Fehler erkennen, sie für die Zukunft vermeiden und die

---

129) BGH, Beschl. v. 26.4.2018 – IX ZB 49/17 (LG Hamburg ZIP 2017, 1920), ZIP 2018, 1141 = WM 2018, 1105 = ZInsO 2018, 1404; vgl. Kommentar *Madaus*, EWiR 2018, 401, 402.

130) Nerlich/Römermann/*Rühle*, InsO, § 217 Rn. 6 ff.

131) *Harmann*, in: Brünkmans/Thole, Handbuch Insolvenzplan, § 6 Rn. 6 – 12.

132) *Gogger*, Insolvenzgläubiger-Handbuch, § 2 Rn. 485.

133) *Gogger*, Insolvenzgläubiger-Handbuch, § 2 Rn. 485.

134) Brünkmans, in: Brünkmans/Thole, Handbuch Insolvenzplan, § 2 Rn. 105.

Fortführungstauglichkeit der Praxis unter Beweis stellen. Elementar für eine Akzeptanz des Insolvenzplans ist, dass durch ihn kein Beteiligter schlechtergestellt werden darf, als er ohne den Plan – also im Regelinsolvenzverfahren – stünde.[135] Um dieses zu belegen, obliegt es dem Planverfasser, eine Vergleichsrechnung zu liefern, in der er aufzeigt, wie und in welcher Höhe die Gläubiger mit und ohne Insolvenzplan befriedigt werden würden. Die Beteiligten sollen auf dieser Grundlage abschätzen, ob die Erfolgsaussichten der dargestellten Maßnahmen so hoch sind, das sie den abgegebenen Plan mittragen wollen.[136] Dafür sind neben den bereits oben genannten Aspekten eine Insolvenzeröffnungsbilanz bzw. ein Vermögensstatus sowie ein Gläubiger- und Schuldnerverzeichnis aufzubereiten und einzubeziehen.[137] Ferner bedürfen auch Ertragsplanung, Liquiditätsplanung und Bilanzplanung des Unternehmens bzw. der Praxis einer klaren Darstellung. Zudem sind die vom Verwalter nach § 55 Abs. 1 InsO begründeten Verbindlichkeiten sowie ein eventueller Sozialplan nach § 123 Abs. 2 InsO zu erläutern. Im Ergebnis soll der darstellende Teil des Insolvenzplans umfassendes Bild des Schuldners bzw. des Unternehmens in der Insolvenz mit seinem Chancen und Möglichkeiten der Sanierung sowie Rückkehr in geordnete Verhältnisse liefern. Dabei darf allerdings – zur Vermeidung der eigenen Haftung – nicht die Nennung der Risiken des Plans vergessen werden.[138]

Der **gestaltende Teil** des Insolvenzplans zeigt endlich den gewünschten Eingriff des Plans in die Rechte der Gläubiger, vgl. § 221 InsO. Es wird herausgearbeitet, inwieweit die Rechtsstellung der Beteiligten durch den Plan geändert werden soll. Einen solchen möglichen Eingriff in Rechte Dritter sieht die Insolvenzordnung nur bei dem Insolvenzplanverfahren vor. Zur besseren Übersicht und weil gesetzlich vorgeschrieben in § 222 InsO, werden für die Gläubiger Gruppen gebildet. Die Gruppenbildung hat sachlich begründet zu erfolgen und die Interessen der im konkreten Verfahren beteiligten Gläubiger angemessen zu berücksichtigen, was das Insolvenzgericht zu überprüfen hat.[139] Der BGH führt mit Beschluss vom 3.11.2011 aus: **331**

> „Ob die Gläubiger einer Gruppe durch den vom Schuldner vorgelegten Plan schlechtergestellt werden als bei Durchführung des Insolvenzverfahrens, ist eine überwiegend in den Verantwortungsbereich des Tatrichters fallende Prognoseentscheidung und kann im Rechtsbeschwerdeverfahren nur eingeschränkt nachgeprüft werden".[140]

Die erste Gruppe bilden die absonderungsberechtigten Gläubiger. Die zweite große Gruppe besteht aus den nicht nachrangigen Gläubiger, die gemäß § 222 **332**

---

135) Uhlenbruck-InsO/*Lüer/Streit*, § 220 Rn. 11; Beck/Depré-*Exner/Wittmann*, Praxis der Insolvenz, § 43 Rn. 87.

136) *Pape*, Gläubigerbeteiligung im Insolvenzverfahren, Rn. 349, 350.

137) Vgl. *Smid/Rattunde/Martini*, Der Insolvenzplan, Rn. 274.

138) Brünkmans, in: Brünkmans/Thole, Handbuch Insolvenzplan, § 5 Rn. 5.

139) BGH, Beschl. v. 3.11.2011 • IX ZA 86/11 (LG Bielefeld), NZI 2012, 141 ff.

140) BGH, Beschl. v. 3.11.2011 • IX ZA 86/11 (LG Bielefeld), NZI 2012, 141 ff.

Abs. 2 InsO noch aufgespalten werden können in Gruppen mit gleicher Rechtsstellung und gleichartigen wirtschaftlichen Interessen. Am häufigsten ist dabei die Unterscheidung zwischen institutionellen, also Zwangsgläubigern – ihre Forderungen beruhen auf öffentlich rechtlichen Grundlagen und Verhältnissen und sie haben nicht die Möglichkeit, das Entstehen ihrer Forderungen zu verhindern oder durch Vereinbarung von Sicherungsrechten abzusichern – und den restlichen nicht nachrangigen Gläubigern.[141] Soweit Forderungen aus Behandlungsverträgen nach § 630a BGB betroffen sind, müssen auch die in diese Forderungen vorgeschlagenen Eingriffe und Maßnahmen erfasst und dargelegt werden, idealerweise in einer eigenen Gruppe. Diese Möglichkeiten der Plangestaltung und rechtlich einwandfreien Gruppenbildung sind elementar für die Umsetzung der im darstellenden Teil aufgestellten Zielsetzungen.

333 In komplexeren Fällen und im Fall eines nach § 210a durchaus möglichen Insolvenzplans bei Masseunzulänglichkeit erscheinen – jedenfalls in der Literatur – weitere Gruppenbildungen angezeigt:

a) absonderungsberechtigte Gläubiger, sofern der Plan in deren Rechte eingreift (was bereits dann der Fall sein kann, wenn etwa ein Grundpfandrechtsgläubiger Zinsen stundet oder auf ein im notleidenden Engagement mögliches Kündigungsrecht verzichtet);

b) (im Fall eines Insolvenzplans bei Masseunzulänglichkeit) Altmassegläubiger gemäß § 209 Abs. 1 Nr. 3 (siehe auch § 324);

c) (im Fall eines Insolvenzplans bei Masseunzulänglichkeit) Unterhaltsgläubiger, allerdings nur, wenn und soweit sie mit unbefriedigten Forderungen im Nachrang gemäß §§ 100, 101 Abs. 1 Satz 3, § 209 Abs. 1 Nr. 3 letzter Halbs. (noch) am Verfahren teilnehmen;

d) Sozialplangläubiger gemäß § 123 Abs. 2 Satz 2 unter den Bedingungen nach lit c.;

e) „einfache" Gläubiger gemäß § 38, wenn und soweit sie noch mit unbefriedigten Ansprüche (noch) am Verfahren teilnehmen und

f) Gesellschafter bzw. Personen, die am Rechtsträger/Schuldner beteiligt sind, wenn und soweit ihre Gesellschafter-, Anteils- oder Mitgliedschaftsrechte durch den Plan beschnitten werden.[142]

Auch ein Plan mit nur einer Gläubigergruppe kann im Einzelfall durchaus zulässig und dem Fall angemessen sein. Es empfiehlt sich jedoch eine Aufspaltung der Gläubiger in mehrere Gruppen, wobei eine ungerade Anzahl von Gruppen vorzugswürdig ist, weil eine streitige Abstimmung in jedem Fall zu einer klaren Mehrheit führen würde.

---

141) Zur Prüfungskompetenz des Gerichts und Regeln der Gruppenbildung BGH, Beschl. v. 7.5.2015 – IX ZB 75/14, ZIP 2015, 1346 ff.

142) Uhlenbruck-InsO/*Ries*, § 210a Rn. 10–18.

Wichtig ist eine sachlich begründete und klare Erläuterung der Gruppenbildung   **334**
und der jeweiligen Rechte (Quote) der Gläubiger im gestaltenden Teil, die dem
Bestimmtheitserfordernis genügt und auch einem Gläubiger, der nur laienhaftes
juristisches Verständnis besitzt, erklärt, was mit seinen Rechten geschehen soll;
ferner mit welcher Erfüllungsquote er bei Planannahme zu rechnen hat. Dies resultiert nicht zuletzt daraus, dass die Regelungen des Insolvenzplans einem Titel
nach § 794 Abs. 1 ZPO gleichstehen. Zur erleichterten Darstellung und Bearbeitung erlaubt die Insolvenzordnung dem Planverfasser, die Gläubiger in Gruppen
zu unterteilen und innerhalb selbiger die Gleichbehandlung der Gläubiger zu
wahren. Ferner ist die Gruppenbildung auch relevant, da im Planverfahren der
Grundsatz des Mehrheitsprinzips Anwendung findet, der allerdings durch In-
strumente wie den Minderheitsschutz nach § 251 InsO oder die sofortige Beschwerde nach § 253 InsO eingeschränkt werden kann.[143] Mit der Rechtskraft
der Bestätigung des Insolvenzplans treten die im gestaltenden Teil festgelegten
Regelungen für und gegen alle Beteiligten ein (§ 254 Abs. 1 InsO) und können
auch gegen den Schuldner vollstreckt werden (§ 257 InsO). Gemäß § 228 InsO
können bei sachenrechtlichen Änderungen die erforderlichen Willenserklärungen der Beteiligten in den gestaltenden Teil des Insolvenzplans aufgenommen
werden.[144] Nicht zulässig sind vom Regelverfahren abweichende Bestimmungen, die zum Nachteil der Aussonderungsberechtigten gereichen.

So kann der gestaltende Teil beispielsweise die Übertragung der Praxis auf einen   **335**
Erwerber anstreben, eine bestimmte Quote für die Gläubiger vorsehen, die der
Arzt über Drittmittel finanziert, eine Rückzahlung der Altverbindlichkeiten
bis zu einem bestimmten Sockelbetrag in Form der Ratenzahlung, einen Teilverzicht der Gläubiger gegen Besserungsschein und vieles mehr. Diese Vielzahl an Möglichkeiten ist einer der Gründe für die offene Gesetzesformulierung
bei der Gestaltung des Insolvenzplans. § 227 Abs. 1 InsO sieht vor – sofern
der Insolvenzplan keine anders geartete Regelung bestimmt – dass der schuldnerische Arzt mit der im gestaltenden Teil vorschlagenden Befriedigung der
Insolvenzgläubiger von seinen restlichen Verbindlichkeiten gegenüber diesen
befreit wird, weswegen für Dritte, i. d. R. die finanzierende Bank kein erhöhtes
Risiko besteht.[145] Entscheidend ist die Quotenverbesserung im Vergleich zur
Liquidation, ein in der Praxis nicht zu unterschätzender Baustein jeder erfolgreichen Planverwirklichung.

d) Chancen des Insolvenzplanverfahrens – Abgrenzung zum Regel-
verfahren

Neben der ggf. erhöhten Quote gibt es weitere Aspekte, die für ein Insol-   **336**
venzplanverfahren sprechen. Durch die Vielfalt der zu treffenden Vereinbarungen kann sich eine Bandbreite von recht **außergewöhnlichen Regelungen** erge-

---

143) *Thole*, in: Brünkmans/Thole, Handbuch der Insolvenz, § 1 Rn. 27.
144) Beck/Depré-*Exner*/*Wittmann*, Praxis der Insolvenz, § 43 Rn. 33.
145) Uhlenbruck-InsO/*Zipperer*, § 157 Rn. 17.

ben. Hier bietet sich für den Arzt die Chance kreativ zu werden, um seine Praxis zu retten. Die im gestaltenden Teil vorgenommene Gruppenbildung ist ebenfalls ein wichtiger Faktor. Die Aufteilung erfolgt, abgesehen von den gesetzlichen Vorgaben frei. Soweit Willkür und Schikane bei der Gruppenbildung sowie sittenwidrige Übervorteilung eines Gläubigers oder einer Gruppe ausgeschlossen werden, sind unzulässige Vorschläge kaum denkbar. In Erwartung einer höheren und schnelleren Quote als im Regelverfahren sowie der Aussicht auf eine zügige Rückkehr in geordnete Verhältnisse, sind sowohl die Gläubiger als auch der Schuldner kooperationsbereit, wenn es um die Möglichkeit eines Insolvenzplans geht. Der Schlüssel für dessen Erfolg liegt nicht zuletzt in der frühzeitigen und offenen Einbindung der Gläubiger, die unter Umständen aktiv an der Gestaltung des Plans teilnehmen können. Schließlich dürften die Möglichkeiten der schnellen Verfahrensabwicklung und der positive psychologische Effekt für den betreffenden Arzt diesen Sanierungsweg attraktiv erscheinen lassen. Das Planverfahren ist ferner bedeutend flexibler als das Regelverfahren. Beispielsweise steht es den Beteiligten frei, vom Regelinsolvenzverfahren abweichende Vereinbarungen zu treffen. Nach § 217 InsO sind abweichende Regelungen hinsichtlich der Befriedigung absonderungsberechtigter Gläubiger und der Insolvenzgläubiger, der Verwertung der Insolvenzmasse und deren Verteilung an die Beteiligten sowie hinsichtlich der Haftung des Schuldners nach der Beendigung des Insolvenzverfahrens zulässig. Jedoch führt auch dieses Verfahren nicht an der Eröffnung eines Verfahrens am zuständigen Insolvenzgericht vorbei. Allerdings besteht nach Eröffnung die Möglichkeit, den Insolvenzplan bei der ersten Gläubigerversammlung vorzulegen, um das Verfahren somit zügig wieder zu einem Abschluss zu bringen.

337 Aus Gläubigersicht spricht neben der flexiblen und schnelleren Abwicklung vor allem die höhere Quote für die Abwicklung über ein Insolvenzplanverfahren.[146] Es kann bereits wenige Wochen nach Insolvenzantragstellung zur Erledigung des Verfahrens und zur (teilwiesen) Befriedigung der Gläubiger führen.

338 Das Planverfahren fördert Kreativität, Flexibilität und Schnelligkeit. Im Ergebnis kann der Insolvenzplan beachtliche Vorteile bringen, welche ein Regelinsolvenzverfahren mit normalem Ablauf und Beendigung zum Stichtag der Restschuldbefreiung in der Regel nach bis zu sechs Jahren nicht bieten kann. Es steht den Beteiligten insbesondere zur Wahl, vom Regelinsolvenzverfahren abweichende Vereinbarungen zu treffen. Dabei sind die Erfolgschancen einer Sanierung mittels Insolvenzplan umso höher, je früher Gläubiger und Schuldner das Verfahren in Gang setzen.

e) Weiterer Fortgang des Verfahrens bis zur Aufhebung

339 Nach der gerichtlichen Vorprüfung (vgl. oben b)) werden Insolvenzplan und Stellungnahmen der Gläubiger sowie die Anhörung des schuldnerischen Arz-

---

146) *Hess/Röpke*, NZI 2003, 233, 237; *Mai*, ZInsO 2008, 414, 415; *Ehlers*, NJW – Editorial Heft 49/2009.

tes und des Insolvenzverwalters zur Einsichtnahme der Beteiligten niedergelegt, § 234 InsO. In dem danach folgend vom Insolvenzgericht festgesetzten Erörterungs- und Abstimmungstermin nach § 235 InsO werden mögliche Änderungen besprochen und eingebaut, woraufhin noch einmal über den Plan abzustimmen ist. Abstimmungsberechtigt zum Plan sind nach § 237 InsO nur die Gläubiger, in deren Rechte eingegriffen wird. Somit besitzen absonderungsberechtigte Gläubiger grundsätzlich kein Stimmrecht, § 237 Abs. 1 Satz 2 InsO. Die restlichen Gläubiger stimmen innerhalb ihrer vorgesehenen Gruppen ab, § 243 InsO. Bildet sich in jeder Gruppe eine Mehrheit nach Köpfen und Forderungssummen der Abstimmungsberechtigten, so gilt der Plan als angenommen, § 244 InsO. Einzelne Gegenstimmen gefährden den Plan gemeinhin nicht. Der Gesetzgeber hat einen Mechanismus – Obstruktionsverbot in § 245 InsO – entwickelt, der die Durchsetzungskraft des Insolvenzplans vor sanierungsunwilligen Gläubigern erhöht. Erzielt eine Gruppe mangels Anwesenheit oder auf Grund der vorhandenen Gegenstimmen keine Mehrheit, so gilt die Zustimmung dennoch als erteilt, wenn die Stellung der Gruppe nicht verschlechtert wird und die Mehrheit der Gruppen dem Plan zustimmt. Eine Mehrheit für den Plan erfordert allerdings die Anwesenheit eines Gläubigers beim Abstimmungstermin. Dem Planverfahren wird so eine reelle Chance gegeben. Zwar kann der schuldnerische Arzt dem Plan theoretisch noch widersprechen; dieser ist nach § 247 Abs. 2 InsO jedoch unbeachtlich, wenn er durch den Plan keine Verschlechterung seiner Stellung erfährt. Nach Gläubigerannahme hat der Plan schließlich noch vom Insolvenzgericht bestätigt zu werden, § 248 InsO. Mit Rechtskraft des Beschlusses treten die Wirkungen des Plans für und gegen alle Insolvenzgläubiger ein, auch wenn sie ihre Forderungen nicht angemeldet hatten, § 254 InsO. Anschließend wird das Verfahren vom Gericht aufgehoben, § 258 InsO.

f) Insolvenzplan und die Neuerungen des ESUG

Durch die Einführung des ESUG zum 1.3.2012 – das den Insolvenzplan als zentrales Sanierungsmittel in den Extrakt des Insolvenzverfahrens rückte – hat das Planverfahren neuen Aufwind bekommen und dadurch die ursprünglich erhoffte Resonanz erfahren. Hat der Schuldner den Eröffnungsantrag bei drohender Zahlungsunfähigkeit oder – sofern möglich – bei Überschuldung gestellt, die Eigenverwaltung beantragt und ist die angestrebte Sanierung nicht offensichtlich aussichtslos, dann hat das Insolvenzgericht dem Schuldner eine Frist zur Vorlage eines Insolvenzplans von maximal drei Monaten einzuräumen (**Schutzschirmverfahren**, §§ 270a und 270b InsO). In dieser Zeit ist der Schuldner auch vor Zwangsvollstreckungsmaßnahmen geschützt. **340**

Eine Verzögerung des Plans durch das Einlegen von Rechtsmitteln einzelner Gläubiger ist nur noch in eng begrenzten Ausnahmefällen möglich, § 253 Abs. 2 InsO. Ferner ist es dem Schuldner erlaubt, schon im Plan selbst eine Rücklage für „störende Gläubiger" vorzusehen, damit der Insolvenzplan ohne weitere Störungen weiterlaufen kann. Die Regelungen zum sog. *Debt-Equity-* **341**

Swap", wonach Forderungen von Gläubigern in Anteils- oder Mitgliedschafts-rechte umgewandelt werden können, werden hier nur informatorisch erwähnt, da sie nur bei Kapitalgesellschaften Anwendung finden, die ärztliche Praxis i. d. R. aber als GbR oder PartG ausgestaltet ist. Selbst wenn die Arztpraxis in Form einer juristischen Person geführt wird, ergeben sich dennoch weitere Probleme, da der vorgegebene Rechtsrahmen die Führung einer Arzt-Gesell-schaft durch Nicht-Berufsträger nicht zulässt. Der „Debt-Equity-Swap" dürfte damit in den allermeisten Fällen als Instrument der Sanierung nicht in Betracht zu ziehen sein.

g) Sonderproblem Steuerforderungen

342 Der Eintritt der formellen Rechtskraft der gerichtlichen Bestätigung des In-solvenzplans führt nicht zum Erlöschen der Forderungen. Dies betrifft auch Steuerforderungen i. S. d. § 47 AO. Sie bestehen materiell fort, können aber in der die Quote übersteigenden Höhe nicht mehr geltend gemacht werden und gelten insofern gemäß § 254 Abs. 1 Satz 1 InsO als erlassen.[147] Der Plan wirkt in diesem Zusammenhang als *„peremtorische"* Einrede. Es ist jedoch zu erwähnen, dass auch nach positivem Beschluss der Gläubigerversammlung und der Bestätigung durch das Insolvenzgericht die Sanierung für den schuld-nerischen Arzt noch nicht abgeschlossen ist, da das Finanzamt später noch Steuern auf den Sanierungsgewinn festsetzen wird. Bis Ende 2016 reichte in diesen Fällen ein Antrag auf Erlass unter Bezugnahme auf das Schreiben des BMF vom 27.3.2003, den Sanierungsgewinn also nicht der Besteuerung zu unterwerfen.[148] Das Finanzgericht München vertrat in seinem Urteil vom 12.12.2007 – 1 K 448/06 – die Auffassung, dass der Sanierungserlass gegen den Vorbehalt des Gesetzes verstoße, während das Finanzgericht Köln gegen-teiliger Auffassung war. Dieser Streit führte bis zum Großen Senat des BFH, der mit Beschluss vom 28.11.2016 – 1 GrS 1/15 festgestellt hatte, dass der Billigkeitserlass auf Sanierungsgewinne nach dem Schreiben des BMF von 2003 gegen den Grundsatz der Verhältnismäßigkeit verstoße, da er keinen Fall der sachlichen Unbilligkeit nach §§ 163, 227 AO begründet, sondern typisierende Regelungen aufstelle, die der Einzelfallabwägung, die der Gesetzgeber in den genannten Normen fordert, entgegenlaufe. Damit würden Sanierungsgewin-ne grundsätzlich vollständig besteuert, was in nicht wenigen Fällen (mangels ausreichender Mittel des Unternehmens) den Sanierungserfolg vereiteln kann. Der Bundestag hat zur Lösung dieses Problems am 28.4.2017 im *„Gesetz ge-gen schädliche Steuerpraktiken im Zusammenhang mit Rechteüberlassungen"* die Einfügung des § 3a EStG und des § 3a GewStG beschlossen.

---

147) BGH, Urt. v. 19.5.2011 – IX ZR 222/08, ZIP 2011, 1271; FG Saarbrücken, Urt. v. 23.11.2011 – 2 K 1683/09, ZIP 2012, 1191, dazu EWiR 2012, 427 *(Paul)*.
148) Schreiben des BMF vom 27.3.2003, ZIP 2003, 690.

Demnach können Sanierungsgewinne steuerfrei gestellt werden, wenn der   343

- Erlass der Steuer als Sanierungsmaßnahme geeignet ist und

- aus betrieblichen Gründen und

- in Sanierungsabsicht der Gläubiger

- erfolgt und

- der Steuerpflichtige das beantragt.

Weitere Bedingung ist, dass Verlustvorträge zunächst verrechnet werden, also   344
auf € 0,00 reduziert werden. Erst der verbleibende Steuersaldo ist Gegenstand
der Steuerbefreiung. Auf diesem Weg soll verhindert werden, dass Verluste
der Vergangenheit nach Einsatz des neuen § 3a EStG steuermindernd genutzt
werden können.

Der Bundestag hatte das Inkrafttreten (Art. 6 Abs. 2 des Gesetzes vom   345
27.6.2017) von einem zustimmenden Beschluss der EU-Kommission abhängig
gemacht. Der kam aber nie. Vielmehr erteilte die EU-Kommission die begehrte
förmliche Zustimmung für das Inkrafttreten des § 3a EStG, mit dem im Rahmen des Gesetzes gegen schädliche Steuerpraktiken im Zusammenhang mit
Rechteüberlassungen vom 27.6.2017 (BGBl I, 2076) die Steuerfreiheit von
Sanierungsgewinnen geregelt werden sollte, nicht. Sie teilte lediglich in einem
sog. „Comfort Letter" mit, dass ihrer Meinung nach die beabsichtigte Neufassung des Sanierungserlasses nicht gegen europäisches Beihilferecht verstoße.
Aus dem Brief ist zumindest abzuleiten, dass die EU-Kommission nicht von
sich aus beihilferechtliche Schritte gegen die Neuregelung zu Sanierungsgewinnen einleiten wird.

Der deutsche Gesetzgeber hat erneut das Gesetzgebungsverfahren durchlau-   346
fen. § 3a EStG und des § 3a GewStG sind inzwischen in Kraft. Auf die zwi-
schenzeitlichen BMF-Schreiben vom 27.4.2017 (IV C 6 – 2140/13/10003) zur
Anwendung der Grundsätze des BFH-Beschlusses vom 28.11.2016 (GrS 1/15)
aus Gründen des Vertrauensschutzes und die BMF Urteile vom 23.8.2017
kommt es daher nicht mehr an.[149] Das BMF-Schreiben vom 29.3.2018 – IV C
6 – S 2140/13/10003 ist überholt.[150]

In Bezug auf den Insolvenzplan ist aufgrund der vorhandenen Rechtsprechung   347
des BFH geklärt, dass mit der Rechtskraft der Bestätigung eines solchen Plans
nach § 254 Abs. 1 InsO die in dessen gestaltendem Teil festgelegten Wirkungen für und gegen alle Beteiligten eintreten und danach die allein maßgebliche
Grundlage für die gesamte Vermögens- und Haftungsabwicklung der Insol-

---

149) BFH, Urt. v. 23.8.2017 – I R 52/14, ZIP 2017, 2158, dazu EWiR 2017, 761 *(Anzinger)* und
BFH, Urt. v. 23.8.2017 – X R 38/15, ZIP 2017, 2161, dazu EWiR 2017, 763 *(von Spiessen)*.

150) BMF-Schreiben v. 29.3.2018 – IV C 6 –S 2140/13/10003 (überholt, NZI 2018, 348 f.) –
BStBl II 2018, 588.

venzplan bildet.[151] Der Schuldner wird nach § 227 Abs. 1 InsO mit der im gestaltenden Teil vorgesehenen Befriedigung der Insolvenzgläubiger von den restlichen Verbindlichkeiten (nur) gegenüber den Insolvenzgläubigern frei.[152] Dies führt zwar nicht zu einem Erlöschen der Steuerforderungen i. S. d. § 47 AO, berührt also nicht deren Bestand als solchen, sondern nur deren Durchsetzbarkeit.[153]

348 Durch die Bestätigung des Insolvenzplans entsteht ein Sanierungsgewinn. Dieser löst grds. eine Steuer aus. Bei dem Anspruch des FA auf Besteuerung des Sanierungsgewinns aus dem Insolvenzplan handelt es sich indes nicht um eine Insolvenzforderung, die vom FA zur Insolvenztabelle anzumelden wäre.[154] Denn Massegläubiger sind nach den gesetzlichen Regelungen keine Beteiligten des Insolvenzplanverfahrens.[155] Insofern regelt der Insolvenzplan keine Masseverbindlichkeiten, §§ 227 Abs. 1, 248 Abs. 1, 258 Abs. 1, 259 InsO; § 37 Abs. 2 AO: die Einkommensteuerschulden sind (ehemalige) Masseverbindlichkeiten und werden daher von den Wirkungen eines Insolvenzplanverfahrens grundsätzlich nicht erfasst.[156]

349 Die grundsätzliche Befreiung des Arztes von seinen Verbindlichkeiten wegen § 254 InsO gilt nicht gegenüber allen Beteiligten, wie § 254 Abs. 2 Satz 1 InsO feststellt. Ebenso wie ein Erlass gemäß § 227 AO hat die Planbestätigung keine Gesamtwirkung für Gesamtschuldner, sondern befreit – anders als die Erfüllung, Aufrechnung oder Sicherheitsleistung nach § 44 AO – nur denjenigen der Gesamtschuldner, in dessen Person die Wirkungen eintreten, § 44 Abs. 2 Satz 3 AO.[157] Somit wird durch den „Erlass" zugunsten einer ärztlichen Berufsausübungsgemeinschaft, die z. B. in Form der GbR organisiert ist, zwar der persönlich haftende Gesellschafter befreit, nicht jedoch der Bürge. Dies folgt aus § 128 HGB, der bestimmt, dass die Wirkung nur für akzessorische Gesellschafterhaftung gilt. Da die Haftung der Gesellschafter aus anderen Gründen nicht beseitigt wird, bestehen die Bürgschaften fort.

---

151) BFH (ESt.), Urt. v. 23.10.2018 – VII R 13/17 (FG Niedersachsen), BeckRS 2018, 33264 = ZIP 2019, 85 ff. = NZI 2019, 87 ff.; BFH (KSt.), Beschl. v. 15.11.2018 – XI B 49/18, BeckRS 2018, 36646 = NJW 2019, 951 ff. = ZIP 2019, 427 ff. = NZI 2019, 239 ff. mit Verweis auf BFHE 247, 300 = BStBl II 2015, 577 = NZI 2015, 292 Rn. 15.

152) Vgl. BGHZ 208, 227 = NZI 2016, 445 Rn. 26.

153) BFH (ESt.), Urt. v. 23.10.2018 – VII R 13/17 (FG Niedersachsen), BeckRS 2018, 33264 = ZIP 2019, 85 ff. = NZI 2019, 87 ff.; BFH (KSt.), Beschl. v. 15.11.2018 – XI B 49/18, BeckRS 2018, 36646 = NJW 2019, 951 ff. = ZIP 2019, 427 ff. = NZI 2019, 239 ff. mit Verweis auf BFH/NV 2013, 1543 = StuB 2013, 834 Ls. = BeckRS 2013, 95854 Rn. 13.

154) BFH (ESt.), Urt. v. 23.10.2018 – VII R 13/17 (FG Niedersachsen), BeckRS 2018, 33264 = ZIP 2019, 85 ff. = NZI 2019, 87 ff.; BFH (KSt.), Beschl. v. 15.11.2018 – XI B 49/18, BeckRS 2018, 36646 = NJW 2019, 951 ff. = ZIP 2019, 427 ff. = NZI 2019, 239 ff.

155) Vgl. BGHZ 214, 78.

156) BFH (ESt.), Urt. v. 23.10.2018 – VII R 13/17 (FG Niedersachsen), BeckRS 2018, 33264 = ZIP 2019, 85 ff. = NZI 2019, 87 ff.; BFH (KSt.), Beschl. v. 15.11.2018 – XI B 49/18, BeckRS 2018, 36646 = NJW 2019, 951 ff. = ZIP 2019, 427 ff. = NZI 2019, 239 ff.

157) BGH, Urt. v. 19.5.2011 – IX ZR 222/08, ZIP 2011, 1271; FG Saarbrücken, Urt. v. 23.11.2011 – 2 K 1683/09, ZIP 2012, 1191.

Da die (teilweise) Befreiung von der Steuerschuld nicht den Bestand der For-   **350**
derung als solche berührt, sondern nur deren Durchsetzbarkeit, wirkt sie bei
Dritten nicht als Erlass und steht deshalb der Inanspruchnahme eines Haftungs-
schuldners nicht nach § 191 Abs. 5 Satz 1 Nr. 2 AO entgegen.[158] Das ist
wichtig für handelnde Ärzte, Vertreter der Arztpraxis oder Geschäftsführer.
Sie können somit auch nach Annahme eines Insolvenzplans durchaus noch für
ausgefallene Umsatz- und Lohnsteuern nach §§ 34, 69 AO in Haftung genommen werden. Das Finanzamt muss sich insoweit nicht die Wirkungen des
Insolvenzplans entgegenhalten lassen. Es empfiehlt sich daher, dass potentielle
Haftungsschuldner parallel zum Insolvenzplan mit dem Finanzamt eine Regelung zur Behandlung eventueller Haftungsansprüche besprechen und spätestens mit Annahme des Plans durch das Gericht treffen.

Auch dingliche Gesellschaftersicherheiten werden von § 227 Abs. 2 InsO nicht   **351**
erfasst und bleiben bestehen. Dieser Umstand ist bei Plansanierungen von
erheblicher Bedeutung, jedenfalls wenn diese – wie in der Praxis häufig – auf
Initiative des (bürgenden) Gesellschafters oder Geschäftsleiters betrieben werden. In der Konsequenz muss der Bürge parallel zum Insolvenzplan den **Ein-
zelvergleich** mit seinem Gläubiger anstreben.

5. Muster-Insolvenzplan für einen Arzt (natürliche Person)

Amtsgericht Musterstadt   **352**
Musterstraße 2
[...] Musterstadt
Insolvenzplan
in dem Insolvenzverfahren über das Vermögen des
Arztes Dr. A
Musterstraße 1, [...] Musterstadt
vorgelegt durch den Arzt Amtsgericht Musterstadt
Musterstraße 2
[...] Musterstadt
Insolvenzplan
in dem Insolvenzverfahren über das Vermögen des
Arztes Dr. A
Musterstraße 1, [...] Musterstadt
vorgelegt durch den Arzt Dr. A

---

158) BFH, Beschl. v. 15.5.2013 – VII R 2/12, ZIP 2013, 1732 = ZInsO 2013, 1901, 1902 f.,
dazu EWiR 2013, 691 *(Hiebert)*.

A. Einleitung zum Insolvenzfall

Dr. A ist Facharzt für X und betreibt eine Einzelpraxis. Er stellte unter Vorlage der vollständig ausgefüllten amtlichen Formulare einen Eigenantrag auf Eröffnung des Insolvenzverfahrens über sein Vermögen.

Mit Beschluss des Amtsgerichts Musterstadt vom [TT].[MM].2020 wurden im Insolvenzeröffnungsverfahren über das Vermögen des Dr. A Sicherungsmaßnahmen beschlossen und Herr Rechtsanwalt RA – nachfolgend RA IV (= Rechtsanwalt und Insolvenzverwalter) – zum vorläufigen Insolvenzverwalter bestellt. Dr. A und RA IV führten sodann gemeinsam den Praxisbetrieb unter Aufrechterhaltung sämtlicher Strukturen fort.

Mit Beschluss vom [TT].[MM].2020 wurde das Verfahren über das Vermögen des Dr. A eröffnet. Rechtsanwalt RA wurde zum IV bestellt.

B. Wesentliche Regelungen/Ziel und Planinhalte

Grundsätze, wesentliche Regelungen und Ziele des nachstehenden Insolvenzplans sind:

- die sachgerechte Befriedigung der Interessen aller beteiligten Gläubiger durch Zahlung einer Quote, welche höher ist als bei Liquidation der Praxis des Dr. A,
- die Fortführung der Praxis des Dr. A und
- die Befreiung des Dr. A von seinen nach Erfüllung der Pflichten aus diesem Plan verbleibenden Verbindlichkeiten.
- Erlass nachrangiger Insolvenzforderungen.
  - Mit einer Quote von ...% werden alle Gläubiger befriedigt. Die Quotenzahlung ist am 31.12.2020 fällig und zahlbar. Sie ist durch Separierung der Summe aller Quoten auf dem Treuhandkonto DE.1234.1234.1234.12 gesichert.
  - Im Falle einer – alternativen – Liquidation bestünde keine Quote.

C. Darstellender Teil

I. Verfahrensdaten

Tabellarische Auflistung der Eckdaten des Schuldners mit Umsätzen, Ausgaben, Nennung FA, Verfahrensbevollmächtigte, Banken, Steuerberater, Sozialversicherungsträger usw.

II. Rechtliche, tatsächliche und wirtschaftliche Verhältnisse

1. Entwicklung und Krisenursache

Der Arzt (Schuldner) wurde am [TT.MM.JJ] in [...] geboren. Er war verheiratet mit Frau [...]. Das Ehepaar lebte zuletzt jedoch getrennt. Aus der Ehe gingen keine Kinder hervor (usw.).

Dr. A studierte [...]. Er promovierte [...], erreichte er den Facharzt [...] und gründete die Einzelpraxis [...].

Jahresabschlüsse [...]. Betriebswirtschaftliche Auswertungen [...]. Darstellung der internen und externen Krisen.

2. Verlauf der vorläufigen Verwaltung

Behandlung der Vermögensgegenstände (Grundbesitz, Beteiligungen, Versicherungen, Forderungen usw.).

Einnahmen [...]. Ausgaben [...]. Sonstige Maßnahmen des RA IV [...].

3. Immaterielle Vermögenswerte

Software, EDV usw., Immer Nennung:

Buchwert:	€ [...]
Liquidationswert:	€ [...]
Fortführungswert:	€ [...]
Freie Masse (Fort.):	€ [...]
Freie Masse (Liq.):	€ [...]

4. Materielle und sonstige Vermögenswerte

a) Anlagevermögen:

BGA, Immobilien, Leasinggegenstände, Finanzanlagen, jeweils Aufbau wie unter C. II. 3.

b) Umlaufvermögen:

Vorräte, Bestände, Forderungen aus L. u. L., sonst. Vermögensgegenstände, Treuhandkonto, Kasse, Haftungsansprüche, Anfechtungsansprüche, jeweils Aufbau wie unter C. II. 3.

5. Gläubiger

Auflistung der größten Gläubiger, ansonsten Anhang der Tabelle nach § 175 InsO benennen.

III. Darstellung der Grundsätze und Ziele des Insolvenzplans

Grundsätze des nachstehenden Insolvenzplans sind

- die sachgerechte Befriedigung der Interessen aller beteiligten Gläubiger durch Zahlung einer Quote, welche höher ist als bei Liquidation der Praxis des Dr. A,

- die Fortführung der Praxis des Dr. A und

- die Befreiung des Dr. A von seinen nach Erfüllung der Pflichten aus diesem Plan verbleibenden Verbindlichkeiten.

IV. Umsetzung der Grundsätze und Ziele des Insolvenzplans

Die Umsetzung des Insolvenzplans für die Praxis des Dr. A soll im Rahmen eines Fortführungsplans erfolgen. Dadurch soll dessen Praxis saniert und fortgeführt werden. Die teilweise Befriedigung der Gläubigeransprüche soll durch eine externe Einmalzahlung (sog. „Drittmittelplan") erfolgen (sowie zusätzlich oder alternativ aus den laufenden Erträgen der fortgeführten Praxis in der Zeit von ... bis ... unter den Bedingungen a, b, c...).

RA IV und Arzt Dr. A haben im Verbund mit einer externen Unternehmensberatung die Sanierungsfähigkeit und -würdigkeit der Praxis des Arztes Dr. A untersucht, die Handlungsoptionen im laufenden Insolvenzverfahren geprüft und die Quotenaussichten im Fall der Fortführung und Teilbefriedigung der Gläubiger sowie im Fall der Liquidation der Praxis überprüft. Nach der beiliegenden integrierten Planung(Anlage X) der Unternehmensberatung U kann über den hier vorgestellten Insolvenzplan den Insolvenzgläubigern die bestmögliche Befriedigung vermittelt werden.

Arzt Dr. A kann darüber hinaus seine Praxis und die Vertragsbeziehungen inkl. Arbeitsplätze erhalten und weitere Schäden, etwa wegen Nichterfüllung laufender Verträge, verhindern. Im Ergebnis werden die Gläubiger durch den Insolvenzplan gegenüber einer Abwicklung ohne Insolvenzplan bessergestellt.

V. Vergleichsrechnung

Die Vergleichsrechnung zum Insolvenzplan wird nach Darlegung des gestaltenden Teils erläutert.

D. Gestaltender Teil/Regelungsinhalte/Teilnahme am Plan

I. Bildung von Gruppen (Begründung erforderlich)

Die Gruppenbildung für die Erörterung und Abstimmung des Insolvenzplans erfolgt nach § 222 InsO.

Nach § 222 Abs. 2 Satz 3 InsO sind die Kriterien für die Abgrenzung der Gruppen zu nennen.

„Es muss (erstens) dargelegt werden, auf Grund welcher gleichartiger wirtschaftlicher Interessen eine bestimmte Gruppe gebildet wurde.

Zweitens ist darzulegen, dass es sich dabei um die wichtigsten insolvenzbezogenen wirtschaftlichen Interessen der Gruppenmitglieder handelt.

Schließlich ist drittens darzulegen. dass und inwiefern alle Beteiligte, deren wichtigste insolvenzbezogene wirtschaftliche Interessen übereinstimmen, derselben Gruppe zugeordnet wurden (sachgerechte Abgrenzung der Gruppen)."

Gemäß § 222 Abs. 1 Satz 2 InsO sind nachfolgende Gruppen zu bilden:

1. Absonderungsberechtigte Gläubiger, wenn durch den Plan in deren Rechte eingegriffen wird

2. Nicht nachrangige Insolvenzgläubiger

3. Nachrangige Insolvenzgläubiger, soweit deren Forderungen nicht nach § 225 InsO als erlassen gelten sollen

Gemäß § 222 Abs. 2 InsO können weitere Gruppen für Gläubiger mit gleicher Rechtsstellung und gleichartigen wirtschaftlichen Interessen gebildet werden.

Die im Plan vorgesehenen Abfindungs- und Verzichtsregelungen enthalten daher für Beteiligte mit verschiedenem Rang auch unterschiedliche Planregelungen, bei paralleler Gleichbehandlung für rechtlich gleiche Mitglieder einer Gruppe.

Der Insolvenzplan verweist auf die Insolvenztabelle mit allen Daten und bildet nachfolgende bezeichnete Gläubigergruppen. Wegen der Ansprüche und Sicherheiten der jeweiligen Gläubiger sei auf die vorherigen Darstellungen zu den Vermögenswerten unter C. II. 5. verwiesen.

Ergänzend ist darauf hinzuweisen, dass die Gläubiger, die besicherte und nicht nachrangige Forderungen haben, in 2 Gruppen (Gruppe 1 und 3) erfasst werden. Das sogenannte Mischgruppenverbot wird daher eingehalten.

Ausgehend der oben dargestellten Grundsätze, werden folgende drei Gruppen gebildet:

Gruppe 1 – Absonderungsberechtigte Gläubiger: Alle Gläubiger mit Sicherungs- und Verwertungsrechten. Aussonderungsberechtigte Gläubiger, unabhängig davon, ob sie ihr Eigentum (Aussonderungsgegenstand) im Betrieb belassen oder dieses zurückerhalten, diese auch nur, wenn durch den Plan in deren Rechte eingegriffen wird.

(eventuell: Die Gläubiger der Gruppe 1 werden mit ihrer Ausfallforderung mit der Quote der Gruppe 3 am Plan teilnehmen)

Beispiele: Persönliche Bürgschaft der Ehefrau des Dr. A, Frau A, Forderungsabtretung (Zession) für alle Ansprüche gegen Patienten mit den Anfangsbuchstaben A – Z, Diverse Risikolebensversicherungen, Grundschuld lastend auf dem Grundbesitz des Arztes…

Gruppe 2 – Institutionelle Gläubiger: in dieser Gruppe sind die institutionellen Gläubiger, die Sozialversicherungsträger, die Bundesagentur für Arbeit sowie die Berufsgenossenschaft und das Finanzamt erfasst. Ihre Forderungen beruhen auf öffentlich rechtlichen Grundlagen und Verhältnissen.

Diese Gläubiger haben gleichartige Interessen im Sinne von § 222 II 1 InsO auf Grund der gleichartigen rechtlichen Struktur der den Beteiligten zustehenden Rechte als Körperschaften des öffentlichen Rechts sowie deren Entstehungshintergrunds.

Im Unterschied zu anderen Gläubigern bestand für diese Gruppe nicht die Möglichkeit, das Entstehen von Forderungen zu verhindern oder ihre Forderungen im Vorfeld durch die Vereinbarung von Sicherungsrechten abzusichern. Sie sind somit „Zwangsgläubiger".

Beispiele: FA, Stadt M, Bundesagentur für Arbeit, Sozialversicherungsträger…

Gruppe 3 – sonstige, nicht nachrangige Gläubiger: In dieser Gruppe sind Gläubiger mit Forderungen enthalten, soweit sie nicht zu Gläubigern der Gruppen 1 und 2 gehören. Des Weiteren nehmen an der Verteilung der Gruppe 3 die Gläubiger der Gruppe 1 mit ihren Ausfallforderungen teil.

Im Insolvenzplan erfolgt die Festlegung, in welcher Höhe der Ausfall unter Berücksichtigung der noch einzuziehenden Forderung festzustellen ist.

Zahlungen, die auf Forderungen der Banken durch Dritte geleistet werden, sind bis zur Bestätigung der Annahme des Plans forderungsmindernd zu berücksichtigen und zur Tabelle gemäß § 175 InsO zu melden.

Mit der angemeldeten Forderung (Ausfallforderung) nehmen die Bankgläubiger an der Verteilung teil und erklären sich mit Ausschüttung der Quote, d. h., der Erfüllung des Insolvenzplans als im Verfahren, befriedigt.

II. Regelungsinhalte des Insolvenzplans

Durch den Insolvenzplan des Dr. A wird dessen Praxis saniert und fortgeführt:

- Die Praxis bleibt mit allen Strukturen, Mietverträgen, Leasingverträgen, Arbeitsverträgen etc. erhalten.

- Per Stichtag findet der wirtschaftliche Übergang auf den (dann sanierten) Praxisbetrieb des Dr. A statt. Forderungen, Verbindlichkeiten etc. werden zu diesem Stichtag abgegrenzt. Geldbestände verbleiben Dr. A auch nach Stichtag.

- Der Dritte D leistet mit der Treuhandauflage „Verwendung Insolvenzplan Dr. A" an RA IV auf dessen Treuhandkonto einen Betrag x €. Die Zahlung ist bestandssicher nachzuweisen. Der Dritte hat die Hingabe der Drittmittel schriftlich zu versichern und mit einer Bürgschaft/Garantie einer Bank oder Sparkasse zu unterlegen.

- RA IV führt weiter die Treuhandkonten. Er verwaltet und verwendet den Betrag nur gemäß Plan (entweder zur Abgeltung der Rechte eines von der Treuhandabrede erfassten Gläubigers oder zur Anreicherung der Quote gemäß diesem Plan.)

- Die Bank B als absonderungsberechtigte Gläubigerin verzichtet aufschiebend bedingt durch die Erfüllung des Insolvenzplans auf die Geltendmachung ihrer Absonderungsrechte und gilt durch die Sonderzahlung plus Quotenzahlung als befriedigt. (Hier ggf. weitere Regelungen zu einer ggf. noch im Eigentum des Dr. A befindlichen Immobilie, wenn diese bei Abstimmung über den Plan noch nicht verkauft ist. Die Bank könnte auch die Immobilie weiter zur Nutzung überlassen und den Schuldner weiter kreditieren).

- Bank B erklärt zudem die Freigabe sämtlicher Drittsicherheiten.

- Die Quote beträgt **X,Y %** (wegen der Notwendigkeit, eine Vollstreckbarkeit des Insolvenzplans zu erreichen, muss hier eine konkrete Quote ausgewiesen werden.)

- An die Insolvenzgläubiger mit Ausnahme der nachrangigen Gläubiger erfolgt die Zahlung der Quote aus der der Drittmittelzahlung (sowie zusätzlich oder alternativ aus der durch die Fortführung erreichten Masse, welche sich durch die ersparten Liquidationskosten erhöht).

- Alternativ: Kleingläubiger mit Forderungen von bis zu 100,00 € werden vollständig befriedigt, erhalten somit eine Quote von 100 %. Dieses erfolgt aus rein wirtschaftlichen Gründen. Denn die Kosten der Erfassung, Berechnung, Überweisung und Transaktionen lägen bei exakter Quotenerfassung höher.

- Für den Fall, dass die vom Insolvenzverwalter zu verteilende Geldmenge sich verringert, wird eine verringerte Quote geleistet. Die Gläubiger sind damit einverstanden, dass der Insolvenzverwalter die tatsächlich auszuzahlende Quote jeweils nach dem Stand des Verfahrens errechnet und die zum Auszahlungszeitpunkt errechnete Quote entsprechend verteilt. Sofern es sich um eine Verringerung handelt, sind die Gläubiger mit einer quotalen Verringerung einverstanden. Der Insolvenzplan soll in diesem Fall für die verringerten Quoten gelten.

- Für den Fall, dass sich die vom Insolvenzverwalter berechnete Geldmenge, die zur Verteilung zur Verfügung steht, erhöht, wird der Insolvenzverwalter an die Gläubiger im Wege der Nachtragsverteilung den jeweils anteilig zustehenden Quotenbetrag ausschütten. Die Gläubiger erklären sich damit einverstanden, dass der Insolvenzverwalter die Quotenberechnung zum Tag der Auszahlung vornimmt und die Auszahlungen in eigener Verantwortung durchführt.")
- Alle Insolvenzgläubiger verzichten auf Ansprüche, welche die Quotenzahlung übersteigen.
- Vom Verzicht ausgenommen sind Forderungen gemäß § 302 InsO, welche die betreffenden Gläubiger ggf. gesondert verfolgen können, soweit die Forderungen nicht quotal gemäß Insolvenzplan bedient werden. Solche Forderungen sind binnen einer Frist von einem Monat ab Bestätigung des Insolvenzplans rechtshängig zu machen. Verstreicht die Frist, ohne dass die Ansprüche unstreitig gestellt oder rechtshängig gemacht sind, gelten die Forderungen gemäß § 302 InsO ebenfalls als erlassen. (Anm.: Klausel kann unwirksam sein, daher Regelungen für evtl. „Nachzügler" notwendig). Dies gilt nicht, soweit es sich um Geldstrafen und die diesen in § 39 Abs. 1 Nr. 3 gleichgestellten Verbindlichkeiten handelt.

III. Teilnahme am Insolvenzplan/Forderungen/Überwachung

1. Für die Auskehrung des in diesem Insolvenzplan vorgesehenen Abfindungsbetrags an die einzelnen Gläubiger ist grundsätzlich der jeweilige Stand der Insolvenztabelle bzw. des gesonderten Verzeichnisses analog Tabelle mit den dort angemeldeten Forderungen zum jeweiligen Ausschüttungszeitpunkt maßgeblich.

2. Eine im Prüfungstermin bestrittene Forderung nimmt grundsätzlich nicht, auch nicht vorläufig, an der Verteilung teil.

3. Teilweise oder vollständig bestrittene Forderungen werden durch eine Rückstellung wie festgestellte Forderungen behandelt, soweit ein Feststellungsrechtsstreit anhängig ist. Zu berücksichtigen sind solche Forderungen nur dann, wenn die Feststellungsklage innerhalb einer Ausschlussfrist von einem Monat nach Bestandskraft des den Insolvenzplan bestätigenden Beschlusses des Amtsgerichts anhängig gemacht wird oder das Verfahren in dem bereits früher anhängigen Rechtsstreit aufgenommen worden ist. § 189 Abs. 2 InsO gilt entsprechend. Unterbleibt die rechtzeitige Klageerhebung, nehmen die bestrittenen Forderungen insoweit endgültig nicht an der Verteilung teil und gehen unter.

4. Obsiegt der klagende Gläubiger rechtskräftig, wird der zurückgestellte Anteil des Abfindungsbetrags bei Vorliegen aller übrigen Voraussetzungen nach diesem Insolvenzplan an ihn ausgeschüttet. Unterliegt der Gläubiger rechtskräftig, wird die Rückstellung aufgelöst. Die Rückstellung wird bei einer geeigneten Stelle hinterlegt, analog § 198 InsO.

5. Sollten Insolvenzforderungen zum Ausschüttungszeitpunkt in der Insolvenztabelle nicht erfasst sein, so gelten sämtliche Regelungen dieses Insolvenzplans auch für und gegen die nicht in der Tabelle erfassten Gläubiger, die zum Zeitpunkt der Ausschüttung eine berechtigte Forderung haben. Die §§ 259a und 259b InsO finden Anwendung.

6. Zinsen für ggf. nicht fristgemäße Zahlungen werden nicht geschuldet.

7. Einer weiteren Überwachung des Insolvenzplans bedarf es im Fall der Einmalzahlung und Direktausschüttung nicht.

E. Vergleichsrechnung/Kosten des Verfahrens

I. Vergleichsrechnung

Der folgende Vermögensstatus benennt und beziffert die Aktiva unter Berücksichtigung der Fortsetzung des Unternehmens zu Buchwerten einschließlich fortgeschriebener AfA. Für den Fall der Liquidation/Zerschlagung sind Wertberichtigungen der Aktiva auf den Stichtag der Eröffnung des Insolvenzverfahrens notwendig.

Aktiva/Vermögen	Anm.	Buchwert	Fort-führung	Aus-/Absond.	Freie Masse
Anlagevermögen					
EDV-Software	(1)	0,00	0,00	0,00	0,00
BGA	(2)	0,00	0,00	0,00	0,00
Umlaufvermögen					
Forderungen aus L. u. L.	(3)	0,00	0,00	0,00	0,00
Forderungen gegen Verrechnungsstelle	(4)	0,00	0,00	0,00	0,00
Forderungen gegen sonst. Gläubiger	(5)	0,00	0,00	0,00	0,00
Verrechnungskonto Finanzamt	(6)	0,00	0,00	0,00	0,00
Kasse	(6)	0,00	0,00	0,00	0,00
Bankguthaben	(6)	0,00	0,00	0,00	0,00
Gesamt		0,00	0,00	0,00	0,00
Insolvenzspezifische Ansprüche		0,00	0,00	0,00	0,00
Haftung		0,00	0,00	0,00	0,00
Anfechtung §§ 129 InsO div. Gläubiger		0,00	0,00	0,00	0,00
Summe Aktiva		0,00	0,00	0,00	0,00
Sonderzahlung Dritter gem. I-Plan					
Sanierungsbeitrag Schuldner					
Summe Masse im I-Plan					

Anmerkungen:

(1) Die Softwareprogramme betreffen die Organisation der Praxis sowie die Abrechnung von Behandlungen. Wegen bestehender Urheberrechte Dritter (Softwareentwickler) ist eine Verwertung im laufenden Insolvenzverfahrens nicht möglich.

(2) Die Betriebs- und Geschäftsausstattung besteht aus der EDV, PC, Druckern, Faxgerät, Behandlungsliegen, technischen Geräten und Büromöbeln. Der Wert ist ausweislich der Taxe des externen Sachverständigen […] €.

(3) Per Eröffnung bestehen Altforderungen gegen säumige Patienten. Diese sind zu 50 % werthaltig. Der Restbestand ist auszubuchen.

(4) Laufende Ansprüche gegen die Verrechnungsstelle sind hier dargestellt.

(5) Aus Arbeitgeberdarlehen bestehen noch Restforderungen gegen inzwischen ausgeschiedene Mitarbeiter. Diese konnten durch Vollstreckung bereits in der Vergangenheit nicht eingezogen werden. Sie sind vermutlich dauerhaft wertlos.

(6) Buchhalterisch ergibt sich ein positives Verrechnungskonto beim Finanzamt. Hier wird sich durch laufende Einkommen- und ggf. auch Umsatzsteuerverbindlichkeiten möglicherweise noch ein Saldo in umgekehrter Richtung ergeben. Die nominale Forderung erscheint prüfungsbedürftig.

(7) Der Kassenbestand beläuft sich per Berichtstag auf […] €.

(8) Das laufende Girokonto verfügt per Berichtstag über ein Guthaben von […] €.

(9) Der Vermögensstatus weist im Fall einer Liquidation/Zerschlagung des Unternehmens des Arztes eine freie Masse in Höhe von […] € aus.

Demgegenüber stehen die im Insolvenzverfahren zu berücksichtigenden Verbindlichkeiten gemäß der Buchhaltung der Praxis mit […] €.

Passiva	Betrag	Deckung	Ausfall	Werte bei I-Plan
Rückstellungen	0,00	0,00	0,00	0,00
Insolvenzgläubiger § 38	0,00	0,00	0,00	0,00
Bank B	0,00	0,00	0,00	0,00
Agentur für Arbeit	0,00	0,00	0,00	0,00
Sozialversicherungstr.	0,00	0,00	0,00	0,00
Leasinggesellschaften	0,00	0,00	0,00	0,00
Gläubiger aus L. u. L.	0,00	0,00	0,00	0,00
Finanzamt	0,00	0,00	0,00	0,00
Private Darlehensgeber	0,00	0,00	0,00	0,00
Zwischensumme	0,00	0,00	0,00	0,00

Passiva	Betrag	Deckung	Ausfall	Werte bei I-Plan
Nachrangige I-Gläubiger				
Forderungszinsen etc.	0,00	0,00	0,00	0,00
Massegläubiger §§ 53 ff. InsO				
AN-Masseverbindlichkeiten § 55 bei Liquid.	0,00	0,00	0,00	0,00
weitere Masseverbin./Mieten	0,00	0,00	0,00	0,00
Masseverbin./Buha	0,00	0,00	0,00	0,00
sonstige Masseverbin.	0,00	0,00	0,00	0,00
Kosten IV	0,00	0,00	0,00	0,00
Gerichtskosten	0,00	0,00	0,00	0,00
Summe PASSIVA	0,00	0,00	0,00	0,00
Zwischensumme Passiva				
Masseverbin. §§ 53 ff. InsO	0,00	0,00	0,00	0,00
Saldo freie Masse ./. Masseverbin.	0,00		0,00	0,00
zzgl. BEITRAG Dritter				0,00
zzgl. BEITRAG Schuldner				0,00
Saldo freie M ./. Masseverbin. + IP	0,00		0,00	0,00
QUOTENERWARTUNG	0,00		0,00	0,00
	Fort. m. Investor		bei Liqui.	bei I-Plan

Verbindlichkeiten ergeben sich aus der abschließenden Prüfung der zur Tabelle angemeldeten Forderungen.

II. Masseverbindlichkeiten

Die Vorschriften über das Insolvenzplanverfahren sehen vor, dass das Verfahren nach Planbestätigung nur aufgehoben werden darf, sofern die begründeten Massekosten nach § 54 InsO befriedigt werden können. Diese Verbindlichkeiten werden bei Fälligkeit bedient.

(Voraussichtliche) Masseverbindlichkeiten werden zunächst geschätzt. Die Arbeitnehmer sind die des laufenden Betriebs. Damit belasten sie die Masse nicht mehr.

Für Buchhaltungsarbeiten und Jahresabschlüsse etc. sowie sonstige lfd. administrative Kosten kalkuliere ich jeweils rund € [...].

Letztlich sind noch Steuer auf Sanierungsgewinn zu nennen, die – so sie anstehen – von dem sanierten Unternehmen unmittelbar beglichen werden.

III. Kosten des Verfahrens,

Ein Vorschuss auf die Gerichtskosten gemäß Rechnung vom [TT.MM.JJ] von € [...] wurde bezahlt./Ein Vorschuss auf die Gerichtskosten wurde nicht bezahlt.

Gerichtskosten werden insgesamt mit rund € [...] eingestellt, davon sind € [...] bereits bezahlt.

Ein Antrag auf Vorschuss des (vorl. Insolvenzverwalters) wurde nicht gestellt.

Die Festsetzung der Vergütung und der Auslagen des Insolvenzverwalters obliegt dem Gericht; sie werden (unter der Maßgabe der Insolvenzplangestaltung und -begleitung) vorläufig (netto) geschätzt auf:

€ [...]

Verteilungsmasse/Berechnungsgrundlage

Mehrbetrag	Max-Betrag	Prozent	Max-Verg.	hier:	Regelsatz
25.000,00	25.000,00	40,00	10.000,00	25.000,00	10.000,00
50.000,00	25.000,00	25,00	6.250,00	25.000,00	6.250,00
250.000,00	200.000,00	7,00	14.000,00	200.000,00	14.000,00
500.000,00	250.000,00	3,00	7.500,00	250.000,00	7.500,00
25.000.000,00	24.500.000,00	2,00	490.000,00	xxxx	xxxx
50.000.000,00	25.000.000,00	1,00	250.000,00	0,00	0,00
x	y	0,50	0,00		
	BMG	Vergütung	Summe	zzzz	vvvv

Berechnung Verwaltervergütung (alt. Sachwalter)	€	€
Wert der verwalteten Masse	zzzz	
Regelsatz des Verwalters (§ 1, 11/12 InsVV)	vvvv	
Davon ein Buchteil von 60	60	vvvv x 0,6
Erhöhung (% des Regelsatzes)	xx	xxxxxxxxx
Zwischensumme	xxxxxxxxx	

Auslagen (§ 8 Abs. 3 InsVV pauschal)		250,00 X
Summe Vergütung und Auslagen		xxxxxxxxx
abzüglich bereits bewilligter Vorschuss		0,00
Gesamtsumme	xxxxxxxxx	
zzgl. 19 % Umsatzsteuer (§ 7 InsVV)		xxxxxxxxx
Auszahlung	xxxxxxxxx	

Ein Vorsteuerabzug ist gegeben/nicht gegeben.

F. Alternativen zum Insolvenzplan

I. Übertragende Sanierung

Ein Kandidat für die Übernahme der Praxis ist nicht vorhanden. Ferner ist eine übertragende Sanierung auf Grund der Kassenärztlichen Regelungen nur sehr eingeschränkt möglich, bedenkt man Datenschutz und die sonstigen Probleme der Weiterreichung der Patientenakten oder die Tatsache, dass der Übernehmer nach den Normen der Zulassungsverordnung auch die entsprechenden Voraussetzungen mitbringen muss. Daher ist die Stilllegung der Praxis indiziert.

II. Liquidation/Insolvenzverfahren bei Regelabwicklung

Zur Berechnung der Quote sind die Forderungen der Gläubiger unter Beachtung der Sicherheiten zu ermitteln.

Für den Fall der Regelabwicklung ist zwischen absonderungsberechtigten Gläubigern einerseits und nicht nachrangigen Insolvenzgläubigern andererseits zu unterscheiden. Soweit die Absonderungsrechte nicht ausreichen, um die Forderungen der hierdurch gesicherten Gläubiger zu decken, nehmen diese mit dem Differenzbetrag als Insolvenzgläubiger an der Verteilung teil.

Für die Feststellung der Vermögenslage als Grundlage für die Quotenberechnung im Liquidationsfall sind dabei alle gegenwärtig bestehenden Verbindlichkeiten zu berücksichtigen, die für den Fall der Insolvenzeröffnung aus der Insolvenzmasse zu befriedigen wären. Dabei sind auch nicht fällige oder gestundete Verbindlichkeiten in Ansatz zur bringen. Künftige durch den Insolvenzfall ausgelöste Verbindlichkeiten, wie zum Beispiel Schadensersatzansprüche wegen Nichterfüllung laufender Verträge sind im Rahmen der anzustellenden Prüfung für die Berechnung der Quotenprognose für den Fall der Regelabwicklung mit zu berücksichtigen.

Eventualverbindlichkeiten, wie solche aus der Abgabe von Bürgschaftserklärungen für fremde Verbindlichkeiten sind insoweit einzustellen, als mit einer Inanspruchnahme gerechnet werden muss.

Hinzu kämen im Fall der Regelabwicklung voraussichtlich Erstattungs- und/oder Schadenersatzansprüche von Patienten und wegen Nichterfüllung von Verträgen.

Diese Eventualforderungen bleiben bei der vorliegenden Betrachtung vorerst unberücksichtigt, da sie voraussichtlich keine Auswirkungen auf die Quotenprognose haben werden.

Im Fall der Liquidation sind die Kosten des Verfahrens nach § 54 InsO und der sonstigen Masseverbindlichkeiten nach § 55 InsO wie beispielsweise Auslauflöhnen der gekündigten – und vermutlich nicht mehr aktiv zur Verfügung stehenden Arbeitnehmer – für drei Monate zu berechnen. Bei einer Bruttolohnsumme von ca. T€ […] ist mit einem Risiko von rund T€ […] zu rechnen. Ferner müssten für Auslaufkostenleasing, Aufräumarbeiten, Akteneinlagerung, Entsorgung usw. weitere Beträge eingestellt werden. Hier kann nur grob geschätzt werden: € […].

Die Quote für die Insolvenzgläubiger i. S. d. § 38 InsO würde bei Liquidation voraussichtlich […] % betragen.

Im Fall des Insolvenzplans können die Gläubiger im Rang des § 38 InsO mit einer Quote von […] % auf die zur Insolvenztabelle festgestellten Forderungen rechnen.

Somit stehen die Gläubiger bei Planannahme besser als durch andere Möglichkeiten.

G. Sanierungsgewinn und sonstige Regelungen

I. Sanierungsgewinne und ihre Behandlung

1. Der Schuldner wird mit der Erfüllung dieses Insolvenzplans von seinen restlichen Verbindlichkeiten mit Ausnahme der fortgeführten Immobilienfinanzierung gegenüber allen Gläubigern befreit, gleich, ob die Forderungen zur Tabelle angemeldet, nachgemeldet oder nicht angemeldet wurden.

2. Von dieser Befreiung werden auch vor dem Insolvenzverfahren begründete Forderungen erfasst, die bis zum Erörterungs- und Abstimmungstermin über diesen Insolvenzplan nicht bekannt geworden sind.

3. Jeder Gläubiger, der einen Zahlungstitel gegen den Schuldner aufgrund der Tatsache erlangt hat, dass er mit der Erfüllung des Insolvenzplans nicht das erhalten hat, was ihm als Ergebnis bei Abwicklung des Insolvenzverfahrens zugestanden hätte, wenn es keinen Plan gegeben hätte, wird vom Schuldner in Höhe dieses Differenzbetrages entschädigt. Dieser Anspruch steht unter der Bedingung, dass der Gläubiger innerhalb einer Frist von 14 Tagen nach dem Erörterungstermin seinen Anspruch auf Entschädigung gerichtlich gegen den Schuldner geltend gemacht haben muss. Ist zu diesem Zeitpunkt keine Klage anhängig gemacht worden, so erlöschen die Rechte aus dieser Planregelung.

4. Bezüglich der Steuern auf den Sanierungsgewinn wird ein Antrag auf Erlass nach §§ 163, 227 AO, § 3a EStG gestellt. Steuer auf den Sanierungsgewinn erstattet im Zweifel der (ehemalige) Schuldner an den Steuerpflichtigen, ggf. den ehemaligen Insolvenzverwalter.

5. Für die wiederauflebende Vorsteuer aus dem Erlass der Forderungen aus Lieferungen und Leistungen erhält das Finanzamt die gleiche Quote wie die Insolvenzgläubiger.

6. Die Gemeinden erlassen dem Schuldner auf Antrag die auf einen, durch den teilweisen Forderungsverzicht der Gläubiger anfallenden Sanierungsgewinn entfallende Gewerbesteuer, § 3a GewStG (das ist keine Planbedingung).

II. Stichtag/In-Kraft-Treten/Überwachung Planerfüllung

1. Das Gericht entscheidet über den vom Insolvenzverwalter noch zu stellenden Antrag auf Festsetzung seiner Vergütung und der Auslagen unter
   Berücksichtigung der im Detail noch zu beziffernden Berechnungsgrundlage sowie der Art und des Umfangs des fortgeführten Betriebs, der Mitwirkung bei Erstellung des Plans und dessen Umsetzung und der sonstigen
   Tätigkeiten. (Der Rahmen eines „Normalverfahrens" ist wegen des erhöhten Arbeits- und Zeitaufwandes überschritten, weswegen eine Vergütung
   des Verwalters/Sachwalters mit [...] des Regelsatzes angemessen erscheint.
   – nur in Fällen zu erwähnen, die besonders zeitintensiv sind)

2. Der „Stichtag" für den Insolvenzplan ist 24.00 h des letzten Tages des
   Monats, der auf die Rechtskraft des Beschlusses über die Bestätigung dieses
   Insolvenzplans durch das Amtsgericht folgt.

3. Der Insolvenzplan tritt mit Rechtskraft seiner Bestätigung durch das Gericht in Kraft.

4. Der Insolvenzplan wird von der planerischen Annahme geleitet, dass im
   Fall der Annahme des Insolvenzplans bis zum --.--.20-- dessen rechtskräftige
   Bestätigung erfolgt. Der Plan sieht vor, dass die Ausschüttungen an die
   Gläubiger spätestens [Zeitraum der Ausschüttung bestimmen] nach Rechts-
   kraft der Bestätigung der Annahme des Insolvenzplans erfolgen.

5. Gemäß. § 284 Abs. 2 InsO i. V. m. §§ 260 ff. InsO wird die Erfüllung des
   Insolvenzplans durch den Insolvenzverwalter überwacht, soweit notwendig.
   Die Kosten der Planüberwachung trägt gemäß § 269 InsO der Schuldner.
   [Bei Einmalzahlungen durch Drittzahlung ist in der Regel keine Planüberwachung notwendig, weil mit Befriedigung aus der Einmalzahlung der Plan
   erfüllt wird. In solchen Fällen: Auf Grund der Zahlungsmodalitäten, die
   zur Planerfüllung führen, ist eine Planüberwachung nicht notwendig.]

6. Eine weitere Befriedigung der Gläubiger findet nicht statt, da weder weitere
   werthaltige, der Masse zuzuordnende Forderungen bestehen, noch weitere
   Anfechtungsansprüche, die über die im Plan geregelten hinaus, gegeben sind.

III. Minderheitenschutz (salvatorische Klausel)

Für § 251 Abs. 3 InsO gilt: „Weist ein Beteiligter nach, durch diesen Plan
schlechtergestellt zu werden, als er ohne ihn stünde, so kann dieser eine zusätzliche Leistung erhalten, die zu einer Gleichstellung führt. Für diesen Zweck
werden Mittel in Form der in der Anlage "Insolvenzplanrechnung" genannten
Rückstellung bereitgestellt. Ob ein Ausgleich zu zahlen ist, ist außerhalb des
Insolvenzverfahrens zu klären. Werden durch die Auflösung der Rückstellung Übererlöse erzielt, so werden diese nach Abschluss der Planrealisierung
unter den Gläubigern entsprechend der Höhe ihrer Forderung aufgeteilt."

IV. Rechtsstreite nach Aufhebung des Verfahrens/weitere Termine/Um-
setzung

1. Der Insolvenzverwalter (Sachwalter) muss nicht Schlussrechnung legen.
   Zur Umsetzung des Insolvenzplans und zur Aufhebung des Verfahrens
   wird vereinbart.

2. Die Beteiligten verzichten auf eine Schlussrechnungslegung des Insolvenzverwalters und deren Prüfung durch das Gericht im laufenden Verfahren, § 66 Abs. 1 Satz 2 InsO. Ebenso verzichten die Beteiligten auf die Abhaltung eines besonderen Schlusstermins zur Abnahme der Schlussrechnung und zur Anhörung des Insolvenzverwalters zu dem Vergütungsantrag.

3. Der Insolvenzverwalter wird beauftragt und bevollmächtigt, die zur Umsetzung notwendigen Maßnahmen zu ergreifen und offensichtliche Fehler des Plans zu berichtigen. Nach Berichtigung ist der Insolvenzverwalter bevollmächtigt, auch die ggf. geänderten Regelungen umzusetzen.

H. Anlagen

[Grundsätzlich muss ein Insolvenzplan bestimmte Anlagen enthalten. Exemplarisch werden die gängigsten und relevantesten gelistet.]

Anlage a: Integrierte Planung der Unternehmensberatung U mit Ertragsplanung, Liquiditätsplanung und Planbilanzen für das laufende Jahr und die Jahre 1 und 2 nach Bestätigung des Plans.

Anlage b: Bestandsichere Zusage des Drittmittels

Anlage c: Gläubigertabelle/Verteilungsverzeichnis entsprechend der Tabelle nach § 175 InsO

Anlage c-...[...]: Aufstellung der Mitglieder der Gläubigergruppen

Anlage x: Zustimmungserklärung und eidesstattliche Versicherung des Schuldners mit dem Insolvenzplan.

6. Pro und Contra verschiedener Sanierungswege

„Asset Deal" – Übertragende Sanierung (Ü. S.)   353

PRO	CONTRA
▪ Kaufvertrag bei übertr. Sanierung ist technisch einfach und kann kurz sein: „Fast Deal – quick and dirty"	▪ Der betroffene Arzt verliert u. U. „seine Praxis" bei Übertragung an einen Dritten
▪ I. d. R. besteht kein Formzwang, also (einfache) Schriftform reicht (eine notarielle Beurkundung ist aber notwendig, wenn eine Immobilie übertragen wird)	▪ Unübertragbare Rechte blockieren u. U. Übertragung der Praxis (bspw. kassenärztliche Zulassung, besondere Lizenzen, „wertvolle" Mietverträge etc.)
▪ Auch ein Verkauf an nahe Angehörige des Schuldners – somit „bes. Interessierter" – ist möglich, § 162 InsO	▪ Der Folgearzt bzw. Investor wird im Verkaufsprozess massiv und bestimmt die Abläufe bei Übertragung der Praxis
▪ Auch ein Verkauf der Praxis oder einzelner Gegenstände „unter Wert" ist mgl., § 163 InsO	

Abb. 12: Sanierungsweg Asset Deal – Übertragende Sanierung (Ü. S.)

Insolvenzplan (IP)

PRO	CONTRA
▪ Der Insolvenzplan ist extrem flexibel und kann durchaus dynamische Regelungen für alle Gläubiger vorsehen	▪ Verschiedene Gläubiger-gruppen erfordern u. U. differenzierte Behandlungen und komplizierte Regelungen im IP
▪ Eine Sonder-Behandlung einer jeden Gruppe ist mgl.	
▪ Der Erhalt der „alten Praxis" inkl. des alten Rechtsträgers schafft Kontinuität	▪ Im IP ist der Minderheiten-Schutz durchaus in Gefahr
▪ Durch den IP ist ein rascher Abschluss des Verfahrens möglich	▪ „Obstruktions-Verbot" verschiebt u. U. Ent-scheidung der Mehrheit zugunsten einer Minderheit
▪ Es sind nicht zwingend Änderungen laufender Arbeits-/Dienst-/Mietverträge notwendig	

Abb. 13: Sanierungsweg Insolvenzplan

Eigenverwaltung

PRO	CONTRA
▪ Die Eigenverwaltung fördert die frühe Initiative zur Antragstellung durch den Betroffenen	▪ Der bisherige Arzt, der (Alt-)Gesellschafter oder der Alt-GF sind weiter „an Bord" und spielen u. U. eine unangemessen aktive Rolle in der Sanierung
▪ Der „Eigenverwalter" ist grds. frei bestimmbar, aber seine Sachkunde (Sanierungser-fahrung) ist notwendig	▪ Das alte Management wiederholt die Fehler der Vergangenheit
▪ Sachwalterauswahl (statt Insolvenzverwalter) ist mit Zustimmung der Gläubiger u. U. auch möglich	▪ Es ist kein Insolvenzverwalter da, damit erfolgt auch keine Steuerung durch einen vorl. Insolvenzverwalter wie im „normalen" Verf.
▪ Der Markt/die Patienten „honorieren" i. d. R. die Eigenverwaltung durch Fortsetzung der Beziehung	

Abb. 14: Sanierungsweg Eigenverwaltung

G. Sonderfragen in der Insolvenz des Arztes und seiner Praxis

Die Insolvenz einer Arztpraxis stellt für alle Beteiligten, den Arzt, seine Patienten aber auch seine Gläubiger und Kostenträger eine besondere Herausforderung dar. Mitunter tauchen Fragen für den Arzt und seine Praxis auf, die komplex sind.

354

I. Abtretung (Zession) ärztlicher Honoraransprüche gegen Patienten

Arztpraxen sind mitunter durch Darlehen von Banken und/oder anderer Fremdmittelgeber finanziert. Typischerweise verlangen finanzierende Banken im Zuge der Besicherung der Darlehen die Sicherungsübereignung des finanzierten Inventars, aber u. U. auch Abtretung des ggf. entgeltlich erworbenen Praxiswertes (immaterielles Vermögen). Als weitere Sicherheiten kommen die Honorarforderungen des Arztes gegen seine Patienten und/oder die ärztliche Abrechnungsstelle in Betracht. Die **Forderungsabtretung** (Zession) ist ein probates Mittel zur Absicherung des Darlehens. Die Forderungen des Arztes sind zumindest bis zum Tag der Insolvenzantragstellung solche, die der Zession unterliegen, unabhängig davon, dass möglicherweise die „Werthaltigmachung" der zedierten Forderungen vom späteren Insolvenzverwalter wirksam angefochten werden kann.

355

Banken verlangen in der Regel die Erlöse, soweit sie der Zession unterliegen. Die Kassen bzw. Patienten zahlen aber zum Teil Rechnungen und begleichen damit Forderungen, die auf ärztlichen Leistungen vor dem Insolvenzantrag beruhen. Grundsätzlich unterliegen damit die Forderungen der Zession. Es bestehen aber unter Umständen Anfechtungsansprüche gemäß §§ 129 Abs. 1, 130 InsO gegenüber den Banken nach Verrechnungen auf den dortigen Konten wegen „kongruenter Deckung". Als solche sind Rechtshandlungen anfechtbar, welche einem Insolvenzgläubiger in den letzten drei Monaten vor dem Antrag auf Eröffnung des Insolvenzverfahrens eine Sicherung oder Befriedigung gewährt oder ermöglicht haben. Voraussetzung ist, dass der Schuldner zur Zeit der Rechtshandlung zahlungsunfähig war und der Gläubiger die Zahlungsunfähigkeit kannte. Dem steht die Kenntnis von Umständen gleich, die zwingend auf die Zahlungsunfähigkeit schließen lassen, § 130 Abs. 2 InsO. Im Fall der Bank handelt es sich um ein **„Werthaltigmachen einer zur Sicherheit abgetretenen Forderung"**. Dies ist immer dann der Fall, wenn der Bank auch zukünftige Forderungen – wie es regelmäßig bei einer Globalzession der Fall ist – abgetreten sind.

356

Für die Beurteilung der objektiven Gläubigerbenachteiligung kommt es darauf an, wann ein Honoraranspruch des insolventen Vertragsarztes gegen die Kassenärztliche Vereinigung fällig wird. Diesbezüglich haben die Gerichte verschiedene Ansichten. Der BGH[159] urteilt, dass der Anspruch mit der Erbringung

357

---

159) BGH, Urt. v. 18.4.2013 – IX ZR 165/12, ZIP 2013, 1181 = NZI 2013, 641 Rn. 19, dazu EWiR 2013, 551 *(Hofmann)*; BGH, Urt. v. 11.5.2006 – IX ZR 247/03, BGHZ 167, 363 = ZIP 2006, 1254 = NZI 2006, 457 Rn. 7.

der Dienstleistung des Arztes am Patienten erfolge und die Abrechnung mit der Kassenärztlichen Vereinigung nur noch eine Frage der Fälligkeit sei, weswegen es auf die Entstehung des Anspruchs keinen Einfluss habe. Das BSG teilt diese Meinung nicht. Vielmehr entstehe nach der Judikatur des BSozG ein allgemeiner Anspruch bei der Erbringung der Dienstleistung, der sich erst mit dem Erlass eines Honorarbescheids der Kassenärztlichen Vereinigung zu einem Individualisierten konkretisiere.[160] Demnach wäre die „Werthaltigmachung" erst mit dem Honorarbescheid eingetreten.

358 Unzweifelhaft ist, dass der Vertragsarzt schon bei Abrechnung seiner Leistung gegenüber der Vereinigung eine recht gesicherte Rechtsposition hat.[161] Mit einem Urteil des OLG Hamm vom März 2017[162] folgt dieses der Ansicht des BSG,[163] der dieses Vorgehen in der Trennung der Rechtskreise zwischen Arzt – Vereinigung und Arzt – Patient begründet sieht.[164] Im dortigen Prozess ging es um den Insolvenzverwalter einer insolventen Zahnärztin, die von ihrer Bank auf Verrechnungen im Kontokorrentkonto aus Insolvenzanfechtung in Anspruch genommen wurde. Nach Auffassung des Gerichts spiele es dabei auch keine Rolle, ob ein Großteil der Leistung vor Insolvenzantragstellung erbracht worden sei, als also noch keine Zahlungsunfähigkeit vorgelegen hatte.[165] Die Rechtsprechung ist im Fluss. Bei Berücksichtigung der besonderen Umstände im Fall von Kassenärztlichen Vereinigungen dürfte die Auffassung des OLG Hamm vorzugswürdig sein.

359 Der Erwerb „neuer" Forderungen, somit solcher, die nach Eröffnung des Verfahrens entstanden sind, ist gemäß § 91 InsO nicht mehr möglich. Denn Rechte an den Gegenständen der Insolvenzmasse können nach der Eröffnung des Insolvenzverfahrens nicht wirksam erworben werden, was auch die beteiligten Banken regelmäßig anerkennen. § 114 Abs. 1 Satz 2 InsO (Fassung bis 30.6.2014, inzwischen aufgehoben) griff in diesen Fällen nicht. Nach dieser Vorschrift waren zwar auch Vorausabtretungen von Forderungen wirksam, die nach Eröffnung des Insolvenzverfahrens entstanden. Die Abtretung dieser Ansprüche blieb bis zum Ablauf von zwei Jahren nach dem Ende des zurzeit der Eröffnung des Insolvenzverfahrens ablaufenden Kalendermonats wirksam. Die Vorschrift griff allerdings nicht für die regelmäßigen Vergütungen freiberuflich tätiger Ärzte.[166] Jedenfalls für die Forderungen des Arztes gegenüber der

---

160) BSG, Urt. v. 10.12.2014 – B 6 KA 45/13 R, ZIP 2015, 1079 = NZI 2015, 620 Rn. 32, dazu EWiR 2015, 487 *(Freudenberg)*.

161) OLG Hamm, Urt. v. 2.3.2017 – I-27 U 31/16, ZIP 2017, 733, dazu EWiR 2017, 409 *(Eymelt)*.

162) OLG Hamm, Urt. v. 2.3.2017 – I-27 U 31/16, ZIP 2017, 733.

163) BSG, 10.12.2014 – B 6 KA 45/13, ZIP 2015, 1079 = NZI 2015, 620 Rn. 32, *Eymelt*, EWiR 2017, 409, 410.

164) *Eymelt*, EWiR 2017, 409 f.; OLG Hamm, Urt. v. 2.3.2017 – I-27 U 31/16, ZIP 2017, 733 = NZI 2017, 525 ff.

165) *Eymelt*, EWiR 2017, 409, 410.

166) Anders BGH, Beschl. v. 17.2.2005 – IX ZB 62/04, BGHZ 162, 167, 190 = ZIP 2005, 722 = ZVI 2005, 200, dazu EWiR 2005, 571 *(Bork)*.

KV galt § 114 Abs. 1 InsO nicht. Die Wirksamkeit der Vorausabtretung dieser Ansprüche war und ist vielmehr nach § 91 Abs. 1 InsO zu beurteilen.[167] Der BGH folgte dem Argument, dass § 114 Abs. 1 InsO in der Insolvenz eines Kassenarztes zu zwangsläufigen Defiziten führen würde, was jede erfolgreiche Betriebsfortführung ausschlösse. Der Insolvenzverwalter ist und bleibt verpflichtet, das Schuldnervermögen zum Zwecke der gemeinschaftlichen Befriedigung aller Gläubiger bestmöglich zu verwerten, § 1 Abs. 1 InsO. Dies kann nur gesetzeskonform erfolgen, wenn der Insolvenzverwalter Betriebe in der Praxis fortsetzt und gerade nicht beendet, um etwaige Verluste auszuschließen. Zur Bedienung laufender Verträge, aber auch zur Deckung der Kosten des Betriebs im Übrigen ist er auf die seit Anordnung der Sicherungsmaßnahmen generierten Forderungen angewiesen. Ohne diese wären die Kosten nicht zu finanzieren.[168] Der Gesetzgeber hat § 114 InsO am 1.7.2014 gestrichen.

II. Aufrechnung erhöhter Abschlagszahlungen gegen vertragsärztliches Honorar

Auf- und Verrechnungen sind ständige Auseinandersetzungen zwischen den Kostenträgern und den Ärzten. Zur gleichmäßigen Versorgung mit Liquidität erhalten Vertragsärzte von der KV Vorauszahlungen auf die im jeweiligen Quartal erwirtschafteten Honorare. In der Praxis zeigt sich zum Teil erst nachträglich, dass die seitens der KV geleisteten Abschlagszahlungen per Saldo höher waren als die tatsächlich verdienten Honorare. Die exakten Abrechnungssalden ergeben sich aus einem entsprechenden Honorarbescheid für das jeweils zurückliegende Quartal. Zur Risikobegrenzung will die KV Überzahlungen vermeiden. Daher will sie bei Feststellung überhöhter **Abschlagszahlungen** vorzugsweise **gegen Honorarforderungen** des Arztes verrechnen. Das ist grundsätzlich möglich. Denn das allgemeine Schuldrecht und damit die §§ 387 ff. BGB gelten im Wege der Lückenfüllung auch für öffentlich-rechtliche Schuldverhältnisse.[169] **360**

Problematisch wird der Fall, wenn nach Feststellung der Überzahlung ein Insolvenzverfahren über das Vermögen des betreffenden Arztes eröffnet wurde und die KV mit den Erstattungsansprüchen gegen laufende Honorarforderungen verrechnen möchte. Einer solchen Verrechnung steht in der Regel das **Aufrechnungsverbot** § 96 Abs. 1 Nr. 1 InsO entgegen. Nach dieser Vorschrift ist die Aufrechnung unzulässig, wenn ein Insolvenzgläubiger erst nach der Eröffnung des Insolvenzverfahrens etwas zur Insolvenzmasse schuldig geworden ist, die Aufrechnungslage mithin nach Eröffnung des Insolvenzverfahrens entstanden ist. Im geschilderten Beispielsfall trifft dies zu. Die von der KV er- **361**

---

167) BGH, Urt. v. 11.5.2006 – IX ZR 247/03, ZIP 2006, 1254 ff. = ZVI 2006, 300.

168) BGH, Urt. v. 11.5.2006 – IX ZR 247/03, ZIP 2006, 1254 ff. = ZVI 2006, 300.

169) BSG, Urt. v. 3.2.210 – B 6 KA 30/08 R, BSGE 105, 224 = ZIP 2010, 2309 = ZInsO 2010, 1274 = SozR 4-2500 § 85 Nr. 52 Rn. 14; zuletzt BSG, Urt. v. 23.3.2011 – B 6 KA 14/10 R, Rn. 13, JURION RS 2011, 21002.

klärte Aufrechnung ist nach § 96 Abs. 1 Nr. 1 InsO unwirksam, da die KV gegen Honorarforderungen des betroffenen Arztes für ein späteres Quartal aufrechnet, somit gegen Forderungen, die erst nach dem Zeitpunkt der Insolvenzeröffnung entstanden sind.[170]

362 Die KV muss daher die berechtigten Honorare auszahlen und darf nicht mit überhängenden Ansprüchen aus der Zeit vor Insolvenzantragstellung verrechnen. Das BSG hat mit Urteil vom 17.8.2011[171] klargestellt, dass trotz der Anwendung der Aufrechnungsvorschriften des §§ 387 ff. BGB und der Gleichartigkeit der Forderungen die Aufrechnung an den Zeitabläufen scheitert. Denn vertragsärztliche Honoraransprüche werden erst mit Erlass des jeweiligen Honorarbescheides fällig, sie können erst konkretisiert und abgerechnet werden, wenn das Quartal beendet ist. Die Aufrechnung der KV scheitert im Ergebnis an § 96 Abs. 1 Nr. 1 InsO, da die KV nur gegen ältere Forderungen des Arztes bzw. des Insolvenzverwalters, nicht aber gegen Honorarforderungen aufrechnen kann, die erst nach dem Zeitpunkt der Insolvenzeröffnung entstanden sind. Die Aufrechnungslage ist in diesen Fällen mithin erst nach Eröffnung des Insolvenzverfahrens entstanden.[172]

III. Ärztliches Versorgungswerk und Beiträge in der Insolvenz

363 Beiträge an Behörden, Kammern, Einrichtungen und zu Gunsten Dritter inklusive solcher zur Rentenversicherung sind in Arztinsolvenzfällen regelmäßig in der Diskussion zwischen Arzt und Insolvenzverwalter. Zwar sollen aus der Masse grundsätzlich nur die unmittelbar für die Aufrechterhaltung der Praxis notwendigen Aufwendungen bezahlt werden. Dennoch ist der Insolvenzverwalter zur Abführung von Beiträgen zur berufsständischen Versorgung verpflichtet, § 55 Abs. 1 InsO. Dies gilt auch dann, wenn die Masse unter Umständen – etwa wegen Beendigung des Verfahrens vor Erreichens des Rentenalters – keinen Anspruch gegen das Versorgungswerk erreicht, also mitunter Mittel aufbringt, ohne eine „Gegenleistung" für die Masse zu erzielen.

1. Unpfändbarkeit der Ansprüche aus berufsständischer Versorgung

364 **Renten** sind grundsätzlich zum Teil unpfändbar, jedoch mit einem – im Einzelfall durchaus beträchtlichen – Spitzenbetrag zum Teil pfändbar, §§ 850b, 850c ZPO. Auch die Ansprüche des Arztes gegen ein Versorgungswerk sind oberhalb der Pfändungsfreigrenzen unter den Maßgaben des § 850c ZPO pfändbar.[173] Andererseits bleibt offen, ob Rentenzahlungen der Versorgungswerke grundsätzlich als Arbeitseinkommen i. S. d. § 850c ZPO zu behandeln sind und daher nur nach Maßgabe der §§ 850a bis 850c ZPO pfändbar bleiben.

---

170) BSG, Urt. v. 17.8.2011 – B 6 KA 24/10 R, ZIP 2011, 1972 = ZInsO 2011, 1982.

171) BSG, Urt. v. 17.8.2011 – B 6 KA 24/10 R, ZIP 2011, 1972 = ZInsO 2011, 1982.

172) BSG, Urt. v. 17.8.2011 – B 6 KA 24/10 R, ZIP 2011, 1972 = ZInsO 2011, 1982.

173) BGH, Beschl. v. 25.8.2004 – IXa ZB 271/03, ZVI 2004, 673 = WM 2004, 2316 ff.

In der vorerwähnten Entscheidung des BGH blieb dieses bezeichnenderweise offen.[174]

2. Pfändungsschutz (§ 850 ZPO) der Zahlungen für ärztliche Leistung durch die KV

Auch bezüglich der durch die KV gezahlten ärztlichen Leistungen gilt ein **365** gewisser Schutz. So hat das LSG Niedersachsen-Bremen mit Beschluss vom 8.10.2009[175] entschieden, dass solche Zahlungen grundsätzlich dem **Pfändungsschutz für Arbeitseinkommen des § 850 ZPO** unterliegen. Dies gilt jedenfalls dann, wenn die Arbeitstätigkeit den Arzt vollständig oder zu einem wesentlichen Teil in Anspruch nimmt. Dieser Auffassung steht das LSG NRW ablehnend gegenüber. Mit Urteil vom 24.4.2012[176] hat es die Frage unter Hinweis auf seine abweichende Rechtsansicht jedoch offengelassen.

Grundsätzlich sind nach § 850a Nr. 3 ZPO Aufwandsentschädigungen un- **366** pfändbar, soweit diese Bezüge den Rahmen des Üblichen <u>nicht</u> übersteigen. Diese Regelung hat ihren Grund darin, dass die Aufwandsentschädigungen tatsächlich kein Entgelt für eine Arbeitsleistung darstellen, sondern Ersatz für tatsächlich entstandene Auslagen sind, für die der Empfänger der Vergütung bereits seine Gegenleistung aus seinem Vermögen erbracht hat oder noch erbringen muss. Der Schuldner soll davor geschützt werden, dass ihm der Gegenwert für seine tatsächlichen Aufwendungen durch die Pfändung noch einmal entzogen und dass ihm damit letztlich die Fortführung seiner Tätigkeit unmöglich gemacht wird, weil er die dafür erforderlichen Auslagen nicht mehr aufbringen kann.[177] Eine unpfändbare Aufwandsentschädigung liegt daher dann vor, wenn nach der vertraglichen Vereinbarung oder gesetzlichen Regelung der Zweck der Zahlung ist, tatsächlichen Aufwand des Schuldners auszugleichen.

Darauf, wie die Zahlung in der Abrechnung bezeichnet wird, kommt es nicht **367** an. Entscheidend ist, ob nach der vertraglichen Vereinbarung oder der gesetzlichen Regelung der Zweck der Zahlung ist, tatsächlichen Aufwand des Schuldners auszugleichen. Umgekehrt gilt (somit u. U: pfändbar): Kein Aufwand im Sinne dieser Regelung und damit keine unpfändbare Aufwandsentschädigung liegt vor, wenn die Tätigkeit des Schuldners selbst vergütet werden soll, was der Schuldner darzulegen (und im Zweifel zu beweisen) hat. Entschädigungen für Zeitversäumnisse sind gleichsam – oberhalb der Pfändungsfreigrenzen – pfändbar.[178]

---

174) BGH, Beschl. v. 25.8.2004 – IXa ZB 271/03, ZVI 2004, 673 = WM 2004, 2316 ff.
175) LSG Niedersachsen-Bremen, Beschl. v. 8.10.2009 – L 3 KA 60/09 B ER = BeckRS 2012, 71818.
176) LSG NRW, Urt. v. 25.4.2012 – L 11 KA 67/10 = ZInsO 2012, 1903 ff.
177) BGH, Urt. v. 5.12.1985 – IX ZR 9/85, BGHZ 96, 324 = NJW 1986, 2362, 2363.
178) BGH, Beschl. v. 6.4.2017 – IX ZB 40/16, ZIP 2017, 976.

3. Beiträge zur berufsständischen Versorgung als Masseverbindlichkeiten

368   Da der Insolvenzverwalter Treuhandvermögen verwaltet und dieses mehren soll, aber nicht durch scheinbar „verlorene" Beitragszahlungen in eine Rentenkasse schmälern darf, ist die Behandlung der laufenden Versorgungsabgaben vor Renteneintritt an das berufsständische Versorgungswerk (die jeweilige Ärzteversorgung) konfliktträchtig. Der insolvente Schuldner und die durch den Insolvenzverwalter vertretene Gläubigergesamtheit verfolgen unterschiedliche Interessen: Der Schuldner hat ein vitales Interesse daran, dass die Beiträge regelmäßig und in der festgesetzten Höhe an das Versorgungswerk gezahlt werden, damit er – entschuldet – im Alter ungekürzte Rente erhält. Der Insolvenzverwalter hingegen möchte im Interesse aller Gläubiger jegliche Masseschmälerung vermeiden. Dies gilt vor allem dann, wenn der Schuldner im Insolvenzverfahren nicht ordnungsgemäß mitwirkt (wie es in der Praxis mitunter geschieht) und Erlöse aus ärztlicher Tätigkeit an der Masse vorbei vereinnahmt werden (was ebenfalls immer wieder zu beobachten ist). Die Veranlagung zum Versorgungswerk erfolgt aber anhand der tatsächlich erzielten Einkünfte des Schuldners. Insoweit drängt sich hier die Frage auf, ob es sich bei den Beiträgen zur Ärzteversorgung stets um Masseverbindlichkeiten i. S. d. § 55 InsO handelt, der Insolvenzverwalter somit gehalten ist, die Beiträge aus der Masse zu zahlen (sofern eine ausreichende Insolvenzmasse existiert).

369   Die verwaltungsgerichtliche Rechtsprechung bejaht die Einordnung der vorgenannten **Beiträge zum Versorgungswerk** als **Masseverbindlichkeiten** i. S. d. § 55 InsO.[179] Sofern die Gläubiger der Fortführung der Arztpraxis des Schuldners nach Verfahrenseröffnung zustimmen, gelangen sie in den Genuss der eingehenden Honorare zur Massemehrung. Der Insolvenzverwalter und damit die Gläubiger könnten die ärztliche Tätigkeit auch aus der Masse freigeben, womit der Arzt (wieder) allein über seine Praxis verfügen könnte. Im Gegenzug müssen die Gläubiger dann auch hinnehmen, dass durch die Praxisfortführung entstehende Forderungen Dritter (z. B. des Fiskus etc.) aus der Insolvenzmasse vorweg beglichen werden. Da das Recht zur Verwaltung der massebefangenen Vermögenswerte mit Eröffnung des Insolvenzverfahrens auf den Insolvenzverwalter übergeht, ist dieser auch der richtige Adressat der belastenden Veranlagungsbescheide.[180]

370   Nach Ansicht des OVG NRW (und auch der Vorinstanz) greift der geschilderte Grundsatz allerdings nur, sofern keine anderslautende Entscheidung auf Antrag nach § 36 Abs. 1 Satz 2 InsO i. V. m. § 850i ZPO vorliegt.[181]

---

179) U. a. VG Weimar, Urt. v. 4.7.2005 – 8 K 6361/04; VG Magdeburg, Urt. v. 26.2.2009 – 3 A 332/06.

180) Siehe u. a. BayVGH, Beschl. v. 28.11.2005 – 9 ZB 04.3254, NVwZ-RR 2006, 550 f.

181) VG Düsseldorf, Urt. v. 3.5.2010 – 20 K 7346/09; OVG NRW, Beschl. v. 28.9.2011 – 17 A 1258/10, BeckRS 2011, 54828.

Grundsätzlich sieht die ZPO (automatischen) Pfändungsschutz nur für Arbeitseinkommen vor (§ 850 ff. ZPO, insbesondere § 850c ZPO). Ein selbstständiger Arzt bezieht indes grundsätzlich[182] kein Arbeitseinkommen i. S. d. Vorschriften. Seine Einkünfte unterliegen daher grundsätzlich in voller Höhe der Pfändung. Der Gesetzgeber eröffnet jedoch über einen Antrag nach § 850i ZPO für den Arzt die Möglichkeit, einen Antrag mit dem Ziel zu stellen, ihm während eines angemessenen Zeitraums so viel zu belassen, als ihm nach freier Schätzung des Gerichts verbleiben würde, wenn sein Einkommen aus laufendem Arbeits- oder Dienstlohn bestünde. Die Rechtsprechung setzt sich immer wieder mit der Frage auseinander, ob § 850i ZPO in Bezug auf den Neuerwerb aus freigegebener selbstständiger Tätigkeit zur Anwendung kommt, und ob ein Arzt, dessen Tätigkeit aus dem Insolvenzbeschlag befreit wurde, nach der Freigabe hinsichtlich der Masseforderungen, die erst nach der Freigabe zur Auszahlung kommen, Pfändungsschutz aus § 850i ZPO erlangen kann. Abgesehen davon, dass der BGH dieser Frage keine entscheidungserhebliche Bedeutung beigemessen hat, da sich die Rechtslage aus der ständigen Rechtsprechung und den gegebene Normen zweifelsfrei ergebe, stand er dem Verlangen ablehnend gegenüber und negierte einen Pfändungsschutz. Nach seiner Auffassung steht dem Schuldner für Forderungen aus seiner selbstständigen Tätigkeit, die von der Freigabe umfasst sind, im Verhältnis zur Masse kein Pfändungsschutz für sonstige Einkünfte zu. Dies wird damit begründet, dass der Schuldner seine Verfügungsbefugnis zurückerhält und der Neuerwerb deswegen nicht mehr in die Masse fällt.[183] Dies bezieht sich dann auch auf rückwirkend übertragend freigegebene Ansprüche gegenüber der KV vom Zeitpunkt der Insolvenz bis zur Freigabeerklärung durch den Insolvenzverwalter.

371

Das im konkreten Einzelfall mit der Frage der Festsetzung pfändungsfreier Bezüge des Arztes beschäftigte Amtsgericht ist folglich gehalten, eine Abwägung der Gesamtumstände des Einzelfalls vorzunehmen und einen (Sockel-)Betrag festzusetzen der dem Schuldner monatlich verbleiben soll. Es orientiert sich hierbei an den für Arbeitseinkommen geltenden Pfändungsschutzvorschriften (insbesondere § 850c ZPO). Bei der Ermittlung der pfändbaren Einkünfte eines selbstständigen Freiberuflers sind nach der Entscheidung des BGH vom 24.7.2008[184] auch Beiträge zum berufsständischen Versorgungswerk in der Höhe abzugsfähig, in der für einen Arbeitnehmer, bezogen auf ein entsprechendes Einkommen, Beiträge zur gesetzlichen Rentenversicherung abzuführen wären.[185]

372

Der Antrag auf Festsetzung eines pfändungsfreien Betrages ist gemäß § 36 Abs. 4 InsO an das zuständige Insolvenzgericht zu richten. Soweit er in der

373

---

182) Ausnahme siehe Rn. 359.
183) Vgl. insgesamt: BGH, Beschl. v. 25.1.2018 – IX ZA 19/17, ZIP 2018, 543.
184) BGH, Urt. v. 24.7.2008 – VII ZB 34/08, ZfIR 2008, 744 (LS) = NZ Bau 2008, 720 ff. (Entscheidung betrifft Architekten).
185) BGH NZ Bau 2008, 720, 720.

Sache Erfolg hat, wird das Gericht beschließen, dass dem Schuldner ein monatlicher pfändbarer Betrag in Höhe „x" zu verbleiben hat. Dieser Beschluss ist für den Insolvenzverwalter bindend. Der festgesetzte Betrag unterliegt damit nicht mehr dem Insolvenzbeschlag (§ 36 InsO i. V. m. § 850i ZPO). Soweit die an das berufsständische Versorgungswerk zu entrichtenden Beiträge jedoch bei der Ermittlung des nach § 850i ZPO zu belassenden Betrages Berücksichtigung gefunden haben, entfällt deren Charakter als Masseverbindlichkeit. Denn sind die Beiträge bereits bei der Ermittlung des zu belassenden Betrages zu berücksichtigen, so können sie nicht erneut in Abzug gebracht werden, indem dem Insolvenzverwalter eine entsprechende Zahlungsverpflichtung aufgebürdet wird. Konsequenterweise ist Adressat der Veranlagungsbescheide der berufsständischen Versorgungseinrichtungen dann auch wieder der Schuldner und nicht mehr der Insolvenzverwalter.

374   Die Praxis zeigt durchaus Differenzen zwischen dem (insolventen) Arzt und „seinem" Insolvenzverwalter. Die Rechtsprechung des OVG NRW bietet jedenfalls keine Lösung für Fälle, in denen sich der **insolvente Arzt** dem Verfahren **verweigert** und insbesondere Einkünfte aus seiner ärztlichen Tätigkeit nicht an die Insolvenzmasse abführt. Diese Gefahr besteht insbesondere, wenn der Schuldner nicht in einer eigenen Praxis niedergelassen ist, sondern z. B. als Vertreter für Kollegen oder rein privatärztlich tätig wird. In dieser Konstellation besteht die Möglichkeit, dass der insolvente Arzt die Einnahmen aus seiner Tätigkeit selbst liquidiert und Einnahmen nicht an die Insolvenzmasse abführt. Das ist in der Insolvenzpraxis ein durchaus zu beobachtendes „Phänomen". Dennoch ist der Insolvenzverwalter gehalten, die Beiträge zum Versorgungswerk als Masseverbindlichkeiten aus der Insolvenzmasse (die z. B. aus der Verwertung von Vermögensgegenständen des Schuldners entsteht) zu begleichen. Das gilt allerdings nur bei massestarken Verfahren. Eine durchsetzbare Zahlungsverpflichtung besteht nicht (mehr), wenn die Masseunzulänglichkeit angezeigt wurde. Das führt zwar nicht zu einer Befreiung von der Verbindlichkeit, aber zu einer Änderung der Verteilungsfolge bei Masseinsuffizienz.

375   Für den Insolvenzverwalter ergeben sich hieraus dennoch Folgeprobleme. Selbst nach Anzeige der Masseunzulänglichkeit gemäß § 208 InsO bleibt er weiter zur Verwertung des Vermögens des Arztes verpflichtet. Wenn dieser weiterhin seiner selbstständigen Tätigkeit nachgeht, entstehen hierdurch sog. Neumasseverbindlichkeiten, die vorab zu berichtigen sind. Auch nach einer evtl. „Freigabe" der Arztpraxis und evtl. Masseunzulänglichkeit muss der Insolvenzverwalter die pfändungsfreien Beträge ermitteln und zur Masse ziehen; im Zweifel muss er von dem Arzt die Auskehrung der anteiligen Bezüge fordern, welche der Arzt u. U. ungeschmälert von seinem (neuen) Dienstherren oder Arbeitgeber bezogen hat. Der Einzug der pfändbaren Bestandteile ist auch liquiditätstechnisch notwendig, damit der Insolvenzverwalter die nach h. M. zwangsweise entstandenen Beiträge im Rang von Masseverbindlichkeiten an das Versorgungswerk entrichten kann. Diese Drucksituation ist im Hinblick auf

eine potentielle Haftung des Verwalters nach § 61 InsO misslich. Denn hiernach haftet er grundsätzlich dann, wenn eine Masseverbindlichkeit nach Anzeige der Masseunzulänglichkeit nicht befriedigt werden kann. In einem solchen Fall kann und muss der Insolvenzverwalter sich allerdings mit § 36 Satz 2 InsO „verteidigen", weil er einerseits die unzureichende Masse nicht erkennen konnte und ihm andererseits die Masseverbindlichkeiten quasi zwangsweise auferlegt waren.

Eine Freigabe der ärztlichen Tätigkeit gemäß § 35 Abs. 2 InsO wird nicht immer möglich sein. Grundsätzlich kommt die Freigabe in Betracht, wenn feststeht, dass der Praxisbetrieb etwa defizitär wäre oder aber die Überschüsse aus der ärztlichen Tätigkeit so gering sind, dass sie in voller Höhe dem Arzt als Unterhalt zu gewähren sind. Jedenfalls ist eine Freigabe der Arztpraxis bei dem Risiko eines defizitären Betriebs oder der Nichteinbringung bestehender oder erwirtschafteter Forderungen zulässig und haftungsmäßig auch geboten. Bei regelmäßig zu erwartenden hohen und zudem gesicherten Einnahmen steht jedoch die Notwendigkeit der Sicherung pfändungsfreier Einnahmen und des neu erreichten Vermögens im Fokus des Verwalters; andernfalls vernachlässigte er seine Funktion als Treuhänder für die beteiligten Gläubiger, die von ihm Massesicherung und -mehrung erwarten. In der geschilderten Konstellation eines *„nicht ganz aufrichtigen oder verlässlichen Arztes"* ist aber schon die Überprüfung der Wirtschaftlichkeit der ärztlichen Tätigkeit faktisch nicht mit einem vertretbaren Aufwand möglich. Hierbei wird natürlich nicht verkannt, dass der schuldnerische Arzt in diesem Fall seine Auskunfts- und Mitwirkungspflichten in erheblichem Maße verletzt und damit Anhaltspunkte für die Versagung der Restschuldbefreiung gemäß § 290 Abs. 1 Nr. 5 InsO liefert. Dies allein hilft aber den Gläubigern, die vorrangig an einem Einzug der unter Umständen erheblichen Einnahmen aus ärztlicher Tätigkeit interessiert sind, nicht.

Der Arzt wird in dem dargestellten Fall auch keinen Antrag nach § 36 InsO i. V. m. § 850i ZPO stellen. Der Insolvenzverwalter muss nach h. M. die Beiträge zum Versorgungswerk zahlen oder aber die Masseunzulänglichkeit anzeigen. Die Gläubiger haben nur die Möglichkeit, einen Antrag auf Versagung der Restschuldbefreiung zu stellen. Damit erreichen sie aber ihr Ziel der Verbesserung einer Quote nicht; allein der unredliche Arzt erhält u. U. das Privileg der Befreiung von seinen Verbindlichkeiten nicht.

IV. Verwertung der Praxis und anderer Assets in Arztfällen

§ 80 Abs. 1 InsO ist eine zentrale Norm der Insolvenzordnung. Nach dieser Vorschrift geht mit der Eröffnung des Insolvenzverfahrens die **Verwaltungs- und Verfügungsbefugnis** auf den **Insolvenzverwalter** über. Vom Insolvenzbeschlag sind grundsätzlich das gesamte Vermögen und alle Wertgegenstände betroffen, die dem schuldnerischen Arzt zur Zeit der Eröffnung des Insolvenzverfahrens gehören und die er (zusätzlich) während des Verfahrens erlangt, § 35 Abs. 1 InsO. Somit unterliegt grundsätzlich sowohl das Privat- als

376

377

378

auch das gesamte Praxisvermögen dem Beschlag und damit der Masse.[186] Der Insolvenzverwalter verwaltet und verwertet es.

379 Zur Klarstellung sei erwähnt, dass nicht nur Behandlungseinrichtungen, Liegen, Stühle und Möbel sowie Apparate und Anlagen, Geräte und Ausrüstungsgegenstände, Bedarfsmaterial, Verpackungen, Medikamente etc. vom **Insolvenzbeschlag** umfasst sind, sondern auch immaterielle Gegenstände, wie etwa Know-how und der Patientenstamm. Auch der Goodwill ist kein insolvenzfreies, höchstpersönliches Gut, sondern vom Insolvenzbeschlag umfasst und unterliegt damit der Verfügungsbefugnis des Insolvenzverwalters.[187] Patientenunterlagen dürfen allerdings nur mit deren Einwilligung einem Erwerber überlassen werden.[188]

380 Eine Arztpraxis kann verkauft werden. Der Kaufvertrag mit dem Insolvenzverwalter bietet für den Erwerber beachtliche Vorteile, allein schon wegen der beschränkten Haftung des Erwerbers für Altverbindlichkeiten, da nach der ständigen Rechtsprechung die Haftung des Erwerbers beim Unternehmenskauf aus der Insolvenz eingeschränkt ist:

- Bei dem Erwerb eines Unternehmens außerhalb der Insolvenz übernimmt der Erwerber nach § 613a BGB sämtliche Verbindlichkeiten gegenüber den auf ihn übergehenden Arbeitnehmern[189] einschließlich Pensionsverbindlichkeiten.[190] Beim Erwerb vom Insolvenzverwalter beschränkt sich die Haftung allerdings auf diejenigen Verbindlichkeiten, die nach der Eröffnung des Insolvenzverfahrens entstehen, also vor allem Vergütungsansprüche für nach der Insolvenzeröffnung erbrachte Arbeitsleistungen.[191] Zur Begründung führt das BAG (noch zur Konkursordnung) aus:

  „Wenn darüber hinaus die bei der Veräußerung eines Betriebes übernommene Belegschaft einen neuen zahlungskräftigen Haftungsschuldner für bereits entstandene Ansprüche erhielte, wäre sie im Vergleich zu anderen Gläubigern und vor allem auch gegenüber den ausgeschiedenen Arbeitnehmern unangemessen bevorzugt. Dieser Vorteil müßte von den übrigen Gläubigern insoweit finanziert werden, als der Betriebserwerber den Kaufpreis mit Rücksicht auf die übernommene Haftung mindern könnte. Eine so ungleiche Verteilung der Lasten wäre mit dem geltenden Konkursrecht nicht vereinbar. Deshalb ist davon aus-

---

186) Mittlerweile ganz h. M. Uhlenbruck-InsO/*Hirte*, § 35 Rn. 276, MünchKomm-InsO/*Lwowski/Peters*, § 35 Rn. 507 m. w. N.

187) *Kluth*, NJW 2002, 186; *Hess/Röpke*, NZI 2003, 233, 237.

188) Vgl. Münchner Empfehlungen zur Wahrung der ärztlichen Schweigepflicht bei Veräußerung einer Arztpraxis, MedR 1992, 207; siehe auch Rn. 430 ff.; *Beyer/Beyer*, NZI 2016, 241, 242.

189) § 613a Abs. 1 Satz 1 BGB; Ascheid/Preis/Schmidt/*Steffan*, KündigungsR, § 613a Rn. 80; MünchKomm-BGB/*Müller-Glöge*, § 613a Rn. 89; *Ott/Göpfert*, Unternehmenskauf aus der Insolvenz, S. 128 f.; *Morshäuser/Falkner*, NZG 2010, 881 ff.; *Reul/Heckschen/Wienberg/Heckschen*, InsR, § 4 Rn. 1387.

190) ErfKomm/*Preis*, § 613a Rn. 73; Ascheid/Preis/Schmidt/*Steffan*, KündigungsR, § 613a Rn. 92; *Morshäuser/Falkner*, NZG 2010, 881 ff.

191) Siehe st. Rspr. seit BAG, Urt. v. 17.1.1980, AP BGB § 613a Nr. 18 = NJW 1980, 1124.

zugehen, daß § 613a BGB bei einer Betriebsveräußerung im Konkurs insoweit keine Geltung beansprucht, als bei Konkurseröffnung bereits entstandene Ansprüche abzuwickeln sind."

Hinsichtlich der angesprochenen Pensionsverbindlichkeiten ergibt sich ebenfalls eine Haftungserleichterung zugunsten des Erwerbers. Denn insoweit haftet er lediglich für diejenigen Anwartschaften, die in der Zeit ab Eröffnung des Insolvenzverfahrens entstehen.[192] Die bis zur Insolvenzeröffnung entstandenen Anwartschaften sind einfache Insolvenzforderungen. Für diese tritt – soweit die sonstigen Voraussetzungen erfüllt sind – der Pensionssicherungsverein ein.[193]

Nimmt ein Arbeitnehmer Altersteilzeit im sog. *„Blockmodell"* in Anspruch und hat er im Zeitpunkt der Insolvenzeröffnung die Arbeitsphase bereits beendet, haftet der Erwerber deshalb nicht für Ansprüche des Arbeitnehmers während der Freistellungsphase[194]. Das Bundesarbeitsgericht stützt seine Rechtsprechung auf die Gleichbehandlung der Arbeitnehmer mit anderen ungesicherten Gläubigern. Der Pensionssicherungsfond trägt allerdings die Ansprüche (einschließlich gesetzlich unverfallbarer Anwartschaften), die sich auf den Zeitraum vor Eröffnung des Insolvenzverfahrens beziehen; der Erwerber haftet aber auch insoweit nicht für die Verbindlichkeiten.[195]

• Gemäß **§ 75 Abs. 1 AO** haftet der Erwerber eines Unternehmens bei einem Kauf außerhalb der Insolvenz für Betriebssteuern aus der Zeit vor dem Stichtag des Vertrages. § 75 Abs. 2 AO schafft für den Erwerber aus der Insolvenz ein Privileg und bestimmt, dass die Haftung für Steuern nicht bei einem Erwerb aus einer Insolvenzmasse gilt.[196]

• **§ 25 HGB** bestimmt eine Haftung des Erwerbers eines „lebenden" Unternehmens bei Fortführung der Firma (vorbehaltlich eines Haftungsausschlusses durch Eintragung im Handelsregister oder Information der Gläubiger) für alle Verbindlichkeiten des Unternehmens. Nach ständiger Rechtsprechung findet beim Erwerb des Unternehmens aus der Insolvenz § 25 HGB aber keine Anwendung.[197]

---

192) BAG, Urt. v. 22.12.2009 – 3 AZR 814/07, NZA 2010, 586.

193) BAG, Urt. v. 22.12.2009 – 3 AZR 814/07, NZA 2010, 58; auch LAG Düsseldorf, Urt. v. 20.1.2017 – 6 Sa 584/16.

194) BAG, ZIP 2009, 682 = NZA 2009, 432, 434 f.; zu Pensionsanwartschaften: BAG, NZA-RR 2006, 373, 377.

195) Vgl. § 7 BetrAVG; BAG, NZA-RR 2006, 373, 377; NZA 1993, 20; NZA 1993, 643; vgl. auch Preis, § 613a Rn. 148; MünchKomm-BGB/*Müller-Glöge*, § 613a Rn. 181; LAG Düsseldorf, Urt. v. 20.1.2017 – 6 Sa 584/16; *Ott/Göpfert*, Unternehmenskauf aus der Insolvenz, S. 205 f.; *Morshäuser/Falkner*, NZG 2010, 881 ff.

196) *Ott/Göpfert*, Unternehmenskauf aus der Insolvenz, S. 128; *Morshäuser/Falkner*, NZG 2010, 881 ff.

197) BGH, Urt. v. 24.9.2008 – VIII ZR 192/06, ZIP 2008, 2116 = NJW-RR 2009, 820; Reul/Heckschen/Wienberg/*Heckschen*, InsR, § 4 Rn. 1431.

• Jedoch ist zu betonen, dass **Umweltrisiken und -haftungen** nicht ausgeschlossen sind, somit in allen Fällen auf den Erwerber übergehen, mit und ohne Insolvenzverfahren. Solche Risiken müssen daher bei der Kaufpreisfindung berücksichtigt werden. Es empfiehlt sich, mit dem Insolvenzverwalter einen „*Sondertopf Altlasten*" oder eine örtlich wie zeitlich beschränkte Freistellung von solchen Risiken zu verhandeln.[198]

1. Unpfändbarkeit der kassenärztlichen Zulassung und des Vertragsarztsitzes

381 Im Fall eines Arztes sind die mit seiner Ausbildung und fachlichen Kompetenz zusammenhängenden Rechte nicht „sonderrechtsfähig". Die **Zulassung** und der **Vertragsarztsitz** bzw. das Recht auf dessen Verlegung können als **höchstpersönliche Rechte** nicht Gegenstand der Masse sein und damit auch nicht von einem Verwalter verkauft werden:[199]

382 Denn – so der BGH bereits zur Konkursordnung –

„die Zulassung als Vertragsarzt stellt sich als Zuerkennung einer öffentlich-rechtlichen Berechtigung durch Stellen staatlicher Verwaltung, nämlich der Zulassungs- und Berufungsausschüsse (§§ 96, 97 SGB V), dar. […] Die Zulassung setzt eine Reihe von Qualifikationen voraus, die in der Person des Arztes erfüllt sein müssen [und] ist daher untrennbar mit der Person des Berechtigten verbunden. Als solchermaßen ausgestaltete öffentlich-rechtliche Berechtigung ist die Zulassung als Vertragsarzt ebenso wenig übertragbar oder pfändbar wie etwa der Status als Rechtsanwalt (im Ergebnis ebenso Schick, NJW 1990, 2359, 2361). Als öffentlich-rechtliche Berechtigung kann die Zulassung bei Vermögensverfall des Vertragsarztes nicht in die Konkursmasse fallen mit der Folge, dass der Konkursverwalter über sie verfügen und sie verwerten könnte. […] Nichts anderes gilt für das Recht auf Verlegung des Vertragsarztsitzes und für die Befugnis, die erforderliche Genehmigung zu beantragen. Sie kann aus den dargestellten Gründen ebenfalls nicht mit der Konkurseröffnung auf den Konkursverwalter übergehen. Wäre dies der Fall, so könnte der Konkursverwalter durch seine Handlungen dem Vertragsarzt jede Möglichkeit nehmen, weiterhin eine Vertragsarztpraxis zu betreiben und von seiner Zulassung Gebrauch zu machen. Indem er die mit der Gemeinschaftspraxis zusammenhängenden privatrechtlichen Vermögenswerte abwickelt, nimmt er ihm die Möglichkeit, die Praxis am bisherigen Ort weiterzuführen. Würde er zudem einen Antrag auf Verlegung der Praxis verhindern können, wäre dem Vertragsarzt deren Weiterführung auch an jedem anderen Ort verwehrt. Damit ergäbe sich für den Arzt ein faktisches Ende seines Vertragsarztsitzes und seiner Zulassung, ohne daß sich ein entsprechender Tatbestand den Regelungen der § 95 Abs. 6 und 7 SGB V, § 27, § 28 Ärzte-ZV entnehmen ließe."

383 Grundsätzlich kann gemäß den §§ 857 Abs. 3 ZPO, 36 Abs. 1 Satz 1 InsO auch ein unveräußerliches Recht Gegenstand der Masse sein. Voraussetzung dafür ist aber, dass die Ausübung des Rechts einem anderen überlassen werden kann. Gerade dies trifft für die kassenärztliche Zulassung nicht zu. Die für

---

198) *Morshäuser/Falkner*, NZG 2010, 881 ff.
199) BSG, Urt. v. 10.5.2000 – B 6 KA 67/98 R, BeckRS 2000, 41267.

den Erhalt der Zulassung maßgeblichen Regelungen der §§ 20, 21 Ärzte-ZV knüpfen an die in der Person des Arztes liegenden Merkmale an und schließen die in Rede stehende Ausübungsüberlassung bereits ihrem Sinn und Zweck nach aus.[200] Dies hat das Bundesverfassungsgericht mit Beschluss vom 22.3.2013 bestätigt. Die **kassenärztliche Zulassung** unterfällt als **höchstpersönliches Recht** auch dann nicht der Verwaltungs- und Verfügungsbefugnis des Insolvenzverwalters, wenn die Zulassung einem in der Rechtsform einer juristischen Person des Privatrechts betriebenen Medizinischem Versorgungszentrum erteilt wird.[201]

Aus insolvenzrechtlicher Sicht erschwert dieser Umstand regelmäßig die Verwertung der Praxis. Denn nur wenn die Arztpraxis in einem nicht zulassungsbeschränkten Planungsbereich liegt, kann ein identifizierter Nachfolger die Praxis unproblematisch übernehmen. Dem erwerbenden Arzt ist in diesem Fall durch den Zulassungsausschuss – soweit er die sonstigen Zulassungsvoraussetzungen erfüllt – zwingend eine Zulassung zu erteilen. **384**

Tatsächlich sind jedoch viele Planungsbereiche aufgrund festgestellter Überversorgung gesperrt. Der Anspruch auf Erteilung einer Zulassung richtet sich damit nach § 103 Abs. 3a SGB V in der Neufassung durch das Gesetz zur Verbesserung der Versorgungsstrukturen in der gesetzlichen Krankenversicherung, kurz GKV-VStG, gültig seit 1.1.2013. Die Regelung betrifft die Frage, unter welchen Voraussetzungen in einem gesperrten Planungsbereich die Neubesetzung eines nach Beendigung der vertragsärztlichen Zulassung (durch Tod des Vertragsarztes, durch Verzichtserklärung oder durch Entziehung derselben) frei gewordenen Praxissitzes erfolgt. **385**

Nach alter Rechtslage war der Zulassungsausschuss der jeweiligen Kassenärztlichen Vereinigung auf Antrag des bisherigen Vertragsarztes oder seiner Erben zur Durchführung eines Nachbesetzungsverfahrens verpflichtet. Dem Antragsteller stand ein gebundener Anspruch auf Durchführung eines Nachbesetzungsverfahrens zu. Zu den Kriterien der Bewerberauswahl zählten die berufliche Eignung, das Approbationsalter und die Dauer der ärztlichen Tätigkeit sowie die Bewerbung als Ehegatte, Lebenspartner oder Kind des bisher zugelassenen Vertragsarztes bzw. die Bewerbung als dessen bislang angestellter Arzt oder bisheriger Partner. **386**

Die genannten bisherigen Auswahlkriterien im Rahmen eines durchzuführenden Nachbesetzungsverfahrens gelten auch künftig fort, sie werden allerdings durch § 103 Abs. 4 Satz 5 Nr. 4 und Nr. 7 SGB V n. F. erweitert. Bei der Auswahl der Bewerber ist nunmehr auch eine mindestens fünf Jahre dauernde **387**

---

200) §§ 20, 21 Ärzte-ZV verlangen für den Erhalt der Zulassung bestimmte persönliche Merkmale, welche der Arzt (eben persönlich) erfüllen muss. Er kann diese ihm persönlich erteilte Zulassung daher nicht Dritten überlassen, weder durch Rechtsgeschäft (Kauf, Miete, Pacht, Leasing etc.), noch faktisch.

201) BVerfG, Beschl. v. 22.3.2013 – 1 BvR 791/12, ZIP 2013, 986 ff. = ZInsO 2013, 1028.

vertragsärztliche Tätigkeit in einem Gebiet, in dem der Landesausschuss das Bestehen von Unterversorgung festgestellt hat, zu berücksichtigen. Ferner ist die Bereitschaft des Bewerbers zu berücksichtigen, besondere Versorgungsbedürfnisse, die in der Ausschreibung der Kassenärztlichen Vereinigung definiert worden sind, zu erfüllen.

388 Seit dem 01.01.2013 hat der entscheidende Zulassungsausschuss zudem die Möglichkeit, sich gegen die Durchführung eines Nachbesetzungsverfahrens auszusprechen, wenn die Nachbesetzung des Praxissitzes aus Versorgungsgründen (überversorgtes Gebiet) nicht erforderlich ist (§ 103 Abs. 3a SGB V n. F.). Dabei wird dem Zulassungsausschuss ein Ermessensspielraum eingeräumt, der nur einer eingeschränkten gerichtlichen Kontrolle unterliegt. Grundlage seiner Entscheidung wird die neue Bedarfsplanung, welche der gemeinsame Bundesausschuss erarbeitet. Auch wirtschaftliche Gesichtspunkte, u. a. fortbestehende Verpflichtungen des abgebenden Vertragsarztes, sollen berücksichtigt werden.

389 Die Ablehnung der Durchführung eines Nachbesetzungsverfahrens ist jedoch ausgeschlossen, wenn der Bewerber Ehegatte, Lebenspartner oder Kind des bisherigen Vertragsarztes ist. Für eine Kontinuität in einer Familienpraxis ist damit gesorgt. Gleiches gilt, wenn die Praxis durch den bisher angestellten Arzt oder den bisherigen Partner fortgeführt werden soll, ebenso, wenn der ausscheidende Arzt in einer Berufsausübungsgemeinschaft tätig war, welche durch die Ablehnung der Nachbesetzung benachteiligt wäre.

390 Gegen die Ablehnung des Nachbesetzungsverfahrens kann sich der Antragsteller mit der Verpflichtungsklage gerichtlich zur Wehr setzen. Die Durchführung des Vorverfahrens ist nach § 103 Abs. 3a Satz 5, 6 SGB V n. F. nicht erforderlich.

391 Allerdings setzt die Nachbesetzung einer Praxis immer auch deren „Fortführungsfähigkeit" voraus. Diese ist im Falle der Durchführung eines streitigen Gerichtsverfahrens schon deshalb fraglich, da zwischen dem Ablehnungsbescheid und dem Abschluss des Rechtsmittelverfahrens i. d. R. ein erheblicher Zeitraum liegt. Es ist daher ratsam, die Verzichtserklärung gegenüber dem Zulassungsausschuss nur unter der aufschiebenden Bedingung der Durchführung eines Nachbesetzungsverfahrens abzugeben.

392 Bei rechtskräftiger Ablehnung des Nachbesetzungsverfahrens ist die jeweilige Kassenärztliche Vereinigung zum Kauf des Praxissitzes verpflichtet. Als Entschädigung zahlt sie dem ausscheidenden Vertragsarzt oder dessen Erben eine Abfindung in Höhe des Verkehrswertes seiner Praxis. Die Bewertung des Verkehrswertes erfolgt auf Grundlage des Gesamtwertes der Praxis einschließlich des privatärztlichen Anteils unter Zugrundelegung der anerkannten Bewertungsgrundsätze[202]. Die Festsetzung des Praxiswertes ist gerichtlich überprüf-

---

202) Siehe Rn. 548 ff.

bar. Im Streitfall wird das entscheidende Gericht ein Sachverständigengutachten einholen müssen, um den ortsüblichen angemessenen Praxiswert gutachterlich ermitteln zu lassen. Nachteile für den ausscheidenden Vertragsarzt oder dessen Erben können sich durch die Ablehnung dann ergeben, wenn ein Verkauf über dem Verkehrswert möglich gewesen wäre. Vorteile zeigen sich hingegen, wenn keine Interessenten für eine Nachfolge vorhanden sind.

Auch der Vertragssitz des Kassenarztes wird vor dem Hintergrund des § 103 Abs. 4 Satz 1 SGB V nicht als Vermögensrecht eingestuft. Die dort geregelte Befugnis, nach dem Tod des Arztes über den Vertragssitz zu verfügen, steht nicht den Erben des Arztes sondern der KV zu.[203]   **393**

Die vorstehenden Ausführungen gelten für die Zulassung eines niedergelassenen Kassenarztes. Handelt es sich bei der Insolvenzschuldnerin um eine Berufsausübungsgemeinschaft (BAG) oder ein Medizinisches Versorgungszentrum (MVZ), ergeben sich hieraus weitere Fragen hinsichtlich der Verwertbarkeit der Zulassung.[204]   **394**

a) Berufsausübungsgemeinschaft (BAG)

Im Grundsatz gilt, dass die Eröffnung eines Insolvenzverfahrens über das Vermögen einer Berufsausübungsgemeinschaft (BAG) den Bestand der vorhandenen Zulassung(en) unberührt lässt. Eine Verwertung dieser scheitert daher zumindest in den Fällen, in denen die Gesellschafter selbst Inhaber der Zulassung sind. Insoweit sind nämlich die vorangegangenen Ausführungen übertragbar. Als höchstpersönliches Recht unterfällt die Zulassung nicht dem Insolvenzbeschlag.   **395**

Fraglich ist jedoch, ob von diesem Grundsatz jedenfalls dann abzuweichen ist, wenn der Vertragsarztsitz vertraglich an die BAG gebunden ist.[205] Dies ist nach Ansicht des BGH möglich, wenn der Gesellschaftsvertrag zum einen entsprechende Regelungen vorsieht und zum anderen die Klausel nicht sittenwidrig ist. Sittenwidrig ist sie jedenfalls dann nicht, wenn der betreffende Inhaber erst seit Kurzem in der Praxis tätig ist und die Vertragsarztzulassung erhalten hat, ohne hierfür Kapital in die Gesellschaft einzulegen.   **396**

Die Verwertung ist aber auch dann bedenklich, wenn die vorliegenden Kriterien erfüllt sind, also eine beanstandungsfreie Bindung vorliegt. Generell sehen die in den Verträgen vereinbarten Klauseln vor, dass der Inhaber der Zulassung nur dann verpflichtet ist, einen Antrag auf Ausschreibung der Zulassung zu stellen, wenn er aus der Praxis ausscheidet. Soweit der betreffende Arzt nur auf Probe eingestellt ist, steht es dem Insolvenzverwalter frei, das Vertragsverhältnis ordentlich zu kündigen, somit ein Ausscheiden des Gesellschafters zu   **397**

---

203) LSG NRW, 12.3.1997 – L 11 SKa 85/96, NJW 1997, 2477, 2478.
204) Siehe auch *Ziegler*, ZInsO 2014, 1577 ff.
205) Siehe Rn. 524 f.

erreichen und alsdann den Vertragsarztsitz unter Hinweis auf die vertraglichen Regelungen zur Ausschreibung zu bringen. Anders dürfte sich die Situation indes darstellen, soweit der Arzt nicht bereit ist, freiwillig aus der BAG auszuscheiden und zudem keine vertraglichen Regelungen existieren, die dem Insolvenzverwalter eine Kündigung erlauben. Denn dann liegt bereits das Ausscheiden als Grundvoraussetzung der Klausel nicht vor. Das weitere Verfahren kann damit erst gar nicht in Gang gesetzt werden. Insoweit hat sich der Vertragsarzt nicht damit einverstanden erklärt, dass seine Zulassung ihm ohne Grund entzogen werden könnte. Dies stünde im Übrigen (in gesperrten Planungsbereichen) einem faktischen Berufsverbot gleich.

b) Medizinisches Versorgungszentrum (MVZ)

398 Wie oben bereits dargestellt,[206] sind Medizinische Versorgungszentren (MVZ) sowohl in der Form eines „Vertragsarzt-MVZ" als auch eines Angestellten-MVZ" anzutreffen. Bei einem Vertragsarzt-MVZ sind ausschließlich Vertragsärzte tätig. Daher verfügen sowohl diese als auch die Trägergesellschaft des MVZ über eigene Zulassungen. Solange die Vertragsärzte im MVZ beschäftigt sind, wird ihre Zulassung allerdings von der Zulassung des MVZ überlagert.[207] Nach Beendigung der Trägergesellschaft leben die Zulassungen wieder auf. Der Insolvenzverwalter hat damit hierauf keinen Zugriff.[208]

399 Anders stellt sich die Rechtslage dar, soweit das MVZ als „Angestellten-MVZ" betrieben wird. In diesem Fall verfügt grundsätzlich nur das MVZ selbst über eine Vertragsarztzulassung. Nach dem GKV-Versorgungsstrukturgesetz seit dem 1.1.2012 eröffnen § 95 Abs. 9b SGB V, § 32b Abs. 5 Ärzte-ZV inzwischen jedoch die Möglichkeit, auf Antrag des anstellenden Vertragsarztes eine genehmigte Anstellung vom Zulassungsausschuss in eine Zulassung umzuwandeln, sofern der Umfang der Tätigkeit des angestellten Arztes einem ganzen oder halben Versorgungsauftrag entspricht. Aufgrund der Verweisung in § 95 Abs. 2 Satz 8 Hs. 2 SGB V i. V. m. § 103 Abs. 4b Satz 4 SGB V ist diese Regelung auch auf Vertragsarztstellen in MVZ anzuwenden. Dem Wortlaut des Gesetzes nach könnte sich zum Zwecke der Sanierung daher folgendes Vorgehen anbieten:

400 Der Insolvenzverwalter über das Vermögen des MVZ beantragt bei dem Zulassungsausschuss die Rückumwandlung der Stelle des angestellten Arztes in eine Zulassung und stellt keinen Antrag auf Durchführung des Nachbesetzungsverfahrens. Der angestellte Arzt wird damit Inhaber dieser Zulassung. Dem Antrag ist durch den Zulassungsausschuss zu entsprechen. Ein Ermessensspielraum besteht nicht. Zeitgleich verzichtet der angestellte Arzt auf die so erhaltene Zulassung (§ 103 Abs. 4a Satz 1 SGB V) zugunsten einer Anstellung

---

206) Siehe Rn. 13 f.

207) *Ziegler*, ZInsO 2014, 1577, 1581 m. w. N.

208) *Ziegler*, ZInsO 2014, 1577, 1581 m. w. N.

in einem neu gegründeten MVZ, einer Auffanggesellschaft nach Insolvenz. Der angestellte Arzt sollte seinen angestrebten Verzicht dabei unter der aufschiebenden Bedingung der Bestandskraft der Rückumwandlung stellen.[209]

So naheliegend und sinnvoll die beschriebene Vorgehensweise auch scheinen **401** mag, so fraglich ist deren tatsächliche Zulässigkeit. Insbesondere in der Rechtsprechung des BSG sind restriktive Tendenzen mit der Bestrebung zu erkennen, eine Kommerzialisierung und damit einen Konzessionshandel auszuschließen.[210] Wie das BSG eine entsprechende Konstellation letztendlich rechtlich beurteilen würde, ist bislang nicht abschließend abzusehen. Festzuhalten bleibt jedenfalls, dass der Gesetzgeber mit Einführung der Möglichkeit der Rückumwandlung den vorbeschriebenen Weg erst eröffnet hat. Ob eine Ausnutzung dieser Möglichkeit im Rahmen der Sanierung nicht der gesetzgeberischen Intention entspricht, ist offen. Vor einem entsprechenden Vorgehen wird es sich für den Insolvenzverwalter anbieten, in Kontakt mit dem Zulassungsausschuss zu treten und die dortige Ansicht abzufragen. Dieses entspräche etwa dem Antrag auf „verbindliche Auskunft" in einem Steuerrechtsfall durch die Finanzverwaltung. Erst wenn der Zulassungsausschuss Zustimmung signalisiert oder – besser – schriftlich bestätigt, kann mit der Umsetzung begonnen werden. Eine Umsetzung gegen die Ansicht des Ausschusses dürfte jedenfalls im Insolvenzverfahren nicht angezeigt sein. Denn hierdurch litte die „Transaktionssicherheit". Im Gegenteil, es käme u. U. zu einer Verzögerung des Gesamtverfahrens, die für die Sanierung schädlich wäre.

2. Sonstige unpfändbare Gegenstände des Arztes und seiner Praxis

Unpfändbare Gegenstände, wie etwa der übliche Hausstand, bleiben auch in **402** Arztfällen unpfändbar. Denn ein allumfassender Insolvenzbeschlag kollidierte mit den Pfändungsschutzvorschriften im Insolvenzverfahren. Daher gehören gemäß § 36 Abs. 1 InsO diejenigen Gegenstände nicht zur Insolvenzmasse, die nicht der Zwangsvollstreckung unterliegen. Dies gilt sowohl für das Privat- als auch für das Praxisvermögen. Konkreter Anwendungsfall sind die Pfändungsschutzvorschriften des § 811 Abs. 1 ZPO.

Besondere Bedeutung haben § 811 Abs. 1 Nr. 5 ZPO und § 811 Abs. 1 Nr. 7 **403** ZPO. Gemäß Nr. 5 der Regelung sind bei Personen, die aus ihrer körperlichen und geistigen Arbeit oder persönlichen Leistung einen Erwerb ziehen, die zur Fortsetzung dieser Tätigkeit erforderlichen Gegenstände der Pfändung nicht unterworfen. Nach Nr. 7 sind die zur Berufsausübung erforderlichen Gegenstände einschließlich angemessener Bekleidung gleichsam vom Pfändungsschutz umfasst. § 811 Abs. 1 Nr. 7 ZPO konkretisiert den Pfändungsschutz nach § 811 Nr. 5 ZPO hinsichtlich der Dienstkleidungsstücke und Dienstausrüstungsgegenstände für bestimmte Berufsgruppen, explizit auch für Ärzte,

---

209) *Ziegler*, ZInsO 2014, 1577, 1582.
210) BSG, Urt. v. 20.3.2013 – B 6 KA 19/12 R; BSG, Urt. v. 11.12.2013 – B 9 KA 49/12.

und ist somit die speziellere Vorschrift.[211] Gleichwohl gelten hinsichtlich ihres personellen und sachlichen Geltungsbereichs die zu Nr. 5 entwickelten Grundsätze.[212]

404 Dem Pfändungsschutz unterliegen damit insbesondere die **Arztkleidung** und die **Ausstattung der Arztpraxis** sowie die erforderliche **Fachliteratur und Computerausstattung**.[213] Ob dies auch für den Pkw des Arztes gilt, wird uneinheitlich bewertet. Die überwiegende Literatur und Teile der Rechtsprechung sprechen sich für die Unpfändbarkeit des Pkw des Hausarztes aus, den der Arzt regelmäßig für Hausbesuche verwendet.[214] Anderes soll für Fachärzte, wie Hautärzte, Radiologen, Orthopäden oder Zahnärzte gelten, die in Notfällen auch auf öffentliche Verkehrsmittel oder ein Taxi zurückgreifen könnten. Nach Ansicht des FG Bremen träfe dies auch für den Hausarzt zu.[215] Diese Wertung dürfte mit der Realität und der zunehmenden Mobilität der Gesellschaft nicht mehr in Einklang zu bringen sein. Der Arzt dürfte sich daher auch bei nicht berufsbedingter Dauernutzung seines PKW auf die Unpfändbarkeit desselben berufen können.

405 Selbstständige Bedeutung hat Nr. 7 gegenüber Nr. 5 lediglich im Hinblick auf die **Austauschpfändung** nach § 811a ZPO. Danach kann die Pfändung einer grundsätzlich unpfändbaren Sache insbesondere dann zugelassen werden, wenn der Gläubiger dem Schuldner vor der Wegnahme der Sache ein Ersatzstück, das dem geschützten Verwendungszweck genügt, oder den zur Beschaffung eines solchen Ersatzstückes erforderlichen Geldbetrag überlässt. Im Unterschied zu den gemäß § 811 Abs. 1 Nr. 5 ZPO unpfändbaren Gegenständen ist eine Austauschpfändung im Falle des § 811 Abs. 1 Nr. 7 ZPO ausgeschlossen. Die Regeln über die Austauschpfändung finden auch im Insolvenzverfahren entsprechende Anwendung.[216]

406 Exemplarisch sei in diesem Zusammenhang die Entscheidung des Amtsgerichts Köln vom 15.4.2003 zu einem Fall einer zwangsweisen Praxisschließung genannt.[217] Der Schuldner betrieb als niedergelassener Arzt eine internistische Praxis, in der sich neben verschiedenen Einrichtungsgegenständen und medizinischen Geräten auch die Krankenunterlagen befanden. In der Gläubigerversammlung wurde der Beschluss gefasst, dass die Praxis des Schuldners fortgeführt werden sollte, soweit die Masseunzulänglichkeit innerhalb einer hierfür gesetzten Frist beseitigt werde, anderenfalls die Praxis zu schließen sei. Da

---

211) Musielak/Voit/*Becker*, ZPO, § 811 Rn. 22.
212) Saenger-ZPO/*Kemper*, § 811 Rn. 21, 27.
213) Saenger-ZPO/*Kemper*, § 811 Rn. 27; a. A. noch LG Frankfurt/M. DGVZ 1994, 28.
214) AG Sinzig NJW-RR 1987, 508; Musielak/Voit/*Becker*, ZPO, § 811 Rn. 22; *Pardey*, DGVZ 1987, 180.
215) FG Bremen DGVZ 1994, 14.
216) Uhlenbruck-InsO/*Hirte/Praß*, § 36 Rn. 43.
217) AG Köln, Beschl. v. 15.4.2003 – 71 IN 25/02, NZI 2003, 287, dazu EWiR 2003, 1151 (*Tetzlaff*) und mit Entscheidungsanmerkung *van Zwoll*, GesR 2003, S. 331 ff.

der schuldnerische Arzt unter Missachtung des Beschlusses der Gläubigerversammlung die Praxis weiterführte, ließ sich der Insolvenzverwalter im Wege der Zwangsvollstreckung durch das Insolvenzgericht in den Besitz der Praxisräume einweisen und verwehrte dem Arzt seit diesem Zeitpunkt den Zutritt. Letzterer legte gegen die Art und Weise der Zwangsvollstreckung das Rechtsmittel der Erinnerung ein. Der Arzt stellte den Antrag, die Zwangsvollstreckung aus dem Insolvenzeröffnungsbeschluss, soweit sie die Herausgabe der in den Praxisräumen des Schuldners befindlichen Einrichtungsgegenstände sowie Unterlagen betrifft, für unzulässig zu erklären und den Insolvenzverwalter zu verpflichten, die bezeichneten Gegenstände und Unterlagen an ihn herauszugeben.

Der Arzt vertrat die Auffassung, der Insolvenzverwalter sei nicht berechtigt **407** gewesen, die in den Praxisräumen befindlichen Gegenstände in Besitz zu nehmen und zu verwerten. Die Gegenstände seien nicht Bestandteil der Insolvenzmasse, weil sie gemäß § 811 Abs. 1 Nr. 5 ZPO der Pfändung nicht unterlägen. Sämtliche Gegenstände benötige er zur Fortsetzung seiner Erwerbstätigkeit. Gleiches gelte für die vertraulichen Patientendaten in den enthaltenen Krankenunterlagen.

Das AG Köln gab dem Arzt Recht. Das Pfändungsverbot des § 811 Abs. 1 Nr. 5 **408** ZPO finde auch dann Anwendung, wenn die Gläubigerversammlung beschlossen habe, die Praxis des Schuldners stillzulegen.

> „Dem Schuldner bleibt es auch in einem Insolvenzverfahren unbenommen, selbst zu entscheiden, wie er seine Arbeitskraft einsetzen will. Denn es entspricht nahezu einhelliger Auffassung in Rechtsprechung und Literatur, dass die Arbeitskraft des Schuldners nicht zur Insolvenzmasse gehört. Dementsprechend müssen dem Schuldner solche Gegenstände belassen werden, die er benötigt, um seine Arbeitsleistung zu realisieren. Dies gilt umso mehr, wenn der Schuldner einen Antrag auf Erteilung der Restschuldbefreiung gestellt hat. Denn in diesem Fall kann er die – im Rahmen einer Einzelzwangsvollstreckung – gemäß § 811 Abs. 1 Nr. 5 ZPO unpfändbaren Gegenstände einsetzen, um auch während der restlichen Laufzeit der Abtretungserklärung seine Gläubiger aus den Erlösen der Erwerbstätigkeit zu befriedigen."

Mit dieser Entscheidung überlagert das Amtsgericht Köln die Kompetenzen **409** und Möglichkeiten des Insolvenzverwalters nach § 80 InsO durch die Pfändungsschutzvorschriften des § 811 Abs. 1 Nr. 5 und Nr. 7 ZPO. Der Besitz des Schuldners und die Gebrauchsmöglichkeit werden demnach in besonderem Maße geschützt. Eine Verwertung der Praxisgegenstände wird im Grunde nie möglich, wenn der Arzt faktisch weiterwirkt, erlaubt oder unerlaubt. Die zitierte Entscheidung unterliegt heftiger Kritik, da sie die Möglichkeiten und Kompetenzen des Insolvenzverwalters faktisch aushebelt. Wenn dieser gerade die Praxis und damit das wesentliche Asset nicht einsetzen kann, weil es unpfändbar sein soll, ist eine Fortführung der Praxis per se gefährdet. Immerhin könnte der Insolvenzverwalter theoretisch die Praxis mit einem angestellten (externen) Arzt temporär fortführen. Ohne Fortführung gelingt aber regelmäßig auch keine Sanierung und auch keine Übertragung. Insofern sollte dem

Verwalter zumindest temporär die Fortführung der Praxis auch unter Einsatz grundsätzlich unpfändbarer Assets möglich sein, vor allem wenn man bedenkt, dass durch eine Fortführung in der Regel keine Substanz verbraucht wird. Um einen Substanzverzehr auszuschließen, dürfte eine Fortführung für das laufende und das Folgequartal zulässig, aber auch geboten sein. Eine solche Lösung erscheint sachgerecht und auch angemessen, unabhängig von der Profession des betreffenden Arztes.

3. Patientenunterlagen und Stammdaten des Arztes als Asset/Datenschutz/DGVSO

410 **Patientenunterlagen** sind vom Insolvenzbeschlag erfasst. Die Pfändungsschutzvorschriften des § 811 Abs. 1 Nr. 5 und Nr. 7 ZPO umspannen nur notwendige Einrichtungsgegenstände,[218] Patientenunterlagen umfasst die Norm nicht. Vielmehr handelt es sich hierbei um Geschäftsbücher des Schuldners i. S. d. §§ 811 Abs. 1 Nr. 11 ZPO i. V. m. 36 Abs. 1 Satz 1 InsO,[219] welche grundsätzlich dem Pfändungsschutz unterfallen. Im Gegensatz zur Einzelzwangsvollstreckung enthält § 36 Abs. 2 Nr. 1 InsO für die Geschäftsbücher des Insolvenzschuldners aber eine Ausnahme, wonach Patientenunterlagen an sich dem Pfändungsschutz nicht unterliegen. Denn der Arzt soll zwar seine Praxis führen, nicht jedoch einen wesentlichen Vermögenswert den Gläubigern vorenthalten können.[220] Im Übrigen wird der Insolvenzverwalter nur nach Einsichtnahme in die Patientenunterlagen in der Lage sein, über die Fortführbarkeit der Praxis zu entscheiden.[221] Die vorliegenden Ausführungen gelten selbstredend nur für fortgeführte Praxen. Sollte eine Praxisfortführung von dem Arzt nicht gewünscht sein, greifen auch Pfändungsschutzvorschriften nicht.

411 Bis dahin gilt jedoch der Grundsatz, dass dem Insolvenzverwalter die für die Durchsetzung privatärztlicher Honorarforderungen erforderlichen Daten, über die Personen der Patienten als Drittschuldner, nebst Forderungshöhe mitzuteilen sind. Das gilt für alle Fachbereiche.[222] Der Fall des Allgemeinen Arztes im Insolvenzverfahren wird daher ebenso behandelt wie der Fall des Facharztes für Psychiatrie, Psychotherapie und Psychoanalyse, obwohl gerade dort die

218) BGH, Urt. v. 18.12.1954 – II ZR 76/54, BGHZ 16, 71; BFH, Urt. v. 22.3.1994 – VII R 58/93, ZIP 1994, 1283; AG Köln, Beschl. v. 15.4.2003 – 71 IN 25/02, NZI 2003, 287 mit Entscheidungsanmerkung *van Zwoll*, GesR, 2003, S. 331 ff.; *Vallender* in: Festschrift Metzeler, S. 21, 26 m. w. N.

219) OLG Frankfurt/M., v. 29.8.2000 – 26 W 61/00, InVo 2000, 424, 426.

220) *Vallender*, in: Festschrift Metzeler, S. 21, 26, 27, unentschieden hingegen AG Köln, Beschl. v. 15.4.2003 – 71 IN 25/02, NZI 2003, 287 mit Entscheidungsanmerkung *van Zwoll*, GesR, 2003, S. 331 ff.

221) *Grau*, Die Insolvenz des selbstständigen Freiberuflers aus der Sicht des Verwalters, S. 33.

222) BGH, Beschl. v. 5.2.2009 – IX ZB 85/08, ZIP 2009, 976 – NJW 2009, 1603 = ArztR 2009, 212, dazu EWiR 2009, 391 *(Deckenbrock/Fleckner)*; vgl. *Spickhoff*, NJW 2011, 1651 ff., 1658.

Patientendaten besonders sensibel sind. Insofern geht das Insolvenzrecht dem Berufsrecht mitsamt den Regeln zur Vertraulichkeit vor, und zwar auch für die Verwertung der Assets.

Nicht erst seit der Geltung der Datenschutz-Grundverordnung (DSGVO) **412** ab dem 25.5.2018 gelten im ärztlichen Bereich der Datenschutz und die ärztliche Schweigepflicht aus § 9 MBO-Ä betont. Die Verwertung einer Patientenkartei in der Praxis unterliegt dem Vorbehalt der Zustimmung der betroffenen Patienten. Die ärztliche Schweigepflicht verbietet eine Verwertung ohne Zustimmung der Berechtigten. Verstöße gegen dieses Verbot sind strafbewehrt, § 203 StGB. Verträge, die dieses Verbot verletzen und damit das informelle Selbstbestimmungsrecht des Patienten tangieren, sind gemäß § 134 BGB i. V. m. Art. 2 Abs. 1 GG und § 203 StGB nichtig.[223] Die Patientenunterlagen dürfen daher nur mit Einwilligung der Patienten dem Insolvenzverwalter überlassen und durch diesen verwertet werden. Anderenfalls stünde dem Insolvenzverwalter eine weitreichendere Verfügungsbefugnis als dem ursprünglich solventen Praxisinhaber zu. Denn auch diesem bliebe die Verwertung der Patientenunterlagen ohne die erforderliche Zustimmung verwehrt.[224] Rechtsgrundlage für die Schweigepflicht des Arztes ist § 9 MBO-Ä in der Fassung der Berufsordnung der jeweiligen Landesärztekammer.[225] Hinzunehmen bleibt in diesem Zusammenhang, dass das Zustimmungserfordernis sich unter Umständen nachteilig auf die Verwertung der Praxis auswirken kann. Fällt die Einverständnisquote gering aus, so ist die Realisierung des Praxiswertes nahezu ausgeschlossen.[226]

Die teilweise vertretene Ansicht, wonach die ärztliche Geheimhaltungspflicht **413** generell die Verwertung und wirtschaftliche Nutzung der Patientenunterlagen sowie der freiberuflichen Praxis insgesamt ausschließt,[227] ist mittlerweile überholt. Zu Recht wird betont, dass das dem Arzt entgegengebrachte Vertrauen der Patienten keinen Einfluss auf die Veräußerbarkeit der Praxis hat, sondern nur ihren Wert bestimmt.[228]

Einer zusätzlichen Zustimmung des Insolvenzschuldners bedarf es zur Ver- **414** äußerung der Patientenunterlagen (wie auch der Praxis insgesamt) im Übrigen nicht. Die gegenteilige Ansicht verweist auf das persönliche Vertrauensverhältnis des Arztes zu seinen Patienten und folgert daraus, ihm allein stünde die Entscheidungsbefugnis über die Veräußerung des Patientenstammes zu.[229] Das überzeugt nicht. Zwar bleibt dem Arzt auch nach Eintritt des Vermögensver-

---

223) *Vallender*, in: Metzeler, S. 21, 36; *Kluth*, NJW 2002, 186, 186; *Bange*, ZInsO 2006, 362, 364 m. w. N.

224) *Hess/Röpke*, NZI 2003, 233, 237.

225) Kommentar zur Musterberufsordnung der deutschen Ärzte (MBO-Ä), § 9 Rn. 3.

226) Vertiefend dazu *Kluth*, NJW 2002, 186, 187 m. w. N.

227) *Jaeger/Henckel*, KO, § 1 Rn. 12.

228) MünchKomm-InsO/*Peters*, § 35 Rn. 509.

229) HK-*Eickmann*, InsO, § 35 Rn. 28; Nerlich/Römermann/*Andres*, InsO, § 35 Rn. 73.

falls die ärztliche Berufszulassung erhalten, sodass die Weiterführung der Praxis durchaus in seinem Interesse liegt. Entsprechend dem informellen Selbstbestimmungsrecht des Patienten steht es aber ausschließlich in dessen Ermessen, ob und wem er seine Akte anvertraut.[230] Für die Veräußerbarkeit des Patientenstammes – auch trotz fehlender Einwilligung des Praxisinhabers – spricht ebenfalls das Interesse der Insolvenzgläubiger an einer umfassenden Verwertung des schuldnerischen Vermögens.[231] Ohne Auswirkung bleibt ein entgegenstehender Wille des Praxisinhabers jedoch nicht. Auch wenn die fehlende Zustimmung des Schuldners beim Praxisverkauf rechtlich unberücksichtigt bleibt, kann sie den Kaufpreis unter Umständen nachteilig beeinflussen.[232]

4. Pfändungsschutzkonto – „P-Konto" gemäß § 850k ZPO

415 Beträge auf einem sog. „P-Konto" (Pfändungsschutzkonto) sind grundsätzlich in Höhe des Sockelfreibetrages (derzeit 1.073,88 €[233]) unpfändbar und stehen damit zur freien Verfügung des schuldnerischen Arztes. Eine automatische Berücksichtigung von ggf. bestehenden Unterhaltspflichten erfolgt nicht. Soweit er die Erhöhung der Pfändungsfreigrenzen begehrt, ist es ihm jedoch unbenommen, eine Bescheinigung des Arbeitgebers, der Familienkasse, des Sozialleistungsträgers oder einer geeigneten Person oder Stelle i. S. v. § 305 Abs. 1 Nr. 1 der Insolvenzordnung beizubringen, die nachweist, dass das Guthaben (aufgrund bestehender Unterhaltspflichten) nicht von der Pfändung erfasst ist, § 850k Abs. 5 Satz 2 ZPO. Soweit der Schuldner andere Gründe geltend machen will, die die Festsetzung eines abweichenden Pfändungsfreibetrages rechtfertigen, steht ihm der Antrag nach § 850k Abs. 4 ZPO offen.

416 Der schuldnerische Arzt kann somit stets monatlich bis zur Höhe seines individuellen pfändungsfreien Betrages verfügen. Nicht ausgeschöpfte Beträge kann er in den nächsten Monat übertragen und damit pfändungsfrei erhalten.[234] Das „Abschöpfen" dieser stehengelassenen Beträge muss dann allerdings binnen Monatsfrist erfolgen. Wartet der Arzt länger zu und übersteigt das Guthaben auf dem Konto zum Ende des zweiten Monats den pfändungsfreien Betrag, so wird die Spitze pfändbar. Zu berücksichtigen ist jedoch, dass Verfügungen im zweiten Monat immer zuerst aus dem stehengelassenen Betrag erfolgen, dieser damit also als verbraucht gilt.

Beispiel:

Angenommen, dem Arzt steht ein pfändungsfreier Betrag von 1.400,00 € monatlich zu. Dies ist auch der Betrag, der monatlich eingenommen wird.

---

230) *Kluth*, NJW 2002, 186, 186.
231) MünchKomm-InsO/*Peters*, § 35 Rn. 156.
232) *Hess/Röpke*, NZI 2003, 233, 237.
233) BGBl I 2015, 618.
234) BGH, Urt. v. 4.12.2014 – IX ZB 115/14, ZIP 2015, 2163 ff.

In Monat 1 gehen 1.400,00 € auf dem Konto ein. Der Arzt verfügt indes nur über einen Betrag von 1.000,00 €. 400,00 € bleiben damit stehen.

Nach Geldeingang in Monat 2 beträgt der Guthabenbestand des Kontos 1.800,00 €. Soweit keine Abhebungen erfolgen, wird der in Monat 1 stehengelassene Betrag in Höhe von 400,00 € ab Monat 3 pfändbar.

Hebt der Arzt hingegen erneut 1.000,00 € ab, stehen noch 800,00 € auf dem Konto. Da die abgehobenen 1.000,00 € zunächst auf den stehengelassenen Betrag angerechnet werden, sind die 400,00 € aus Monat 1 nunmehr verbraucht. Damit ist in Monat 3 zusätzlich zu dem Freibetrag in Höhe von 1.400,00 € ein weiterer Betrag in Höhe von 800,00 € nicht von der Pfändung erfasst.

Anders ist es bei sonstigen nicht pfändungsgeschützten Konten: Vermögen, das **417** der Schuldner nach der Verfahrenseröffnung aus pfändungsfreiem Arbeitseinkommen angespart und auf ein Konto eines Kreditinstituts eingezahlt hat, unterliegt dem Insolvenzbeschlag.[235]

Der Pfändungsschutz für sonstige Einkünfte erfasst alle eigenständig erwirt- **418** schafteten Einkünfte. Nach der Neufassung des § 850i ZPO kommt es nicht mehr darauf an, ob die Einkünfte auf persönlich geleisteten Arbeiten oder Diensten beruhen oder auf den Einsatz von Personal oder Kapital zurückgehen. Auch die Einkünfte aus sog. „kapitalistischer Tätigkeit" rechnen dazu, somit gilt das auch für Einkünfte aus Kapitalvermögen, aus Vermietung und Verpachtung, aus Werklohn und Verkauf von Gegenständen, allerdings nur, soweit die Einkünfte selbst erzielt wurden. Es kommt damit im Ergebnis darauf an, ob der Arzt die Einkünfte tatsächlich „selbst erzielt", also „eigenständig erwirtschaftet" hat.[236]

5. Katalog des § 811 ZPO – Unpfändbare Sachen

Unpfändbare Sachen können vom Insolvenzverwalter nicht verwertet werden. **419** Sie bleiben somit in der Hand und in der Verfügungsgewalt des Arztes. Zu den unpfändbaren Sachen i. S. d. § 811 ZPO gehören:

1. Die dem persönlichen Gebrauch oder dem Haushalt dienenden Sachen, insbesondere Kleidungsstücke, Wäsche, Betten, Haus- und Küchengerät, soweit der Schuldner ihrer zu einer seiner Berufstätigkeit und seiner Verschuldung angemessenen, bescheidenen Lebens- und Haushaltsführung bedarf. Ferner Gartenhäuser, Wohnlauben und ähnliche Wohnzwecken dienende Einrichtungen, die der Zwangsvollstreckung in das bewegliche Vermögen unterliegen und deren der Schuldner oder seine Familie zur ständigen Unterkunft bedarf.

---

235) BGH, Beschl. v. 26.9.2013 – IX ZB 247/11, ZIP 2013, 2112 = ZVI 2013, 447.
236) BGH, Beschl. v. 26.6.2014 – IX ZB 88/13, ZIP 2014, 1542 = ZVI 2014, 416.

2. Die für den Schuldner, seine Familie und seine Hausangehörigen, die ihm im Haushalt helfen, auf vier Wochen erforderlichen Nahrungs-, Feuerungs- und Beleuchtungsmittel oder, soweit für diesen Zeitraum solche Vorräte nicht vorhanden und ihre Beschaffung auf anderem Wege nicht gesichert ist, der zur Beschaffung erforderliche Geldbetrag;

3. Kleintiere in beschränkter Zahl sowie eine Milchkuh oder nach Wahl des Schuldners statt einer solchen insgesamt zwei Schweine, Ziegen oder Schafe, wenn diese Tiere für die Ernährung des Schuldners, seiner Familie oder Hausangehörigen, die ihm im Haushalt, in der Landwirtschaft oder im Gewerbe helfen, erforderlich sind; ferner die zur Fütterung und zur Streu auf vier Wochen erforderlichen Vorräte oder, soweit solche Vorräte nicht vorhanden sind und ihre Beschaffung für diesen Zeitraum auf anderem Wege nicht gesichert ist, der zu ihrer Beschaffung erforderliche Geldbetrag;

4a. Bei Personen, die Landwirtschaft betreiben, das zum Wirtschaftsbetrieb erforderliche Gerät und Vieh nebst dem nötigen Dünger sowie die landwirtschaftlichen Erzeugnisse, soweit sie zur Sicherung des Unterhalts des Schuldners, seiner Familie und seiner Arbeitnehmer oder zur Fortführung der Wirtschaft bis zur nächsten Ernte gleicher oder ähnlicher Erzeugnisse erforderlich sind.

4b. Bei Arbeitnehmern in landwirtschaftlichen Betrieben die ihnen als Vergütung gelieferten Naturalien, soweit der Schuldner ihrer zu seinem und seiner Familie Unterhalt bedarf.

5. Bei Personen, die aus ihrer körperlichen oder geistigen Arbeit oder sonstigen persönlichen Leistungen ihren Erwerb ziehen, die zur Fortsetzung dieser Erwerbstätigkeit erforderlichen Gegenstände.

6. Bei den Witwen und minderjährigen Erben der unter Nummer 5 bezeichneten Personen, wenn sie die Erwerbstätigkeit für ihre Rechnung durch einen Stellvertreter fortführen, die zur Fortführung dieser Erwerbstätigkeit erforderlichen Gegenstände.

7. Dienstkleidungsstücke sowie Dienstausrüstungsgegenstände, soweit sie zum Gebrauch des Schuldners bestimmt sind, sowie bei Beamten, Geistlichen, Rechtsanwälten, Notaren, Ärzten und Hebammen die zur Ausübung des Berufes erforderlichen Gegenstände einschließlich angemessener Kleidung.

8. Bei Personen, die wiederkehrende Einkünfte der in den §§ 850 bis 850b dieses Gesetzes oder der in § 54 Abs. 3 bis 5 des Ersten Buches Sozialgesetzbuch bezeichneten Art oder laufende Kindergeldleistungen beziehen, ein Geldbetrag, der dem der Pfändung nicht unterworfenen Teil der Einkünfte für die Zeit von der Pfändung bis zu dem nächsten Zahlungstermin entspricht.

9. Die zum Betrieb einer Apotheke unentbehrlichen Geräte, Gefäße und Waren.

10. Die Bücher, die zum Gebrauch des Schuldners und seiner Familie in der Kirche oder Schule oder einer sonstigen Unterrichtsanstalt oder bei der häuslichen Andacht bestimmt sind.

11. Die in Gebrauch genommenen Haushaltungs- und Geschäftsbücher, die Familienpapiere sowie die Trauringe, Orden und Ehrenzeichen.

12. Künstliche Gliedmaßen, Brillen und andere wegen körperlicher Gebrechen notwendige Hilfsmittel, soweit diese Gegenstände zum Gebrauch des Schuldners und seiner Familie bestimmt sind.

13. Die zur unmittelbaren Verwendung für die Bestattung bestimmten Gegenstände.

Allerdings gibt es nach § 811 Abs. 2 ZPO Ausnahmen: Eine in Absatz 1 Nr. 1, **420** 4, 5 bis 7 bezeichnete Sache kann gepfändet werden, wenn der Verkäufer wegen einer durch Eigentumsvorbehalt gesicherten Geldforderung aus ihrem Verkauf vollstreckt. Die Vereinbarung des Eigentumsvorbehaltes ist durch Urkunden nachzuweisen. Somit ist der Verkäufer wegen seines üblichen Eigentumsvorbehaltes geschützt. Außerhalb der gesetzlich normierten Fälle der Nrn. 1, 4, 5–7 findet § 811 Abs. 2 ZPO keine Anwendung, da der Gesetzgeber die Vorschrift bewusst auf einzelne Pfändungsverbote beschränkt hat.[237] Auch die Ausdehnung des Anwendungsbereichs auf anderes Gläubigereigentum, insbesondere Sicherungseigentum, scheidet aufgrund der klaren Intention des Gesetzgebers aus.[238]

Das Verbot der „Kahlpfändung" wird durch § 36 InsO (unpfändbare Gegen- **421** stände) zum Teil relativiert. Denn nach Abs. 2 gehören (dann doch) zur Insolvenzmasse:

1. Die Geschäftsbücher des Schuldners; gesetzliche Pflichten zur Aufbewahrung von Unterlagen bleiben unberührt.

2. Die Sachen, die nach § 811 Abs. 1 Nr. 4 und 9 der ZPO nicht der Zwangsvollstreckung unterliegen.

Nach § 36 Abs. 3 InsO gehören zudem Sachen, die zum gewöhnlichen Haus- **422** rat gehören und im Haushalt des Schuldners gebraucht werden, nicht zur Insolvenzmasse, „wenn ohne Weiteres ersichtlich ist, dass durch ihre Verwertung nur ein Erlös erzielt werden würde, der zu dem Wert außer allem Verhältnis steht." Die zitierten Vorschriften setzen somit in (Gegen-) Ausnahmefällen die Interessen der Gläubigergesamtheit an einer Verwertung über die des betroffenen Schuldners, der die Gegenstände etwa für seinen Hof oder seine Apo-

---

237) MünchKomm-ZPO/*Gruber*, § 811 Rn. 54.
238) MünchKomm-ZPO/*Gruber*, § 811 Rn. 59.

theke einsetzt. Da die Abgrenzung in der Praxis mitunter schwierig und exis-
tenziell bedeutsam ist, entscheidet darüber, „ob ein Gegenstand nach den in
Absatz 1 Satz 2 genannten Vorschriften der Zwangsvollstreckung unterliegt",
das Insolvenzgericht gemäß § 36 Abs. 4 InsO.

V. Aufbewahrung von Patientenunterlagen

423 Der Insolvenzverwalter hat gemäß § 36 Abs. 2 Nr. 1 InsO die Pflicht, die Geschäftsbücher des Schuldners – im Fall des Arztes eben auch die Patientenunterlagen[239] – aufzubewahren. Die Aufbewahrungspflicht umfasst bestimmte
Geschäftsunterlagen zu abgeschlossenen Geschäftsvorgängen für handelsrecht-
liche oder steuerrechtliche Zwecke, aber auch medizinische Zwecke, damit
auf sie bei Bedarf zurückgegriffen werden kann, § 257 HGB, § 147 AO sowie
§ 14b UStG jeweils i. V. m. § 36 Abs. 2 Nr. 1 InsO. Insofern gilt eine Parallele
zu branchen- oder anwendungsspezifischen Aufbewahrungspflichten für Do-
kumente in der öffentlichen Verwaltung, Pharmaforschung, Lebensmittel- und
Pharmaproduktion, Krankenhäusern, Qualitätssicherung, Umweltschutz, Tele-
kommunikation, Energieerzeugung, Bauwesen usw. Abgesehen von Ausnah-
meregelungen betreffend Röntgenaufnahmen und Behandlungsunterlagen eines
Krankenhauses oder sonstigen spezialgesetzlichen Regelungen, sind die Patientenunterlagen zehn Jahre aufzubewahren. Dieses hat geordnet zu geschehen.
Alle Aufbewahrungsformen müssen medizinischen Standards und darüber hinaus den Grundsätzen ordnungsmäßiger Buchführung entsprechen. Zudem gelten die Regeln des Datenschutzes.

424 Die Musterberufsordnung für Ärzte sieht in § 10 Abs. 3 vor, dass ärztliche
Aufzeichnungen für die Dauer von zehn Jahren nach Abschluss der Behandlung
aufzubewahren sind, soweit nicht nach gesetzlichen Vorschriften eine längere
Aufbewahrungspflicht besteht. Gleiches gilt nach den Regelungen über den
Behandlungsvertrag (§ 630f Abs. 3 BGB). Mit Eröffnung des Insolvenzverfahrens geht die Verwaltungs- und Verfügungsbefugnis gemäß § 80 InsO und
damit auch die Aufbewahrungspflicht auf den Insolvenzverwalter über. Dieser
ist auch an die DSGVO gebunden. Der weite Begriff der „personenbezogenen
Daten" in Artikel 4 ist beachtlich:

425 „Personenbezogene Daten" [sind] alle Informationen, die sich auf eine iden-
tifizierte oder identifizierbare natürliche Person (im Folgenden „betroffene
Person") beziehen; als identifizierbar wird eine natürliche Person angesehen,
die direkt oder indirekt, insbesondere mittels Zuordnung zu einer Kennung
wie einem Namen, zu einer Kennnummer, zu Standortdaten, zu einer Online-
Kennung oder zu einem oder mehreren besonderen Merkmalen, die Ausdruck
der physischen, physiologischen, genetischen, psychischen, wirtschaftlichen,
kulturellen oder sozialen Identität dieser natürlichen Person sind, identifiziert
werden kann; ..."

---

239) Uhlenbruck-InsO/*Hirte*, § 35 Rn. 280.

Zudem zwingen die Grundsätze für die Verarbeitung personenbezogener Daten **426** gemäß Artikel 5 den Insolvenzverwalter zur Beachtung der sechs Grundsätze:

- Rechtmäßigkeit, Verarbeitung nach Treu und Glauben, Transparenz;

- Zweckbindung (Verarbeitung nur für festgelegte, eindeutige und legitime Zwecke);

- Datenminimierung („dem Zweck angemessen und erheblich sowie auf das […] notwendige Maß beschränkt");

- Richtigkeit („es sind alle angemessenen Maßnahmen zu treffen, damit [unrichtige] personenbezogene Daten unverzüglich gelöscht oder berichtigt werden");

- Speicherbegrenzung (Daten müssen „in einer Form gespeichert werden, die die Identifizierung der betroffenen Personen nur so lange ermöglicht, wie es […] erforderlich ist");

- Integrität und Vertraulichkeit („angemessene Sicherheit der personenbezogenen Daten […], einschließlich Schutz vor unbefugter oder unrechtmäßiger Verarbeitung und vor unbeabsichtigtem Verlust, unbeabsichtigter Zerstörung oder unbeabsichtigter Schädigung").

Der Insolvenzverwalter als Verantwortlicher muss die Einhaltung dieser Grund- **427** sätze nachweisen. Die Nichteinhaltung dieser Grundsätze und der Rechenschaftspflicht kann mit einem angemessenen Bußgeld in Höhe von bis zu 20 Mio. € oder im Fall eines Unternehmens von bis zu 4 % seines gesamten weltweit erzielten Jahresumsatzes geahndet werden (Art. 83 Abs. 5 Buchstabe a).

Die Verarbeitung personenbezogener Daten ist nur aufgrund eines *„Erlaub-* **428** *nistatbestands"* zulässig ist, siehe Artikel 6:

- Die betroffene Person hat ihre Einwilligung gegeben;

- die Verarbeitung ist für die Erfüllung eines Vertrags oder zur Durchführung vorvertraglicher Maßnahmen erforderlich;

- die Verarbeitung ist zur Erfüllung einer rechtlichen Verpflichtung erforderlich;

- die Verarbeitung ist erforderlich, um lebenswichtige Interessen zu schützen;

- die Verarbeitung ist für die Wahrnehmung einer Aufgabe erforderlich, die im öffentlichen Interesse liegt;

- die Verarbeitung ist zur Wahrung der berechtigten Interessen des Verantwortlichen oder eines Dritten erforderlich.

Im letzten Fall ist eine Interessensabwägung gegenüber den Interessen der betroffenen Person erforderlich.

429 Den Verwalter treffen nicht nur Datenschutz- und nur Aufbewahrungspflichten. Nach Inkrafttreten des Patientenrechtegesetzes am 26.2.2013 und der damit verbundenen Einführung der Regelungen über den Behandlungsvertrag sind die ehemals allein richterrechtlich herausgearbeiteten Patientenrechte kodifiziert worden. Der Gesetzgeber hat hierzu die §§ 630a ff. in das BGB eingefügt. Nach § 630g Abs. 1 BGB ist dem Patienten auf Verlangen unverzüglich Einsicht in die vollständige, ihn betreffende Patientenakte zu gewähren, soweit der Einsichtnahme nicht erhebliche therapeutische Gründe oder sonstige erhebliche Rechte Dritter entgegenstehen. Nach Eröffnung des Insolvenzverfahrens ist der richtige Adressat des Einsichtsgesuchs der Insolvenzverwalter.[240]

430 Wenn die selbstständige Tätigkeit und somit die gesamte Arztpraxis inklusive der Patientenunterlagen nach Eröffnung des Insolvenzverfahrens gemäß § 35 Abs. 2 InsO[241] aus dem Insolvenzbeschlag freigegeben wird, erscheinen sowohl die Aufbewahrungspflicht als auch die Einsichtsgewährung klar. Dann verbleiben die Unterlagen dort, wo sie sich bereits im Zeitpunkt des Insolvenzantrages befanden, nämlich in der Praxis des behandelnden Arztes und unter dessen Aufsicht.

431 Bei einem evtl. Verkauf der Arztpraxis an einen Erwerber oder nach Einstellung des Betriebs ist datenschutzrechtlich Obacht geboten: Im Fall des Verkaufs an einen Dritten hat der BGH mit Urteil vom 11.12.1991[242] – unter Abweichung von seiner bisherigen Rechtsprechung – klargestellt, dass der Erwerber einer Arztpraxis nur dann auf Patientenunterlagen zugreifen darf, wenn der entsprechende Patient sein Einverständnis hierzu erteilt hat. Denn der Arzt sei gemäß § 203 StGB verpflichtet, seine Schweigepflicht zu wahren. Eine Verpflichtung, sämtliche Patientenunterlagen an einen Nachfolger herauszugeben, kollidiere jedoch mit dieser Schweigepflicht. Die Verpflichtung sei damit gemäß § 134 BGB wegen Verstoßes gegen ein gesetzliches Verbot nichtig.

432 Zudem hebt der BGH hervor, dass auch nicht von einer stillschweigenden Einwilligung des Patienten ausgegangen werden könne. Denn es sei jedenfalls nicht die Aufgabe des Patienten, der unbefugten Weitergabe seiner Daten zu widersprechen. Es obliege vielmehr dem Arzt, *„die Zustimmung des Patienten zu einer solchen Weitergabe in eindeutiger und unmissverständlicher Weise einzuholen"*[243] Hierauf könne nur dann verzichtet werden, *„wenn dieser* [Anm.: Der Patient] *seine Zustimmung durch schlüssiges Verhalten eindeutig zum Ausdruck bringt, insbesondere wenn der Patient sich auch dem Übernehmer zur ärztlichen Behandlung anvertraut".*[244]

---

240) *Vallender*, NZI 2013, 1001, 1003.
241) Siehe hierzu Rn. 451.
242) BGH, Urt. v. 11.12.1991 – VIII ZR 4/91, NJW 1992, 737.
243) BGH, Urt. v. 11.12.1991 – VIII ZR 4/91, NJW 1992, 737, 739.
244) BGH, Urt. v. 11.12.1991 – VIII ZR 4/91, NJW 1992, 737, 740.

Wegen des Datenschutzes und des Gebots zur Sicherung von Patientendaten **433** ist bei der Veräußerung an einen Nachfolger Vorsicht geboten. In der Praxis hat sich das sog. „Zwei-Schrank-Modell"[245] etabliert. Der Veräußerer der Praxis vereinbart mit dem Erwerber einen Verwahrungsvertrag i. S. d. § 688 BGB. Die Unterlagen derjenigen Patienten, die keine Zustimmung zur Einsicht in ihre Daten erklärt haben, werden von dem Erwerber in einem zweiten Schrank, separiert von den übrigen Patientenunterlagen, aufbewahrt. Der erwerbende Arzt verpflichtet sich vertraglich, diese quasi „gesperrten" Unterlagen aufzubewahren aber hierin keine Einsicht zu nehmen. Diese Sperre gilt jedenfalls so lange, bis der Patient entweder ausdrücklich oder durch schlüssiges Verhalten seine Zustimmung zur Verwendung seiner Daten erteilt. Sobald die Zustimmung vorliegt, darf die Patientenakte in die eigene Kartei aufgenommen werden.

Neben den physisch vorhandenen Unterlagen gilt die vorstehende Regelung **434** gleichfalls für elektronische Daten, die der Erwerber übernimmt. Er muss in jedem Fall gewährleisten, dass eine unbefugte Einsicht in die Daten nicht erfolgt. Dies wird in den allermeisten Fällen nur durch die Einrichtung zweier voneinander unabhängiger EDV-Systeme möglich sein.

Wird die Praxis unter Nichtberücksichtigung der vorstehenden Ausführungen **435** verkauft, verpflichtet sich also der Verkäufer uneingeschränkt, die Patientenunterlagen ohne Zustimmung der Patienten zur Verfügung zu stellen, ist die entsprechende Vertragsklausel wegen Verstoßes gegen ein gesetzliches Verbot (hier: die ärztliche Schweigepflicht) gemäß § 134 BGB i. V. m. § 203 Abs. 1 StGB nichtig. Welche Rechtsfolge dies für den übrigen Vertrag hat, hängt von dessen Ausgestaltung ab. Selbst eine in demselben Vertrag vereinbarte Salvatorische Klausel, nach der der Vertrag *„trotz der ungültigen Bestimmung im Übrigen seine Wirksamkeit behalten soll"*, kann ihre intendierte Wirkung verfehlen. So führt der BGH aus, *„Gesamtnichtigkeit trotz salvatorischer Klausel kommt insbesondere in Betracht, wenn nicht nur eine Nebenabrede (BGH, NJW 1994, 1651 = LM H. 7/1994 § BGB § 139 BGB Nr. 81), sondern eine wesentliche Vertragsbestimmung unwirksam ist und durch die Teilnichtigkeit der Gesamtcharakter des Vertrages verändert würde".*[246] Dies wäre beispielweise dann der Fall, wenn der auf die Patientendaten entfallende Kaufpreis 50 % des Gesamtkaufpreises betragen würde, die Übergabeverpflichtung aufgrund der nichtigen Klausel jedoch unwirksam wäre.

Lässt sich hingegen ein Verkauf der Praxis nicht realisieren und muss ihr Be- **436** trieb daher endgültig eingestellt werden, ergeben sich auch in diesem Zusammenhang beachtliche Schwierigkeiten. Allein bei dauerhaft sicherer Lagerung und Verwahrung in den Räumen der Praxis sind – vorerst – keine weiteren Maßnahmen erforderlich. Dauerhaft sicher dürfte eine Lagerung sein, wenn die Räume im Eigentum des Schuldners stehen und nicht kurzfristig durch den

---

245) Münchener Empfehlungen zur Wahrung der ärztlichen Schweigepflicht bei Veräußerung einer Arztpraxis, MedR 1992, 207.
246) BGH, Urt. v. 11.10.1995 – VIII ZR 25/94, NJW 1996, 773, 774.

Insolvenzverwalter oder eine ggf. beteiligte Bank oder andere Gläubiger verwertet werden sollen oder können. Das ist jedoch eher die Ausnahme. Denn häufig stehen die Praxisräume nicht im Eigentum des schuldnerischen Arztes. Eigentümer ist meist der Vermieter. Nach Beendigung des Mietverhältnisses muss der Insolvenzverwalter für die anderweitige Aufbewahrung der Unterlagen Sorge tragen und hierzu geeignete Maßnahmen ergreifen. Die Sicherung und Aufbewahrung kann auf mehreren Wegen geschehen und wird in vielen Fällen vor allem auch davon abhängen, ob die Kosten aus der Insolvenzmasse gedeckt werden können:

1. Soweit der schuldnerische Arzt bereit ist, die Unterlagen in seinen Privaträumen aufzubewahren, steht einer solchen Vereinbarung nichts entgegen. Die Unterlagen befinden sich weiterhin im Besitz desjenigen, der datenschutzrechtlich zur Einsicht berechtigt ist und ggf. auch über Einsichtsgesuche der Patienten entscheiden kann. Insoweit ist niemand besser mit der Krankengeschichte der Patienten vertraut als der behandelnde Arzt. Hierfür kann ggf. auch eine Kostenerstattung vereinbart werden.

2. Kann oder will der schuldnerische Arzt die Unterlagen nicht aufbewahren, so besteht für den Insolvenzverwalter die Möglichkeit, diese in seinen eigenen Räumen (i. d. R. Kanzlei) einzulagern. Hierbei muss er sicherstellen, dass niemand unbefugt auf die Unterlagen Zugriff nehmen kann. Auch er selbst ist nicht befugt, Einsicht zu nehmen. Ausnahmen sind nur dann zulässig, wenn die Interessen der Patienten an dem Schutz ihrer persönlichen Daten ausnahmsweise hinter den Interessen der Gläubigergesamtheit an einem ordnungsgemäßen Ablauf des Insolvenzverfahrens zurückstehen müssen. Dies ist beispielsweise dann der Fall, wenn der Insolvenzverwalter lediglich Zugriff auf Namen und Adressen der Patienten nimmt, um auf dieser Grundlage den Forderungseinzug zu betreiben.[247]

   Problematisch erweisen sich allerdings eventuelle Einsichtsgesuche der Patienten. Da die Entscheidung hierüber immer auch eine medizinische Bewertung impliziert, ist der Insolvenzverwalter bereits rein fachlich nicht in der Lage, über eine entsprechende Anfrage zu entscheiden. Vielmehr kann und muss er sich der Hilfe des schuldnerischen Arztes oder eines anderen medizinischen Fachmanns bedienen.

3. Daneben besteht die Möglichkeit, die Patientenunterlagen durch Dritte einlagern zu lassen. Hierbei gelten die vorstehenden Ausführungen analog. Zum einen muss sichergestellt werden, dass kein unberechtigter Zugriff auf die Unterlagen erfolgt. Zum anderen ergeben sich gerade i. V. m. potentiellen Einsichtsgesuchen der Patienten weitere Fragen. Datenschutzrechtlich ist bereits die Information, welche Patienten überhaupt in der schuldnerischen Arztpraxis behandelt werden, geschützt. Das heißt, dass

---

247) BGH, Beschl. v. 5.2.2009 – IX ZB 85/08, NJW 2009, 1603; LG Köln, Beschl. v. 17.2.2004 – 19 T 262/03, ZVI 2004, 193.

der Insolvenzverwalter ein System installieren muss, das sicherstellt, dass der Archivar nur auf anonymisierte Akten Zugriff nimmt. Dies kann beispielsweise dadurch geschehen, dass den jeweiligen Patienten eine Nummer zugeteilt wird, mit der auch die zugehörige Akte beschriftet wird. Welche Nummer welchem Patienten zugeordnet ist, wird sodann auf einer Liste erfasst, die dem Dritten unbekannt ist. Sobald ein Patient ein Einsichtsgesuch stellt, teilt der Insolvenzverwalter dem verwahrenden Dritten die zugehörige Nummer mit und stellt die entsprechende Akte dem Patienten zur Verfügung.

Insbesondere die vorstehend unter Punkt 3. genannte Aufbewahrungsvariante kommt allerdings nur dann in Betracht, wenn die Insolvenzmasse ausreicht, die Kosten der Aufbewahrung zu decken. In masseschwachen oder masselosen Insolvenzverfahren muss der Verwalter auf andere Maßnahmen zurückgreifen. **437**

Zunächst wird der Insolvenzverwalter die Masseunzulänglichkeit gemäß § 208 InsO anzeigen. Er gibt damit zu verstehen, dass die Masse zwar ausreicht, um die Verfahrenskosten (§ 54 InsO) zu decken, die im Rahmen der Abwicklung anfallenden sonstigen Masseverbindlichkeiten (§ 55 InsO), wie eben die Kosten der Aktenaufbewahrung bei Dritten, allerdings nicht gedeckt werden können. Nach Anzeige der Masseunzulänglichkeit besteht die Pflicht des Verwalters zur Verwertung der Masse fort. Dies gilt mithin auch für die Pflicht der Aufbewahrung der Unterlagen. Die hierfür entstehenden Kosten sind Neumasseverbindlichkeiten und dürfen damit grundsätzlich vorrangig aus der Insolvenzmasse bedient werden. Reicht die vorhandene Masse dennoch nicht aus, die anfallenden Kosten zu decken, stellt sich für den Verwalter die Frage, welche Handlungsvarianten ihm offen stehen: **438**

1. Zunächst besteht selbstverständlich auch im Fall der angezeigten Masseunzulänglichkeit die Möglichkeit, eine Vereinbarung mit dem Arzt (Schuldner) zu treffen, die vorsieht, dass dieser die Unterlagen privat einlagert. Eine Kostenerstattung kann – aufgrund der unzureichenden Masse – nicht gewährt werden. Die Bereitschaft des Arztes die Unterlagen zu übernehmen wird daher in den allermeisten Fällen gering sein.

2. Daneben stellt sich die grundsätzliche Frage, ob der Insolvenzverwalter berechtigt ist, die Patientenunterlagen aus dem Insolvenzbeschlag freizugeben. Eine solche Freigabe sieht sich jedoch ordnungs- sowie ggf. schadensersatzrechtlichen Bedenken ausgesetzt.[248] Zum einen drohen ordnungsbehördliche Maßnahmen, wenn die Patientenunterlagen nicht vor dem Zugriff Dritter geschützt werden. Entsprechende Grundverfügungen können gegen den Verwalter erlassen und ggf. im Wege der Ersatzvornahme durchgesetzt werden. Bei erfolgter Anzeige der Masseunzulänglichkeit sind die entstehenden Kosten aber nur im Rahmen der vorhandenen Masse zu

---

248) *Vallender*, NZI 2013, 1001, 1006.

ersetzen. Eine persönliche Haftung des Verwalters kommt nicht in Betracht, da jedenfalls keine Rechtshandlung i. S. d. § 61 InsO vorliegt. Allerdings können sich Ansprüche von Patienten ergeben, die aufgrund der durch den Verwalter nicht ordnungsgemäß verwahrten Unterlagen nicht mehr geltend gemacht werden können. Fraglich ist indes, ob dem Verwalter ein Schuldvorwurf gemacht werden kann.[249]

3. Grundsätzlich ist dem Verwalter zu empfehlen, das Insolvenzverfahren nach Anzeige der Masseunzulänglichkeit möglichst zeitnah vollständig abzuschließen. Denn mit Abschluss des Verfahrens erlangt der Schuldner seine Verwaltungs- und Verfügungsbefugnis zurück. Die Aufbewahrungspflicht des Insolvenzverwalters endet. Er hat die Unterlagen an den Arzt (Schuldner) herauszugeben. Dieser ist verpflichtet, sie entgegenzunehmen. Kommt er seiner Pflicht jedoch nicht nach, kann diese nicht durch Zwangsmaßnahmen durchgesetzt werden.[250] Um weiterhin entstehende Kosten dennoch zu vermeiden, wird in der Literatur vorgeschlagen, das Finanzamt aufzufordern, den Schuldner unter Androhung von Zwangsmaßnahmen zur Erfüllung seiner steuerlichen Verpflichtungen i. S. d. § 147 AO anzuhalten. Hilft auch das nicht, soll der Verwalter nach Inkenntnissetzung der Staatsanwaltschaft berechtigt sein, die Unterlagen zu vernichten.[251]

439 Die vorstehenden Ausführungen sind selbstverständlich auch auf die Insolvenz einer BAG eines MVZ oder eines Krankenhausträgers in Form einer juristischen Person übertragbar. An die Stelle des Einzelarztes treten in diesem Fall die vertretungsberechtigten Organe der Gesellschaft bzw. die bestellten Liquidatoren.

VI. Freigabe der ärztlichen Praxis aus dem Insolvenzbeschlag

440 Die Verwaltungs- und Verfügungsbefugnis über das Schuldnervermögen, auch des Arztes in der Insolvenz, geht mit der Insolvenzeröffnung nach § 80 InsO grundsätzlich auf den Insolvenzverwalter über. Die Massezugehörigkeit von Gegenständen gemäß § 80 InsO kann nachträglich gelöst werden. Denn der Insolvenzverwalter hat die Möglichkeit, einen Massegegenstand aus dem Masseverband freizugeben.[252] Durch die Freigabe der ärztlichen Praxis wird der Arzt wieder in die Lage versetzt, über einen Gegenstand zu disponieren.

441 In bestimmten Fällen könnte der Grundsatz der Masseerhaltung einer Freigabe entgegenstehen, sie aber umgekehrt durchaus auch erforderlich werden

---

249) Zu dem gesamten Komplex siehe *Vallender*, NZI 2013, 1001, 1006.

250) Nerlich/Römermann/*Westphal*, InsO, § 200 Rn. 13; MünchKomm-InsO/*Hintzen*, § 200 Rn. 43; OLG Stuttgart, Beschl. v. 3.1.1984 – 8 W 477/83, ZIP 1984, 1385.

251) Nerlich/Römermann/*Westphal*, InsO, § 200 Rn. 13; MünchKomm-InsO/*Hintzen*, § 200 Rn. 43.

252) Siehe auch *Haberzettl*, NZI 2017, 474 ff.; BGH, Urt. v. 21.4.2005 – IX ZR 281/03, BGHZ 163, 32 = ZIP 2005, 1034, dazu EWiR 2005, 603 *(Flitsch)*; BGH NZI 2005, 387; Uhlenbruck-InsO/*Hirte*, § 35 Rn. 71; MünchKomm-InsO/*Peters*, § 35 Rn. 84.

lassen. Die der Freigabe kann in verschiedenen Zusammenhängen erfolgen, wobei zahlreiche Voraussetzungen und Rechtsfolgen kontrovers diskutiert werden, dazu im Einzelnen:

1. Echte und unechte Freigabe

Der Insolvenzverwalter hat die Möglichkeit, einen Massegegenstand und auch die gesamte Arztpraxis, somit die freiberufliche Tätigkeit aus dem Masseverband freizugeben und dem Arzt die Verfügungsbefugnis wieder zu verschaffen. Auch Grundstücke, Wohnraummietverhältnisse und/oder Rechtstreite mitsamt den dort betroffenen Rechten können vom Verwalter aus der Masse freigegeben werden. Eine solche Freigabeerklärung wird als **echte Freigabe** bezeichnet und hat **konstitutive Wirkung**. Sie bezweckt die Befreiung der Masse von Masseverbindlichkeiten gemäß § 55 Abs. 1 InsO. Die Freigabe ist möglich und zulässig auf der Grundlage des § 80 Abs. 1 InsO. Sie ist jedenfalls dann zulässig und wirksam, wenn sie zum Zeitpunkt der Erklärung des Verwalters nicht offenkundig insolvenzzweckwidrig war.[253]   **442**

Adressat der Freigabeerklärung ist der Arzt oder sein gesetzlicher Vertreter.[254]   **443** Das Amtsgericht sowie besonders beteiligte Gläubiger sind ergänzend zu informieren. Im Fall von Grundstücken bedarf es einer gesonderten Erklärung an das Grundbuchamt im zuständigen Amtsgericht.[255]

Demgegenüber hat eine **unechte Freigabe** lediglich **deklaratorischen Charakter**. Diese liegt vor, wenn ein Gegenstand tatsächlich nicht zur Masse gehört, solches aber den Anschein hat oder von Dritten suggeriert wird, und der Verwalter ihn konsequenterweise an den Berechtigten zurückgibt. Damit erfüllt der Verwalter einen Aussonderungsanspruch. Der Fall der unechten Freigabe bestätigt damit nur den Umstand, dass der Verwalter an einem Gegenstand, der eben nicht Masse darstellt, auch keine Rechte reklamieren kann.   **444**

2. Hauptanwendungsfall der Freigabe

Die echte Freigabe bietet sich an, wenn die Kosten für die Verwaltung und Verwertung des Gegenstandes den voraussichtlichen Verwertungserlös übersteigen werden und keine Möglichkeit besteht, die Mehrkosten über Einnahmesteigerungen oder Einsparungen auszugleichen, ebenso bei fehlender Kooperationsbereitschaft oder Unzuverlässigkeit des schuldnerischen Arztes.[256] Der Insolvenzverwalter kann somit die freiberufliche Tätigkeit, konkret die Arztpraxis freigeben, sodass der Arzt wieder selbst aktiv und unternehmerisch tätig werden kann, allerdings auch mit allen organisatorischen, buchhalterischen und steuerlichen Pflichten.   **445**

---

253) BGH, Beschl. v. 3.4.2014 – IX ZA 5/14, NZI 2014, 501 ff.; FD-InsR 2014, 358432.

254) Uhlenbruck-InsO/*Hirte/Praß*, § 35 Rn. 93.

255) Siehe auch *Haberzettl*, NZI 2017, 474 ff.

256) Uhlenbruck-InsO/*Hirte*, § 35 Rn. 74.

446 Neben dem Ziel der Kostenersparnis kann eine solche Freigabe sinnvoll oder gar geboten sein, um die Insolvenzmasse vor Haftungsrisiken zu schützen. Bei Insolvenzverfahren ohne jegliche Sanierungschancen bzw. bei drohenden erheblichen Verlusten bildet sie indes die Ausnahme. Hintergrund ist das in § 1 InsO niedergelegte vorrangige Ziel der bestmöglichen Masseverwertung zwecks maximaler Befriedigung der Gläubigeransprüche. Im Regelfall kommt bei fehlender Sanierungsmöglichkeit daher die Stilllegung und Liquidation der schuldnerischen Praxis in Betracht. Konsequenterweise ermöglicht der Gesetzgeber in § 22 Abs. 1 Satz 2 Nr. 2 InsO die Stilllegung bei drohender erheblicher Vermögensminderung sowie in den §§ 157, 158 InsO die Stilllegung aufgrund Gläubigerentscheidung.

447 Die Interessen der Gläubiger sind auch bei der Freigabe zu beachten. Das erfolgt zum einen durch eine ggf. entstehende Verpflichtung des Schuldners zur Ausgleichszahlung. Die Masse kann über die Ausgleichszahlung des Insolvenzschuldners an einem etwaigen wirtschaftlichen Erfolg partizipieren, während sie nicht für den Misserfolg haften muss. Zum anderen werden Interessen u. a. dadurch geschützt, dass der Gläubigerausschuss oder, wenn ein solcher nicht bestellt ist, die Gläubigerversammlung gemäß § 53 Abs. 2 Satz 3 InsO beim Insolvenzgericht die Anordnung der Unwirksamkeit beantragen kann. Der Antrag ist zu begründen, damit das Insolvenzgericht den dem Antrag zugrunde liegenden Beschluss jedenfalls auf Rechtsmissbrauch und daraufhin überprüfen kann, ob er dem gemeinsamen Interesse der Insolvenzgläubiger gemäß § 78 Abs. 1 InsO entspricht. Allerdings hat das Gericht im Übrigen keine eigene materielle Prüfungskompetenz.

448 Der Schuldner wird die Freigabe i. d. R. begrüßen, kann er danach doch wieder *„frei agieren"*. Nur hat er keine rechtliche Möglichkeit, auf die Entscheidungen des Insolvenzverwalters und der Gläubiger Einfluss zu nehmen oder diese unter Berücksichtigung seiner Interessen gerichtlich überprüfen zu lassen. Mangels objektiv berufsregelnder Tendenz der §§ 35, 36, 55 InsO stellt dieses keinen Eingriff in die Berufsfreiheit des Schuldners aus Art. 12 GG dar. Letztlich ist allen Beteiligten im Insolvenzverfahren an einer klaren Regelung der selbstständigen Tätigkeit gelegen.[257]

449 Die **Besonderheit bei Ärzten**, Freiberuflern und vergleichbaren Selbstständigen resultiert einerseits aus der in Art. 12 GG geschützten Berufsfreiheit des Schuldners. Der Insolvenzverwalter ist nicht berechtigt, die Berufsausübung des Arztes zu untersagen.[258] Hinzu kommt andererseits, dass die Arbeitskraft des Arztes als solche vom Insolvenzbeschlag nicht umfasst ist, also auch nicht der Verfügungsbefugnis des Verwalters unterliegt. Dem Insolvenzverwalter verbleibt daher lediglich die Möglichkeit, weitere Masseschmälerung durch Freigabe der Praxis zu verhindern.

---

257) Siehe auch *Haberzettl*, NZI 2017, 474 ff.

258) Zustimmend insbesondere *Sinz/Hiebert*, ZInsO 2012, 63, 63; *Berger*, ZInsO 2008, 1101; *Tetzlaff*, ZInsO 2005, 393.

Übersicht: Freigabe von Massegegenständen   **450**

- Die Freigabe der Arztpraxis oder eines Massegegenstands ermöglicht den neuen Start in die Selbstständigkeit des Arztes.

- Die **echte Freigabe** hat konstitutive Wirkung – die Praxis bzw. der Gegenstand gehört nach Freigabeerklärung nicht mehr zur Masse

- Durch eine „**modifizierte echte Freigabe**" können die Parteien zusätzlich eine Vereinbarung über die Höhe der vom Arzt an die Masse abzugebenden Beträge und sonstige Modalitäten treffen.

- Die **unechte Freigabe** hat lediglich deklaratorischen Charakter – der Gegenstand war nicht Massebestandteil, was der Verwalter bestätigt (deklariert).

Formulierungsbeispiel:

„Hiermit gebe ich als Insolvenzverwalter über das Vermögen des Arztes den Betrieb der Praxis inkl. sämtlicher Betriebs- und Geschäftsausstattung sowie Zubehör und Patientenstamm unter der Adresse Gesundheitsstraße 1 in 99999 Heilungsstadt aus dem Insolvenzbeschlag frei."

3. Sonderregelung zur Freigabe einer selbstständigen Tätigkeit gemäß §§ 35 Abs. 2, 3 InsO

Mit der Einführung des § 35 Abs. 2, Abs. 3 InsO durch das Gesetz zur Vereinfachung des Insolvenzverfahrens vom 13.4.2007 mit Wirkung zum 1.7.2007[259] wurde die Freigabe einer selbstständigen Tätigkeit nunmehr gesetzlich verankert. Anwendung findet die Vorschrift auf Insolvenzverfahren, die nach dem 1.7.2007 eröffnet wurden (Art. 103c EGInsO). Mit der Neuregelung beabsichtigte der Normgeber zweierlei: Die **Förderung selbstständiger Erwerbstätigkeit** von Insolvenzschuldnern sowie den **Schutz vor Massegefährdung**.[260] Auch zuvor war nach herrschender Auffassung die Freigabe des Neuerwerbs eines selbstständig tätigen Insolvenzschuldners zulässig.[261] Abweichend von der bisherigen Rechtslage gehört jedoch der Neuerwerb, also Vermögenswerte, die der Schuldner nach Eröffnung des Insolvenzverfahrens erwirbt, zur Insolvenzmasse.[262] Zum Neuerwerb zählen in erster Linie das gemäß § 36 Abs. 1 InsO i. V. m. §§ 850 ff. ZPO pfändbare Arbeitseinkommen sowie Zuwendungen Dritter, etwa Schenkung, Erbschaft und Lottogewinn.[263] Einkünfte aus selbstständiger Tätigkeit werden nach Rechtsprechung des BGH   **451**

---

259) BGBl I S. 509.

260) RegE BT-Drucks. 16/3227, S. 11.

261) Uhlenbruck-InsO/*Hirte/Praß*, § 35 Rn. 90, 112.

262) BGHZ 192, 322 Rn. 28, ZIP 2012, 533 = ZVI 2012, 261, dazu EWiR 2012, 287 (*Henkel*); BGH, Urt. v. 18.4.2013, – IX ZR 165/12, NZI 2013, 641, Rn. 23; Andres/Leithaus/*Leithaus*, InsO, § 35 Rn. 11.

263) Andres/Leithaus/*Leithaus*, InsO, § 35 Rn. 11.

in vollem Umfang und nicht lediglich in Höhe des nach Abzug der Ausgaben verbleibenden Gewinns vom Insolvenzbeschlag erfasst, wobei ein Antrag nach § 850i ZPO auf Überlassung eines pfandfreien Anteils möglich ist.[264] Die Erklärung der Freigabe durch den Insolvenzverwalter ist unmittelbar wirksam.[265] Sie wird dem Schuldner zugestellt und dem Insolvenzgericht angezeigt. Ein etwaiger „kassierender" Beschluss der Gläubigerversammlung mit der Folge, dass der Insolvenzverwalter die Praxis (wieder) für die Masse fortführen soll, wirkt erst ab Beschlussfassung, somit „ex nunc".[266]

452 Sofern der schuldnerische Arzt eine selbstständige Tätigkeit ausübt oder beabsichtigt, demnächst eine solche Tätigkeit auszuüben, hat der Insolvenzverwalter nunmehr gemäß § 35 Abs. 2 Satz 1 InsO ihm gegenüber zu erklären, ob Vermögen aus der selbstständigen Tätigkeit zur Insolvenzmasse gehört und ob Ansprüche aus dieser Tätigkeit im Insolvenzverfahren geltend gemacht werden können. Mit der Formulierung „hat" statuiert § 35 Abs. 2 InsO eine **Rechtspflicht des Insolvenzverwalters**. Die Entscheidung zwischen Praxisfortführung und Freigabe ist daher zwingend, insbesondere ist eine Duldung der selbstständigen Tätigkeit ohne veröffentlichte Erklärung über die haftungsrechtlichen Wirkungen der selbstständigen unternehmerischen Tätigkeit des Schuldners dem Verwalter nicht gestattet.[267] Da die Arbeitskraft des Arztes dem Insolvenzbeschlag nicht unterliegt, kann der Insolvenzverwalter die Verpflichtung nicht dadurch umgehen, dass er dem Arzt die Ausübung der selbstständigen Tätigkeit untersagt.

453 Wann eine Freigabeerklärung zu erfolgen hat, regelt das Gesetz nicht. Aus Sinn und Zweck des Insolvenzverfahrens wird aber deutlich, dass der Insolvenzverwalter seine Entscheidung wirtschaftlich fundiert abzuwägen hat. Die Massemehrung ist die Devise; Masseschmälerung ist zu verhindern. Bei der Abwägung sind Plan-Gewinn-und-Verlustrechnung und die tatsächlichen Verhältnisse sowie eine relative Planungssicherheit gegenüberzustellen. Die Erkenntnisse aus einem vorgelagerten Eröffnungsverfahren können hilfreich sein, um fundiert über die Freigabe der selbstständigen Tätigkeit des schuldnerischen Arztes entscheiden zu können. Es ist in jedem Einzelfall unter Berücksichtigung der individuellen Besonderheiten zu prüfen, ob eine Freigabe angemessen, massefördernd – jedenfalls nicht masseschädlich – und letztlich für die Gläubigergesamtheit vorteilhaft sein würde.

---

264) BGH, ZfIR 2003, 464 = NJW 2003, 2167; BGH, ZVI 2004, 518 = NZI 2004, 444, dazu EWiR 2004, 987 *(Hölzle)*.

265) Siehe auch *Haberzettl*, NZI 2017, 474 ff.; BGH, Urt. v. 21.4.2005 – IX ZR 281/03, BGHZ 163, 32 = ZIP 2005, 1034; BGH NZI 2005, 387; Uhlenbruck-InsO/*Hirte*, § 35 Rn. 71; MünchKomm-InsO/*Peters*, § 35 Rn. 84.

266) BSG, Urt. v. 10.12.2014 – B 6 KA 45/13 R, BSGE 118, 30 = ZIP 2015, 1079, dazu EWiR 2015, 487 *(Freudenberg)*; statt vieler *Wimmer*-FK, InsO, § 35 Rn. 13d.

267) Beck/Depré-*Popp*, Praxis der Insolvenz, § 42 Rn. 18 f.

Schon die Notwendigkeit, die Sach- und Rechtslage vor Ort und Besonderhei-   **454**
ten der ärztlichen Praxis eingehend zu untersuchen, bevor entschieden wird,
steht einer vorschnellen Freigabe entgegen. Zögert der Verwalter seine Entscheidung jedoch ohne sachlichen Grund hinaus, kann dies unter Umständen
eine Haftung des Insolvenzverwalters wegen schuldhafter Pflichtverletzung
gemäß § 60 InsO begründen. Möglich ist die Erklärung angesichts des Geset-
zeswortlauts *„beabsichtigt"* und *„demnächst"* bereits bei bekundeter Absicht des
Schuldners, eine selbstständige Tätigkeit aufzunehmen, ohne dass konkrete
Maßnahmen zur Aufnahme der Tätigkeit vorliegen müssen.[268]

Auch eine bestimmte Form für die gegenüber dem Arzt abzugebende Erklä-   **455**
rung schreibt das Gesetz nicht vor. Aus Beweisgründen ist aber die Schriftform
sowie ein Zugangsnachweis anzuraten.[269] Wegen der Anzeigepflicht des § 35
Abs. 3 Satz 1 InsO empfiehlt sich zusätzlich, eine Kopie des Schreibens an
den schuldnerischen Arzt dem Insolvenzgericht vorzulegen. Aus der Erklärung
sollte sich unmissverständlich ergeben, welche konkrete Tätigkeit der Masse
entzogen wird.[270]

4. Inhalt der Freigabe einer selbstständigen Tätigkeit

Im Unterschied zur Freigabe auf Grundlage des § 80 Abs. 1 InsO richtet sich   **456**
die **Freigabeerklärung** nach § 35 Abs. 2 InsO nicht auf einen bestimmten
Einzelgegenstand, sondern auf eine **unbestimmte Rechtsgesamtheit**, namentlich auf den gesamten Neuerwerb des Arztes aus dessen selbstständiger unternehmerischer Tätigkeit.[271] Als *„haftungsrechtliche Gesamterklärung"*[272] lässt
sich die Freigabe einer selbstständigen Tätigkeit daher nicht ohne Weiteres als
echte Freigabe klassifizieren. Nach Auffassung des Gesetzgebers handelt es
sich um eine der *„echten"* Freigabe *„ähnliche Erklärung"*.[273] Entscheidet sich der
Insolvenzverwalter für die Freigabe nach § 35 Abs. 2 InsO, beinhaltet sie eine
„Negativerklärung" darüber, dass sämtlicher Neuerwerb aus der selbstständigen
Tätigkeit des Arztes der Masse entzogen wird und diese für künftige aus der
Tätigkeit entstandene Masseverbindlichkeiten nicht mehr haftet. Damit ist
zugleich klargestellt, dass Vermögensgegenstände, die der Arzt nicht aus der
selbstständigen Tätigkeit erwirbt – etwa auf Grund einer Schenkung oder
Erbschaft – ungeachtet der Freigabe weiterhin zur Masse gehören. Gibt der
Verwalter eine solche Erklärung nicht ab, duldet er die Tätigkeit des Arztes.
Mit dieser – wenn auch konkludent abgegebenen – *„Positiverklärung"* bleibt die
Massehaftung gänzlich unberührt (§ 55 Abs. 1 Nr. 1 InsO). Nach anderer An-
sicht soll wegen der Pflicht zur Abgabe einer Erklärung eine Begründung von

---

268) *Holzer*, ZVI 2007, 289 ff., 290.
269) *Holzer*, ZVI 2007, 289 ff., 290; Braun-InsO/*Bäuerle*, § 35 Rn. 135.
270) Braun-InsO/*Bäuerle*, § 35 Rn. 134.
271) Schmidt-InsO/*Büteröwe*, § 35 Rn. 53.
272) Vgl. *Berger*, ZInsO 2008, 1101, 1103 f.
273) Andres/Leithaus/*Leithaus*, InsO, § 35 Rn. 12.

Masseverbindlichkeiten durch Unterlassen vorliegen, wenn der Insolvenzverwalter keine Erklärung abgibt, obwohl ihn der schuldnerische Arzt zur Abgabe einer Erklärung aufgefordert hat oder die Tätigkeit dem Insolvenzverwalter nachweisbar bekannt war.[274)]

457 Die **Freigabeerklärung des Verwalters** ist inhaltlich nicht modifizierbar, sie ist bindend, daher **nicht anfechtbar** und **unwiderruflich**.[275)] Ihre Aufhebung ist allein durch Anordnung der Unwirksamkeit nach § 35 Abs. 2 Satz 3 InsO möglich.[276)]

5. Folgen der Freigabe einer selbstständigen Tätigkeit des Arztes

458 Zivilrechtlich wird zwischen Rechtsinhaberschaft und der Befugnis, über ein Recht zu verfügen, unterschieden. Dieses erklärt, warum die echte Freigabe keinen Vermögensrückerwerb des schuldnerischen Arztes auslöst. Der Arzt bleibt auch sonst ab Verfahrenseröffnung Inhaber der Massegegenstände. Die Freigabe führt mit Zugang der Erklärung bei dem Arzt jedoch zur Wiedererlangung der nach § 80 Abs. 1 InsO auf den Insolvenzverwalter übergegangenen Verfügungsbefugnis. Daneben bewirkt sie einerseits die Enthaftung der Insolvenzmasse für danach eingegangene Verbindlichkeiten; die aus der freigegebenen Tätigkeit resultierenden Ansprüche können im Insolvenzverfahren nicht mehr geltend gemacht werden.[277)] Darüber hinaus fallen die aus der selbstständigen Tätigkeit neu erworbenen Gegenstände einschließlich ihrer Surrogate nicht in die Masse und sind demnach nicht vom Insolvenzbeschlag umfasst; der Grundsatz der weitreichenden Gläubigerbefriedigung ist dabei nicht verletzt, wenn die Freigabe nicht offenkundig insolvenzzweckwidrig war.[278)]

459 Die Überführung des freigegeben Gegenstandes in das schuldnerische Vermögen wirkt nur für die Zukunft (ex nunc). Sofern also der Gegenstand bereits (titulierte) Masseverbindlichkeiten ausgelöst hat, bleiben diese auch nach Freigabe zulasten der Masse bestehen.[279)] Anders entschied das OLG Stuttgart, wonach der Verwalter mit der Freigabe bereits entstandene Masseverbindlichkeiten nachträglich beseitigen könne.[280)] Dagegen spricht indes die Systematik der §§ 103 ff. InsO. Sofern ein Vertrag nach Verfahrenseröffnung fortgeführt werden könne, die daraus resultierende Nebenpflichten aber nicht zu erfüllen wären, wäre der Vertragspartner gegenüber sonstigen Gläubigern benachteiligt, da er einerseits die Fortführung des Vertrages zur Anreicherung der Masse zu dulden hätte, ihm andererseits aber verwehrt wäre, Forderungen aus Ne-

274) Braun-InsO/*Bäuerle*, § 35 Rn. 132, zitierend *Pape*, NZI 2007, 481 ff., 482.
275) Beck/Depré-*Beck*, Praxis der Insolvenz, § 13 Rn. 102.
276) *Holzer*, ZVI 2007, 289 ff., 293; Schmidt-InsO/*Büteröwe*, § 35 Rn. 58.
277) *Frege/Keller/Riedel*, Insolvenzrecht, Rn. 1338c.
278) BGH, Beschl. v. 3.4.2014 – IX ZA 5/14, NZI 2014, 501 ff.
279) BGH, Urt. v. 2.2.2006 – IX ZR 46/05, ZIP 2006, 583 = ZVI 2006, 156, dazu FWiR 2006, 311 (*Henkel*).
280) OLG Stuttgart, v. 10.2.2005 – 13 U 167/04, ZInsO 2005, 498 f.

benpflichten des Vertrages geltend zu machen.[281] Davon unberührt bleibt die Möglichkeit der Zwangsvollstreckung in das nunmehr insolvenzfreie Vermögen. Auch die Eröffnung eines weiteren Insolvenzverfahrens über dieses Vermögen kann u. U. zulässig sein.[282]

Die **Freigabe** nach § 35 Abs. 2 InsO erstreckt sich dabei nur auf die **selbst-** **460** **ständige Tätigkeit**, nicht hingegen auf Sachen und sonstige Vermögensgegenstände, die der Arzt für die Ausübung selbiger benötigt.[283] Bezüglich dieser kann allenfalls eine separate Freigabe erfolgen. Eine solche ist jedoch oftmals nicht gewollt und erübrigt sich auch regelmäßig dann, wenn die Vermögensgegenstände schon nach § 811 Abs. 1 Satz 5, 7 ZPO unpfändbar sind und damit gemäß § 36 Abs. 1 InsO nicht zur Insolvenzmasse gehören.

Die Freigabe kann im Fall der Betriebsbeendigung retourniert werden. Stellt **461** der Arzt während des Verfahrens seine Tätigkeit ein, fallen diese Gegenstände nachträglich in den Insolvenzbeschlag.[284] Denn nach § 35 Abs. 1 InsO erfasst das Insolvenzverfahren u. a. das Vermögen, welches der schuldnerische Arzt während des Verfahrens erlangt.[285] Mit dem Wirksamwerden der Enthaftungserklärung des Insolvenzverwalters oder Treuhänders hinsichtlich der Wohnung des Schuldners (§ 109 Abs. 1 Satz 2 InsO) erlangt der Mieter die Verwaltungs- und Verfügungsbefugnis über das Mietvertragsverhältnis zurück. Insofern entfaltet die Enthaftungserklärung die gleiche Wirkung wie die Freigabeerklärung nach § 35 Abs. 2 InsO.[286]

Die Freigabe dürfte den Arzt im Insolvenzverfahren beflügeln. Denn die Aus- **462** gleichsverpflichtung erfasst nicht die Gewinne der (freigegebenen) Praxis. Wegen der in § 35 Abs. 2 Satz 2 InsO normierten entsprechenden Anwendbarkeit des § 295 Abs. 2 InsO ist der Arzt nach der Freigabe unter Berücksichtigung der Pfändungsfreigrenzen (nur) verpflichtet, denjenigen Betrag an die Masse abzuführen, der dem pfändbaren Einkommen entspricht, das er im Rahmen eines angemessenen Dienstverhältnisses etwa als Ober- oder Chefarzt in einem Krankenhaus nach seiner beruflichen Qualifikation erwirtschaften könnte.[287]

---

281) BGH, Urt. v. 2.2.2006 – IX ZR 46/05, ZIP 2006, 583 = ZVI 2006, 156 = WM 2006, 1496 ff.; MünchKomm-InsO/*Peters*, § 35 Rn. 85.

282) Vgl. BGH, Beschl. v. 18.5.2004 – IX ZB 189/03, ZVI 2004, 518 = NZI 2004, 444.

283) Uhlenbruck-InsO/*Hirte/Praß*, § 36 Rn. 15.

284) Uhlenbruck-InsO/*Hirte/Praß*, § 35 Rn. 91.

285) Andres/Leithaus/*Leithaus*, InsO, § 35 Rn. 2.

286) BGH, Urt. v. 22.5.2014 – IX ZR 136/13, ZIP 2014, 1341 = NJW 2014, 2585 = ZVI 2014, 342 = WM 2014, 1239 = ZInsO 2014, 1272, dazu EWiR 2014, 453 (*Ahrendt/Pohlmann-Weide*).

287) BGH, Urt. v. 13.3.2014 – IX ZR 43/12, ZVI 2014, 268 = NZI 2014, 461 ff., dazu EWiR 2014, 629 (*Wagner*); Nerlich/Römermann/*Andres*, InsO, § 35 Rn. 118; nach gegenteiliger Auffassung soll das nur den pfändbaren Teil des tatsächlich erzielten Einkommens betreffen, so AG Wuppertal, v. 17.8.2011 – 145 IN 453/04, ZInsO 2011, 2150; *Wischemeyer*, ZInsO 2010, 2068; BGH, Beschl. v. 13.6.2013 – IX ZB 38/10, WM 2013, 1612 ff.

Im Regelfall muss der Schuldner jährlich an die Masse abführen.[288] Nach der Novelle der Insolvenzordnung zum 1.7.2014 besteht gemäß § 287b InsO eine Auskunftspflicht des Schuldners zur Höhe des tatsächlichen Einkommens und zu seinen Bemühungen, eine andere (ggf. abhängige) Beschäftigung zu erlangen. Das hat der Insolvenzverwalter zu überprüfen.[289] Verletzt der schuldnerische Arzt seine Pflicht zur Abführung des pfändbaren fiktiven Nettoeinkommens nach § 295 Abs. 2 InsO, kann der Insolvenzverwalter den Anspruch der Masse beim zuständigen Prozessgericht (nicht Insolvenzgericht) einklagen.[290] Hätte der Schuldner ein höheres Einkommen erzielen können, liegt eine Obliegenheitsverletzung vor, die durch § 290 Abs. 1 Nr. 7 InsO durch die Gefahr der Versagung der Restschuldbefreiung sanktioniert werden kann. Der Gesetzgeber verfolgt mit der Freigabemöglichkeit das Ziel, eine anderenfalls bestehende Bevorzugung der Selbstständigen gegenüber den abhängig Beschäftigten zu vermeiden.[291] Die Freigabe stellt für den Arzt eine zusätzliche Motivation dar, seine Praxis engagiert im Insolvenzverfahren fortzuführen. Die Freigabe der selbstständigen Tätigkeit kann dann durchaus zur Folge haben, dass der Schuldner sogar höhere Einkünfte erzielt.[292]

463 Die Freigabe der Arztpraxis durch den Insolvenzverwalter verursacht einen recht kurzfristigen Liquiditätsbedarf des – dann wieder frei agierenden – Arztes, der Löhne/Gehälter aber auch andere regemäßig entstehende betrieblichen Aufwendungen (wieder) selbst decken und rechtzeitig zahlen muss. Das sollte und muss im Verbund mit den Stakeholdern gelöst werden. Eine weitere Herausforderung stellen die Sicherungsvereinbarungen mit den Kreditgebern der Vergangenheit dar. Denn die Freigabe führt zur Wiederherstellung der Wirksamkeit einer (alten) Vorausabtretung der Honorarforderungen des Arztes.[293] Das kann faktisch dazu führen, dass eine Fortführung der Praxis trotz Freigabe verhindert wird. Denn regelmäßig verfügt die Bank aus der Zeit vor Eröffnung des Insolvenzverfahrens über eine Zession der Forderungen des Arztes aus allen Verträgen; insbesondere sind der Bank die Honorare gegen die (Privat-)Patienten und die KV abgetreten. Diese Abtretung war gemäß § 91 Abs. 1 InsO während des Laufs des Insolvenzverfahrens und vor Freigabe unwirksam. Wenn der Insolvenzverwalter die Arztpraxis freigibt, kann – und wird – die Bank sich (wieder) an den Arzt wenden, die ursprüngliche Vorausabtretung beanspruchen und gegenüber der KV Zahlung an sich (als Zessionarin) verlangen. Die Honorare fließen damit nicht dem Arzt zu, der sie zur Finanzierung der Praxis benötigt, sondern der Bank, welche die Zuflüsse

---

288) BGH, Beschl. v. 19.7.2012 – IX ZB 188/09, ZInsO 2012, 1488, Rn. 14 ff.

289) Siehe auch *Sinz/Hiebert/Wegener*, Verbraucherinsolvenz, Rn. 929 ff.

290) BGH, Urt. v. 13.3.2014 – IX ZR 43/12, ZVI 2014, 268 = NZI 2014, 461 ff. (mit Anmerkung *Kluth*).

291) RegE BT-Drucks. 16/3227, S. 17, Uhlenbruck-InsO/*Hirte/Praß*, § 35 Rn. 90.

292) Andres/Leithaus/*Leithaus*, InsO, § 35 Rn. 12.

293) BGH, Urt. v. 18.4.2013 – IX ZR 165/12, ZIP 2013, 1181 = ZVI 2013, 225 (m. Anm. *Lüdtke*, S. 228) = NZI 2013, 641, dazu EWiR 2013, 551 *(Hofmann)*.

auf Altansprüche verrechnet. Diese Rechtsprechung privilegiert die Bank zulasten der anderen Gläubiger.

Ohne Änderung dieser Rechtslage durch den Gesetzgeber ist eine praktische 464 Lösung ohne Hilfe Dritter kaum möglich. Der Arzt könnte zwar aus seinem pfändungsfreien Vermögen die Ansprüche der Bank tilgen, aber nur theoretisch. Denn regelmäßig wird der betroffene Arzt aus seinem beschränkten pfändungsfreien Vermögen die meist hohen Altforderungen der Bank nicht angemessen bedienen können. Schon die Zinsen dürften problematisch sein. Er wird gezwungen sein, seine Praxis trotz Freigabe wieder aufzugeben. Sofern die Bank auf ihrer historischen Vorausabtretung der Forderungen besteht und im konkreten Fall Zahlung an sich verlangt, gräbt sie dem Arzt die existentiell notwendige Liquidität ab. Um die zwangsläufige Einstellung der Praxis zu verhindern, gibt es nur die gemeinsame Fortführung der Praxis durch den Insolvenzverwalter und den Arzt im Verbund, und zwar solange, bis die Wohlverhaltensperiode verstrichen ist. Nach Ablauf derselben ist der redliche Arzt dann endgültig von Altverbindlichkeiten befreit – und damit auch von der historischen Vorausabtretung seiner Honorare, die er wieder allein einziehen kann. Ein Ausweg kann ein Vergleich mit einer – verständigen – Bank sein, welche die Ansprüche gegen einen geringen Betrag oder gegen eine Zahlung eines Dritten freigibt.

6. Freigabe und Dauerschuldverhältnisse

Die Vertragspartner der ärztlichen Praxis sind von der Freigabe unmittelbar 465 betroffen. Denn die Erklärung des Insolvenzverwalters gegenüber einem Arzt, er gebe nach § 35 Abs. 2 InsO dessen berufliche Selbstständigkeit aus der Masse frei, bewirkt nach dem Urteil des BGH vom 9.2.2012, dass auch die **speziellen Dauerschuldverhältnisse** i. S. d. § 108 InsO, somit u. a. Mietverträge über Praxisräume und dergleichen, mit sofortiger Wirkung wieder allein auf den schuldnerischen Arzt zurückfallen. Die Insolvenzmasse ist gegenüber Gläubigern nicht mehr für solche Ansprüche eintrittspflichtig, die erst nach Zugang der Freigabeerklärung entstehen.[294]

Die Freigabeerklärung bewirkt, dass nachfolgend keine neuen Verbindlichkeiten 466 ten aus dem Mietvertrag mehr i. S. d. §§ 55 Abs. 1 Nr. 2, 108 Abs. 1 Satz 1, 109 Abs. 1 Satz 1 InsO gegen die Masse entstehen könnten. Das ist Inhalt der Absätze 2 und 3 in § 35 InsO.[295] Es geht dort einerseits um ein Existenzsicherungskonzept für den Schuldner, andererseits aber auch um eine sinnvolle Entlastung der Masse und des Verwalters, also Befreiung von Kosten und Risiken. Deshalb – so der BGH – würden mit dem gesamten Bündel der berufsbezogenen Rechtsbeziehungen zugleich alle Vertragsverhältnisse von der Freigabeerklärung mit umfasst, unabhängig davon, ob sie aus der Zeit vor dem

---

294) BGH, Urt. v. 9.2.2012 – IX ZR 75/11 (OLG Dresden), ZIP 2012, 533 = ZVI 2012, 261 = BeckRS 2012, 05387, NJW 2012, 1361.
295) BT-Drucks. 16/3227, S. 17.

Insolvenzantrag oder ggf. auch aus der Zwischenphase von der Verfahrenseröffnung bis zur Freigabe stammen.[296)]

467 Der Senat befasst sich in der besagten Entscheidung gewissenhaft mit der Gegenmeinung.[297)] Er unterstreicht aber, dass nach den Leitvorgaben des Gesetzgebers allein schon die an den Schuldner gerichtete Freigabeerklärung eine Herauslösung der Dauerschuldverhältnisse aus der Masse, entgegen § 108 InsO, herbeiführe. Einer zusätzlich rechtsgestaltenden, an den jeweiligen Vertragspartner zu richtenden Kündigungserklärung bedürfe es insofern nicht. Vergleichbares lasse sich auch nicht über eine erweiternde Betrachtung von § 109 Abs. 1 Satz 2 InsO rechtfertigen. Der Insolvenzverwalter handle hinreichend offen und transparent, wenn er die Freigabe den Beteiligten mitteile und zudem die Veröffentlichung gemäß § 35 Abs. 3 Satz 2 InsO erfolge.[298)]

468 Der Vermieter wird damit zu einem der Neugläubiger. Diese können sich mit Ansprüchen aus der Zeit nach der Freigabe – so der BGH – ausschließlich an den Schuldner halten. Sollte der Arzt somit erneut vertragsbrüchig bzw. zahlungsunfähig werden, käme bezüglich seiner eigenverantwortlich fortgesetzten Selbstständigkeit nur ein zweites Verfahren in Betracht. Dabei handelte es sich dann um ein auf den freien Neuerwerb beschränktes zweites Insolvenzverfahren.[299)] Insolvenzgläubiger im zweiten Verfahren sind nur die Neugläubiger. Altgläubiger können ihre Forderungen nicht sowohl im ersten als auch im zweiten Insolvenzverfahren anmelden.[300)]

469 Im Ergebnis bedeutet die **Freigabe** damit die kurzfristige **Kappung aller Rechtsbeziehungen** rund um die schuldnerische Praxis. Greift der Insolvenzverwalter zu dem Mittel der Freigabe, erhält der Schuldner als Freiberufler/ Mieter/Pächter/Leasingnehmer die Verfügungs- und Verwaltungsbefugnis wieder zurück. Der Insolvenzverwalter braucht bestehende Dauerschuldverhältnisse, wie Miet-, Leasing- oder Arbeitsverträge nicht mehr zu kündigen. In diesem Fall geht eine Kündigung des Verwalters ins Leere. Im Grunde hat er dafür auch keine Kompetenz mehr.[301)] Das bestätigt der BGH mit seinen Urteilen vom 9.4.2014 und 22.5.2014.[302)]

---

296) BGH, Urt. v. 9.2.2012 – IX ZR 75/11 (OLG Dresden), ZIP 2012, 533 = ZVI 2012, 261 = BeckRS 2012, 05387, NJW 2012, 1361.

297) Siehe etwa *Smid*, DZWiR 2008, 133, 140 f.; *Berger*, ZInsO 2008, 1101, 1107; *Gutsche*, ZVI 2008, 41, 44 ff.; *Wischemeyer*, ZInsO 2009, 937, 942 und 2121, 2124 f.

298) BGH, Urt. v. 9.2.2012 – IX ZR 75/11 (OLG Dresden), ZIP 2012, 533 = ZVI 2012, 261 = BeckRS 2012, 05387, NJW 2012, 1361.

299) BGH, Urt. v. 9.2.2012 – IX ZR 75/11 (OLG Dresden), ZIP 2012, 533 = ZVI 2012, 261 = BeckRS 2012, 05387 = NJW 2012, 1361; BGH, Beschl. v. 9.6.2011 – IX ZB 175/10, ZIP 2011, 1326 = ZVI 2011, 448 = NZI 2011, 633, dazu EWiR 2011, 751 (*Weiß, R./Rußwurm*).

300) BGH, Urt. v. 9.2.2012 – IX ZR 75/11, ZIP 2012, 533 = ZVI 2012, 261 = NZI 2012, 409.

301) So auch *Ries* in der Besprechung zur Entscheidung BGH, Urt. v. 9.2.2012 – IX ZR 75/11, ZIP 2012, 533 = ZVI 2012, 261 = FD-InsR 2012, 331006.

302) BGH, Urt. v. 9.4.2014 – VIII ZR 107/13, WM 2014, 1000; BGH, Urt. v. 22.05.2014 – IX ZR 136/13, WM 2014, 1239.

7. Zusammenfassung: Freigabe einer selbstständigen Tätigkeit

- Die Freigabe einer selbstständigen Tätigkeit des Arztes nach § 35 Abs. 2 **470** InsO ist – anders als die Freigabe eines Einzelgegenstandes eine Freigabe einer **unbestimmten Rechtsgesamtheit** (z. B. Praxis).

- Betreffend die Wohnung des Arztes kommt eine Enthaftungserklärung des Insolvenzverwalters in Betracht, mit welcher der Schuldner als Mieter die Verwaltungs- und Verfügungsbefugnis über das Mietvertragsverhältnis zurückerhält. Insofern wirkt die Enthaftungserklärung wie die Freigabe-erklärung nach § 35 Abs. 2 InsO.[303]

- Die Freigabe kann, muss aber nicht erfolgen. Im konkreten Fall sind Erforderlichkeit und Angemessenheit einer Freigabe zu analysieren, sodann hat der Insolvenzverwalter im Sinne der Gläubiger sachgerecht zu entscheiden.

- Die Parteien können parallel Regelungen treffen und damit die Modalitäten der Freigabe bestimmen. Der Insolvenzverwalter ist aber gehalten, eine Entscheidung zu treffen. Die Entscheidung ist bindend.

- Der Insolvenzverwalter muss sich dem Arzt gegenüber erklären, ob er die Tätigkeit freigibt. Zudem sind das Gericht, betroffene Gläubiger und ggf. andere Beteiligte zu informieren.

- Eine nicht rechtzeitige Erklärung kann Haftungsansprüche gegen den Verwalter begründen. Die Freigabemöglichkeit und -würdigkeit ist somit zeitnah zu untersuchen. Die Entscheidung ist dem Schuldner alsbald mitzuteilen.

- Der schuldnerische Arzt darf die Gläubiger nicht schlechter stellen, als sie stünden, wenn er als angestellter Arzt die pfändbaren Bezüge zur Masse zahlte. Denn der Arzt ist unter Berücksichtigung der Pfändungsfreigrenzen (nur) verpflichtet, denjenigen Betrag an die Masse abzuführen, der dem pfändbaren Einkommen entspricht, das er im Rahmen eines angemessenen Dienstverhältnisses etwa als Ober- oder Chefarzt in einem Krankenhaus nach seiner beruflichen Qualifikation erwirtschaften könnte.

VII. (Strafbare) Bestechlichkeit von Kassenärzten und Verstöße gegen das Berufsrecht

Die Ausübung des Arztberufs bedeutet Chancen als Freiberufler einerseits und **471** Risiken als Mediziner und Unternehmer andererseits. Mitunter ist den Handelnden nicht bewusst, ob und wann sie den Rahmen ordnungsgemäßen Handelns verlassen und zivilrechtliche, ordnungsrechtliche oder gar strafrechtliche

---

303) BGH, Urt. v. 22.5.2014 – IX ZR 136/13 (LG Berlin), ZIP 2014, 1341 = ZVI 2014, 342 = ZfIR 2014, 573 (LS) = WM 2014, 1239 = ZInsO 2014, 1272, dazu EWiR 2014, 453 (*Ahrendt*).

Konsequenzen auslösen. Schon wegen der mitunter empfindlichen Strafdrohungen im Fall von Rechtsverletzungen sollten gerade Kassenärzte es vermeiden, sich dem strafrechtlichen Vorwurf der **Bestechlichkeit** auszusetzen. Insofern stellt sich vor aber auch nach Eröffnung eines Verfahrens die Frage nach dem „Vertrauen" in die Redlichkeit des Arztes – die Frage kann den Verwalter mit gleicher Dringlichkeit treffen, weil dieser die Praxis verwaltet. Zwar sind Kassenärzte weder Amtsträger und insofern nicht als Täter „qualifiziert". Denn mit Beschluss vom 29.3.2012 entschied der Große Senat für Strafsachen des BGH (GSSt 2/11)[304], dass **Kassenärzte** bei der Wahrnehmung der ihnen gemäß § 73 Abs. 2 SGB V übertragenen Aufgaben (insbesondere also bei der Verordnung von Arzneimitteln) **weder als Amtsträger** i. S. d. § 11 Abs. 1 Nr. 2 StGB **noch als Beauftragter** der gesetzlichen Krankenkassen i. S. d. § 299 StGB handeln. Hieraus folgt, dass Kassenärzte, die von einem Arzneimittelhersteller für die Verordnung gerade bestimmter Medikamente dieses Unternehmens im Gegenzug Vorteile erhalten, sich weder wegen Bestechlichkeit gemäß § 332 StGB noch wegen Bestechlichkeit im geschäftlichen Verkehr gemäß § 299 Abs. 1 StGB strafbar machen.

472   Freiberuflich tätige Kassenärzte sind weder Angestellte noch Funktionsträger in einer öffentlichen Behörde. Nach Ansicht des BGH sind gesetzliche Krankenkassen zwar Stellen öffentlicher Verwaltung; die an der vertragsärztlichen Versorgung teilnehmenden Ärzte seien jedoch nicht dafür bestellt worden, öffentliche Verwaltungsaufgaben zu übernehmen. Im Zusammenhang mit der Verordnung von Medikamenten erfüllen Kassenärzte aber auch nicht die Beauftragteneigenschaft gemäß § 299 Abs. 1 StGB, da sie hierbei auf einer rechtlich als gleichwertig einzuordnenden Ebene mit den gesetzlichen Krankenkassen agieren. Ärzte unterfallen nicht dem Begriff des „Beauftragten". „Beauftragte" erledigen eine Angelegenheit gerade im Interesse des ihn Beauftragenden. Sie handeln unter Anleitung, was für einen Kassenarzt nicht zutreffe.

473   Die Entscheidung mag beruhigen, stellt sie doch die Position des an der vertragsärztlichen Versorgung teilnehmenden Kassenarztes als freiberufliche Tätigkeit heraus. In der entschiedenen Konstellation war eine Strafbarkeit des Vertragsarztes wegen Bestechlichkeit gemäß § 332 StGB und wegen Bestechlichkeit im geschäftlichen Verkehr gemäß § 299 Abs. 1 StGB ausgeschlossen. Der Verwalter bleibt gleichsam straffrei, der er nicht weitgehender haften kann als der Betreiber der schuldnerischen Praxis. Das Gericht verkennt in seiner Entscheidung allerdings nicht die rechtspolitisch angestrebte wirksame Bekämpfung kollusiven Zusammenwirkens im Gesundheitswesen gerade auch durch strafrechtliche Sanktionen.

474   Der Gesetzgeber war aufgerufen und wurde auch tätig, indem er die §§ 299a, 299b StGB einfügte. Die Strafbarkeit der Bestechung und Bestechlichkeit im

---

304) Großer Senat für Strafsachen des BGH (GSSt 2/11), Beschl. v. 29.3.2012; BeckRS 2012, 13162, FD-SozVR 2012, 333946.

Gesundheitswesen wurde durch das Gesetz zur Bekämpfung von Korruption im Gesundheitswesen eingefügt, das am 4.6.2016 in Kraft trat.

Berufsrechtliche Sanktionen waren und sind in solchen Fällen durchaus nicht ausgeschlossen. Diese wurden durch das zu Beginn des Jahres 2012 in Kraft getretene Gesetz zur Verbesserung der Versorgungsstrukturen in der gesetzlichen Krankenversicherung (GKV-VStG) verschärft. § 73 Abs. 7 SGB V n. F. i. V. m. § 128 SGB V n. F. normiert hierbei das berufsrechtliche Verbot des Zusammenwirkens gegen Entgelt. Hiernach ist es Vertragsärzten u. a. nicht gestattet, für die Zuweisung von Versicherten ein Entgelt oder sonstige wirtschaftliche Vorteile sich versprechen oder sich gewähren zu lassen oder selbst zu versprechen oder zu gewähren. Auch dieser Reflex trifft den Verwalter, der nach Eröffnung des Insolvenzverfahrens die Praxis fortführt. **475**

§ 128 Abs. 2 SGB V bestimmt zudem: **476**

> „Leistungserbringer dürfen Vertragsärzte sowie Ärzte in Krankenhäusern und anderen medizinischen Einrichtungen nicht gegen Entgelt oder Gewährung sonstiger wirtschaftlicher Vorteile an der Durchführung der Versorgung mit Hilfsmitteln beteiligen oder solche Zuwendungen im Zusammenhang mit der Verordnung von Hilfsmitteln gewähren. Unzulässig ist ferner die Zahlung einer Vergütung für zusätzliche privatärztliche Leistungen, die im Rahmen der Versorgung mit Hilfsmitteln von Vertragsärzten erbracht werden, durch Leistungserbringer. Unzulässige Zuwendungen i. S. d. Satzes 1 sind auch die unentgeltliche oder verbilligte Überlassung von Geräten und Materialien und Durchführung von Schulungsmaßnahmen, die Gestellung von Räumlichkeiten oder Personal oder die Beteiligung an den Kosten hierfür sowie Einkünfte aus Beteiligungen an Unternehmen von Leistungserbringern, die Vertragsärzte durch ihr Verordnungs- oder Zuweisungsverhalten selbst maßgeblich beeinflussen.“

Im Falle des Verstoßes drohen dem Vertragsarzt **empfindliche Sanktionen** bis hin zum hälftigen oder vollständigen Entzug der Zulassung (ggf. zeitlich befristet) und damit der Beendigung der Teilnahme an der vertragsärztlichen Versorgung. Je nach Umständen des Einzelfalls kommt auch ein Entzug der Approbation in Betracht. Damit wäre dann auch das Ende der Praxis in der Insolvenz besiegelt. Dieses könnte wiederum auch Haftungsansprüche gegen den Insolvenzverwalter nach §§ 60, 61 InsO auslösen, der unter Umständen dafür haften muss, dass er nicht oder nicht sorgsam genug den praktizierenden Arzt überwacht und solche Verstöße unterbunden hat. **477**

H. Gesellschaftsstatut in der Gemeinschaftspraxis – Risiken und Haftung

Häufig folgen aus örtlichen bzw. persönlichen Bekanntschaften und Freund-schaften ärztliche Gemeinschaftspraxen als Gesellschaft bürgerlichen Rechts, somit einer **Gemeinschaftspraxis bzw. Berufsausübungsgemeinschaft (BAG)**. Der Zusammenschluss von Berufsträgern fördert i. d. R. Spezialisierung und sichert gegenseitige Qualitätskontrolle. Entscheidend ist die Intensität der Zusammenarbeit der Ärzte, ihre Abstimmung im Innenverhältnis, also der Grad der Kooperation sowie die Unterstützung und Vertretung in der täglichen Praxis. Die Kombination der vorerwähnten Aspekte entscheidet letztlich über den wirtschaftlichen Erfolg der Gemeinschaftspraxis. Sie mindert zudem Haftungsgefahren aus Fehl- oder Falschbehandlungen infolge unzureichender Qualifikation oder Qualität. **478**

Mit dem Blick auf mögliche Haftungsgefahren kann eine „Gemeinschafts-praxis" als Form der Berufsausübungsgemeinschaft von Ärzten auch in anderen Formen als nur in der einer GbR oder einer PartG betrieben werden. Hierzu formuliert § 23a MBO-Ä: **479**

> „Ärztinnen und Ärzte können auch in der Form der juristischen Person des Privatrechts ärztlich tätig sein."

Damit ist der Weg in eine GmbH, eine UG (haftungsbeschränkt) oder eine AG geebnet, sofern landesspezifisches Berufsrecht dem nicht entgegensteht.[305] **480**

Altverbindlichkeiten in einer Gemeinschaftspraxis können mitunter eine „überraschende" Haftung des eintretenden Arztes auslösen. Denn der in eine Gemeinschaftspraxis eintretende Arzt tritt den Altgesellschaftern nicht nur als beruflicher Partner, sondern auch als Haftungspartner bei. Der neue Gesellschafter haftet grundsätzlich auch für Altverbindlichkeiten der bestehenden Gemeinschaftspraxis, auch wenn sie bereits Jahre zuvor begründet wurden.[306] **481**

I. Eintritt in die Arztpraxis als Gesellschaft bürgerlichen Rechts und Haftung

Tritt mit Zustimmung aller Gesellschafter ein **neuer Gesellschafter** in eine Außengesellschaft, etwa eine bereits bestehende ärztliche Gesellschaft, ein, wächst ihm kraft Gesetzes mit Beginn seiner Mitgliedschaft der ihm gesellschaftsvertraglich zustehende Anteil am Gesellschaftsvermögen an. Vergleichbar einer Waage wächst bei den übrigen Gesellschaftern ein Teil ihres Anteils ab. **482**

---

305) *Ratzel/Lippert*, Kommentar zur MBO-Ä, S. 338 ff.; *Ries/Schnieder/Althaus/Großbölting/Voß*, Arztrecht, S. 94.

306) BGH, Urt. v. 7.4.2003 – II ZR 56/02, ZIP 2003, 899 = ZVI 2003, 273 = NJW 2003, 1803 ff., dazu EWiR 2003, 513 *(Westermann)*; seitdem st. Rspr, vgl. BGH, Beschl. v. 17.12.2003 – II ZR 121/12, ZIP 2014, 1221.

483 Das Vermögen der Praxis, somit der Gesellschaft, bleibt gleich und ändert sich nicht. Denn ein Mitgliederwechsel berührt nicht den Bestand des Gesamthandsvermögens.[307] Die ehemalige Diskussion über eine analoge Anwendung des § 130 HGB auf die GbR wurde im Jahr 2003 – nach Teil-Anerkennung der GbR-Gesellschafterhaftung analog § 128 HGB in Rechtsprechung[308] und Literatur[309] – durch den BGH beendet.[310] Die **Arzt-GbR** erfüllt damit das Modell der **Vollhaftung der Gesellschafter.**

484 Demnach haftet der in die Gesellschaft eintretende Arzt neben den anderen Gesellschaftern persönlich für Verbindlichkeiten, auch wenn diese vor seinem Eintritt begründet worden waren, § 130 Abs. 1 HGB. Alte und neue Gesellschafter werden mit dem Eintritt des neuen Gesellschafters Gesamtschuldner. Eine entgegenstehende Vereinbarung ist laut § 130 Abs. 2 HGB unwirksam und befreit den neu eintretenden Gesellschafter nicht von seiner Haftungspflicht.

485 Der (scheinbar) Neueintretende kann darüber hinaus auch dann für Verbindlichkeiten der Gemeinschaftspraxis ab seinem „Eintritt" in Anspruch genommen werden, wenn er nicht Gesellschafter wird, jedoch nach außen der Anschein seiner Gesellschafterstellung – etwa durch gemeinsames Praxisschild oder gemeinsamen Briefkopf – erweckt wird, er also einen zurechenbaren Rechtsschein setzt. Dagegen haftet er nicht analog § 130 HGB für Altverbindlichkeiten, die vor (oder ohne) Setzung des Rechtsscheins der Gesellschafterstellung entstanden sind.[311]

486 Der BGH hat mit der zitierten Rechtsprechung zur analogen Anwendung des § 130 HGB das Haftungssystem der GbR an das der OHG angepasst. Gleichzeitig hat er einen Gleichklang der Haftung in Personengesellschaften hergestellt. Der Gleichklang ist im Interesse des Vertrauens- und Verkehrsschutzes angemessen, möglicherweise sogar geboten.[312] Da bei den Personengesellschaften die nicht beschränkte und persönliche Gesellschafterhaftung der sachgerechte Ausgleich für eine fehlende Kapitalbindung zum Schutz der Gläubiger ist, erscheint eine Erweiterung der Neugesellschafterhaftung angezeigt. Denn

---

307) BGH, Urt. v. 15.12.1980 – II ZR 52/80, BGHZ 79, 374, 379 = ZIP 1981, 289, 290; BeckOK-BGB/*Schöne*, § 714 Rn. 52 m. w. N.

308) OLG Hamm, Urt. v. 22.11.2001 – 28 U 16/01, NJW-RR 2002, 495.

309) Eine Analogie zu § 130 HGB befürwortend *Ulmer*, ZIP 2001, 585, 598; ders., ZIP 2003, 1113, 1115 f; *K. Schmidt*, NJW 2001, 993, 999; ders., NJW 2003, 1897, 1901; *Peifer*, NZG 2001, 296, 299; *H. P. Westermann*, NZG 2001, 289, 294; *Dauner-Lieb*, DStR 2001, 356, 358; *Habersack*, BB 2001, 477, 482; *Schäfer*, ZIP 2003, 1225, 1229 ff.; *Arnold/Dötsch* DStR 2003, 1398, 1399 ff.

310) BGH, Urt. v. 7.4.2003 – II ZR 56/02, BGHZ 154, 370 = ZIP 2003, 899 = ZVI 2003, 273 = NJW 2003, 1803, dazu EWiR 2003, 513 *(H.-P. Westermann)*.

311) OLG Saarbrücken, Urt. v. 22.12.2005 – 8 U 91/05-25, ZIP 2006, 1952, dazu EWiR 2007, 205 *(Roth)*; dazu *G. Roth*, DB 2007, 616 ff.; BeckOK-BGB/*Schöne*, § 714 Rn. 52 m. w. N.

312) BGH, Urt. v. 7.4.2003 – II ZR 56/02, BGHZ 154, 370, 373 = ZIP 2003, 899 = ZVI 2003, 273, 376 = NJW 2003, 1803; vgl. auch *Ulmer*, ZIP 2001, 585, 598; *Kleindiek*, in: Festschrift Röhricht, S. 315, 329; BeckOK-BGB/*Schöne*, § 714 Rn. 52 m. w. N.

Neugesellschafter beeinflussen ebenso Wohl und Wehe der GbR. Sie haben die gleichen Mitwirkungs- und Zugriffsrechte auf das Gesellschaftsvermögen wie die Altgesellschafter.[313]

Außerdem profitiert der Neugesellschafter ab Stichtag wirtschaftlich am Erfolg der Praxis. Auch aus diesem Blickwinkel erscheint es angemessen, ihn auch für Altverbindlichkeiten haften zu lassen.[314] **487**

Nur durch eine **analoge Anwendung des § 130 HGB** kann die gebotene Haftung der Neugesellschafter für die vor ihrem Beitritt begründeten, aber erst nach ihrem Beitritt fällig werdenden Verbindlichkeiten aus Dauerschuldverhältnissen begründet werden.[315] Schließlich zeigt die strukturelle Ähnlichkeit von OHG und GbR, die bei fehlender Handelsregistereintragung einen automatischen Rechtsformwechsel zwischen diesen Gesellschaftsformen ermöglicht, dass auch eine Haftungsgleichstellung im Sinne einer analogen Anwendung von § 130 HGB die allein überzeugende Lösung ist.[316] **488**

Was für die GbR allgemein gilt, ist auf Gemeinschaftspraxen, Anwaltsgesellschaften und andere Freiberufler-GbR anwendbar. Auch dort gelten keine Ausnahmen für die Haftung des Neueintretenden analog § 130 HGB für Altverbindlichkeiten,[317] und zwar auch nicht für Verbindlichkeiten aus beruflichen Haftungsfällen.[318] Wollen die Freiberufler die Haftung für solche Verbindlichkeiten ausschließen, müssen sie eine Partnerschaft gründen, vgl. § 8 Abs. 2 PartGG.[319] **489**

Wenngleich der BGH inzwischen eine Haftung der eintretenden Gesellschafter analog § 130 HGB vertritt, schützt der doch eintretende Gesellschafter in „Son- **490**

---

313) BGH, Urt. v. 7.4.2003 – II ZR 56/02, BGHZ 154, 370, 374 = ZIP 2003, 899 = ZVI 2003, 273 = NJW 2003, 1803; BeckOK-BGB/*Schöne*, § 714 Rn. 52 m. w. N.

314) BGH, Urt. v. 7.4.2003 – II ZR 56/02, BGHZ 154, 370, 374 = ZIP 2003, 899 = ZVI 2003, 273 = NJW 2003, 1803; BeckOK-BGB/*Schöne*, § 714 Rn. 52 m. w. N.

315) BGH, Urt. v. 7.4.2003 – II ZR 56/02, BGHZ 154, 370, 375 = ZIP 2003, 899 = ZVI 2003, 273 = NJW 2003, 1803.

316) BGH, Urt. v. 7.4.2003 – II ZR 56/02, BGHZ 154, 370, 376 = ZIP 2003, 899 = ZVI 2003, 273 = NJW 2003, 1803; BeckOK-BGB/*Schöne*, § 714 Rn. 52 m. w. N.

317) BGH, Urt. v. 7.4.2003 – II ZR 56/02, BGHZ 154, 370, 376 f. = ZIP 2003, 899 = ZVI 2003, 273 = NJW 2003, 1803.

318) OLG Koblenz, Urt. v. 21.10.2010 – 5 U 653/10 = BeckRS 2011, 27135; LG Hamburg, Urt. v. 11.5.2004 – 321 O 433/03, ZIP 2005, 355 f.; LG Frankenthal, Urt. v. 21.7.2004 – 2 S 75/04, NJW 2004, 3190 f.; *Grunewald*, JZ 2004, 683, 684; *Ulmer*, ZIP 2003, 1113, 1116; *Schäfer*, ZIP 2003, 1225, 1230 f.; *Arnold/Dötsch*, DStR 2003, 1398, 1402; *Kazele*, INF 2003, 667, 668; vgl. auch *Armbrüster*, ZGR 2005, 34, 55; von BGHZ 154, 370, 377 = ZIP 2003, 899 = ZVI 2003, 273 = NJW 2003, 1803 noch offengelassen.

319) LG Frankenthal, Urt. v. 21.7.2004 – 2 S 75/04, NJW 2004, 3190; *Grunewald*, JZ 2004, 683, 684; *Armbrüster*, ZGR 2005, 34, 55; MünchKomm-BGB/*Schäfer*, § 8 PartGG Rn. 14; BeckOK-BGB/Schöne, § 714 Rn. 52 m. w. N.; für eine Analogie dieser Haftungskonzentration auch auf die GbR *Hirtz*, in: Henssler/Strohn, Gesellschaftsrecht, § 8 PartGG Rn. 13; dagegen BGH, Urt. v. 10.5.2012 – IX ZR 125/10, ZIP 2012, 1413, 1421 = NJW 2012, 2435, 2442, dazu EWiR 2012, 553 *(Weipert)*.

dersituationen", in denen er demjenigen, der in eine GbR neu eintritt, ausnahmsweise von bestimmten Haftungen freistellt und damit besonderen Vertrauensschutz gewährt.[320] Dafür gilt eine hohe Schwelle. Dem neu eintretenden Gesellschafter wird – mit der Folge der Haftung analog § 130 HGB – i. d. R. kein Vertrauensschutz gewährt, wenn er die Altverbindlichkeiten bei seinem Eintritt kannte oder hätte erkennen können. Letzteres ist bei Verbindlichkeiten der GbR aus Versorgungsverträgen, z. B. Gaslieferungsverträgen, regelmäßig der Fall.[321] Im Grundsatz aber muss der Rechtsverkehr sich auf den von der GbR gesetzten Rechtschein verlassen können. Insofern hat der BGH mit Urteil vom 12.12.2005 den Vertrauensschutz für Gläubiger erneut bestätigt.[322]

491 Abweichungen von dem Grundsatz der vollständigen Haftung des Eintretenden, somit der solidarischen Haftung der Gesellschafter bzw. Ärzte, sind besonders gelagerte Fälle und bedürfen sorgsamer Begründung. Immerhin geht es um eine Durchbrechung des Vertrauensprinzips. Das BVerfG hat am 18.12.2012 die Rechtsprechung des BGH betreffend die Haftung eines GbR-Gesellschafters für die vor seinem Eintritt begründeten Verbindlichkeiten bestätigt. Art. 2 Abs. 1 und Art. 3 Abs. 1 und Art. 20 Abs. 3 GG i. V. m. §§ 128, 130 HGB führten grundsätzlich für den in eine Gesellschaft bürgerlichen Rechts eintretenden Gesellschafter zu einer Haftung für die vor seinem Eintritt begründete Verbindlichkeiten der Gesellschaft, das gelte grundsätzlich persönlich und als Gesamtschuldner. Die Änderung einer ständigen höchstrichterlichen Rechtsprechung sei auch unter dem Gesichtspunkt des Vertrauensschutzes grundsätzlich dann unbedenklich, wenn sie hinreichend begründet ist und sich im Rahmen einer vorhersehbaren Entwicklung hält. Soweit durch gefestigte Rechtsprechung ein Vertrauenstatbestand begründet wurde, kann diesem erforderlichenfalls durch Bestimmungen zur zeitlichen Anwendbarkeit oder Billigkeitserwägungen im Einzelfall Rechnung getragen werden.[323]

492 Eine Abweichung und damit Freistellung kann demnach gerechtfertigt sein, wenn der eintretende Arzt bzw. Gesellschafter erkennbar nicht für die aus seiner Sicht „historischen" Verbindlichkeiten verantwortlich sein kann. In einem vom BSG entschiedenen Fall[324] schuldete ein in einer neu gegründeten Gemeinschaftspraxis tätiger Arzt gegenüber der Kassenärztlichen Vereinigung (KV) noch Zahlungen aus seiner vorherigen Einzelpraxistätigkeit; überwiegend

---

320) BGH, Urt. v. 7.4.2003 – II ZR 53/02, BGHZ 154, 370 f. = ZIP 2003, 899 = NJW 2003, 1803.

321) BGH, v. 12.12.2005 – II ZR 283/03, ZIP 2006, 82 = NZG 2006, 106 f.; dazu *Segna*, NJW 2006, 1566; vgl. auch OLG Dresden NZG 2005, 549, 550: kein Vertrauensschutz des Anlegers bei Beitritt zu einem geschlossenen Immobilienfonds; weitergehend *Gutmann*, NZG 2005, 544: Vertrauensschutz für sämtliche Beitrittsfälle aus der Zeit vor dem Rechtsprechungswandel; BeckOK-BGB/*Schöne*, § 714 Rn. 53 m. w. N.

322) BGH, Urt. v. 12.12.2005 – II ZR 283/03, ZIP 2006, 82 = ZfIR 2006, 73 (LS).

323) BVerfG, Beschl. v. 18.10.2012 – 1 BvR 2366/11, ZIP 2012, 2437 = NJW 2013, 523 = NZG 2013, 96 = WM 2012, 2273; WuB BGB 705 (m. Anm. *Klaus Cartano*); LSK 2012, 480348.

324) BSG, Urt. v. 7.2.2007 – B 6 KA 6/06 R= BSG, NJOZ 2008, 1130.

ging es dort um Rückforderungen von zu Unrecht abgerechnetem Honorar. Noch vor der Neugründung der Gemeinschaftspraxis war über das Vermögen des Arztes das Insolvenzverfahren eröffnet worden, wonach die KV gegenüber der Gemeinschaftspraxis eine Verrechnung ihrer inzwischen angemeldeten Honorarforderungen mit den Altschulden des Arztes ankündigte. Nach erfolgter Verrechnung klagte die Gesellschaft auf Rückzahlung und hatte erst mit der beim BSG eingelegten Revision Erfolg. Die neuen Gesellschafter mussten damit nicht für die alten Verbindlichkeiten ihres Gesellschafters aufkommen. Der Fall wies indessen die Besonderheit auf, dass der Arzt hier nicht als Gesellschafter in eine Gemeinschaftspraxis eintrat, sondern eine Neugründung der GbR durch Zusammenschluss zweier Einzelpraxen erfolgte. Dabei wurde die bisherige Einzelpraxis des eintretenden Arztes in eine bereits bestehende Einzelpraxis als Sacheinlage eingebracht. Eine direkte Anwendung des § 28 HGB scheidet in solchen Fällen aus, da die Regelung nur den Eintritt in das Geschäft eines Einzelkaufmanns betrifft, sodass u. a. eine Analogie zu § 28 HGB in Betracht kam.

Das Landessozialgericht (LSG) Nordrhein-Westfalen hatte noch der KV Recht **493** gegeben.[325] Es begründete seine Entscheidung im Wesentlichen damit, dass die Verrechnung der KV sich im Rahmen der öffentlich-rechtlich geprägten Honorarabrechnung aus § 8 Abs. 2 ihrer Abrechnungsrichtlinien ergebe, was ebenfalls für die Zeit des Betreibens einer Gemeinschaftspraxis gelte. Die Verpflichtung des Vertragsarztes zur Rückzahlung überzahlten Honorars könne nicht durch Bildung einer Gemeinschaftspraxis unterlaufen werden. Im Übrigen verbiete es sich, vermeintliche Lücken im öffentlich-rechtlichen System durch eine erweiternde Auslegung zivilrechtlicher Vorschriften zu schließen. Die Entscheidung des BGH vom 22.1.2004[326] stehe dem nicht entgegen, da die dort zu einer Rechtsanwaltssozietät entwickelten Grundsätze wegen der strengen Zweckbindung der von der Beklagten verteilten Gelder auf die öffentlich-rechtlichen Beziehungen zwischen ihr und den Vertragsärzten nicht übertragbar seien. In Abgrenzung zu dem vom BGH zu entscheidenden Fall sei hier daher kein besonderes Rechtsverhältnis gegeben, welches einer Haftung für Altverbindlichkeiten der Einzelpraxis gegenüber der KV in analoger Anwendung des § 28 HGB entgegenstehe.

Das BSG war anderer Auffassung und urteilte, § 719 Abs. 2 BGB schließe die **494** Aufrechnung mit einer gegen einen einzelnen Gesellschafter bestehenden Forderung ausdrücklich aus.[327] Das BSG lehnt auch eine entsprechende Anwendung des § 28 HGB in Übereinstimmung mit der bisherigen BGH-Rechtsprechung ab.[328] Insoweit hat der BGH auch unter Berücksichtigung der neueren Rechtsprechung zur akzessorischen Gesellschafterhaftung und in Würdigung

---

325) LSG NRW, Urt. v. 7.12.2005 – L 11 KA 7/04, Gesundheitsrecht 2006, 505.

326) BGH, Urt. 22.1.2004 – IX ZR 65/01, BGHZ 157, 361 = ZIP 2004, 458 = NJW 2004, 836.

327) Münchkomm-BGB/*Schäfer*, § 719 Rn. 13.

328) BGH, Urt. 22.1.2004 – IX ZR 65/01, BGHZ 157, 361 = ZIP 2004, 458 = NJW 2004, 836.

der Argumente der Literatur daran festgehalten, dass § 28 Abs. 1 Satz 1 HGB auf die Neugründung einer Sozietät in der Rechtsform einer GbR nicht entsprechend angewandt werden kann. Der BGH hat dies einerseits damit begründet, dass aus der Sicht des Rechtsverkehrs jedenfalls der Einzelanwalt vornehmlich mit einer persönlichen und eigenverantwortlichen Dienstleistung und nicht als Unternehmer in Erscheinung trete. Der auf die Kontinuität eines Unternehmens gestützte Gedanke der Haftungserstreckung komme insoweit von vornherein nicht zum Tragen. Andererseits sei es den Gesellschaftern einer GbR – anders als denjenigen einer offenen Handelsgesellschaft – nicht möglich, eine vom Grundsatz des § 28 Abs. 1 Satz 1 HGB abweichende Haftungsvereinbarung in das Handelsregister einzutragen und auf diese Weise die Haftung abzuwenden (§ 28 Abs. 2 HGB). Würde dennoch die Haftungserstreckung entsprechend § 28 Abs. 1 Satz 1 HGB auch auf Anwälte angewandt, wären diese Nichtkaufleute schlechter gestellt als Kaufleute.[329]

495   Daneben behandelte der BGH mit Urteil vom 17.11.2011 die Scheinsozietät und die Anscheinshaftung, was auch für Arztfälle relevant ist und auf diese entsprechend übertragen werden kann. Es ging um die Frage, ob eine neu entstandene GbR für Verbindlichkeiten einer eingebrachten Einzelkanzlei haftet, wenn diese zuvor den Rechtsschein einer Sozietät gesetzt hatte.[330] Die Klägerin hatte sich 2003 an die Kanzlei des Beklagten zu 2) gewandt. Dieser war in der Kanzlei als Einzelanwalt tätig, arbeitete aber mit mehreren, durch ihn angestellte Anwälten zusammen. Er handelte seinerzeit unter der Bezeichnung „R-Rechtsanwälte". Die Klägerin hatte ihn beauftragt, wegen Schadensersatzansprüchen im Zusammenhang mit einer Kreditkündigung, einen Rechtsstreit gegen ihre Bank zu führen. Sie unterlag im Prozess und führte dies auf ein Verschulden, der von ihr beauftragten Rechtsanwälte zurück. Aus diesen Vorgängen machte sie Schadensersatzansprüche gegen den Beklagten zu 2) sowie gegen eine GbR – die Beklagte zu 1) – geltend. Diese GbR war dadurch entstanden, dass der Beklagte zu 2) seine Kanzlei, mit der Kanzlei eines anderen Anwalts zusammengelegt hatte.

496   Im Verfahren vor dem BGH war der Anspruch gegen den Beklagten zu 2) nicht mehr streitig. Streitig war einzig noch, ob die GbR und damit auch die Mitgesellschafter neben ihm hafteten. Der BGH definiert die Scheinsozietät als

> „den Zusammenschluss mehrerer Rechtsanwälte, die nach außen gemeinsam in Erscheinung treten, ohne dass ein Gesellschaftsvertrag besteht oder ohne dass in einen bestehenden Gesellschaftsvertrag sämtliche nach außen in Erscheinung tretenden Rechtsanwälte einbezogen sind".[331]

---

329) BGHZ 157, 361, 366 f. = ZIP 2004, 458 = NJW 2004, 836.
330) BGH, Urt. v. 17.11.2011 – IX ZR 161/09, ZIP 2012, 28 = NJW-RR 2012, 239, dazu EWiR 2012, 351 *(Schodder)*.
331) BGH, Urt. v. 17.11.2011 – IX ZR 161/09, ZIP 2012, 28, NJW-RR 2012, 239, Rn. 11 m. w. N.

Dies kann dann der Fall sein, wenn auf den durch die Kanzlei verwendeten Briefen, Anwälte ohne weiteren, ihren Status kennzeichnenden Zusatz genannt sind und so der Eindruck entsteht, dass diese Partner der Gesellschaft seien. In vorliegendem Fall trat hinzu, dass die Kanzlei unter „R-Rechtsanwälte" (Plural) handelte und auch hiermit der Eindruck erweckt wurde, es handele sich bei der Kanzlei um eine Sozietät mit mehreren Partnern. **497**

Zentrale Punkte in der Argumentation des BGH sind die zeitliche Dimension und die Entwicklung personeller Zusammenschlüsse. Man könnte vertreten, dass eine Scheingesellschaft, die zu einem späteren Zeitpunkt in eine tatsächlich existente Gesellschaft „überführt" wird, unter dem Gesichtspunkt der Haftungskontinuität zu betrachten ist, was zu einer Haftung der neu entstandenen Gesellschaft führen würde. Diesbezüglich war die Klägerin der Ansicht, dass es möglich sein müsse, die Scheingesellschaft selbst, **498**

> „jedenfalls nachdem sie zu einer Sozietät (BGB-Gesellschaft) „erstarkt" sei, [...] auf Erfüllung von Schadensersatzverpflichtungen in Anspruch zu nehmen, die während der Zeit der Scheinsozietät begründet worden seien."[332)]

Diese Argumentation teilt der BGH nicht. Er führt dazu aus, **499**

> „eine **Scheinsozietät ist rechtlich nicht existent**. Sie kommt als Anspruchsgegnerin nicht in Betracht. Eine Bestimmung im Gesetz, welche die während des Bestehens einer Scheinsozietät entstandenen Ansprüche, die sich nur gegen einzelne Personen oder eine bereits vorhandene Gesellschaft richten können, auf eine später gegründete Gesellschaft überleitet, gibt es nicht."[333)]

Damit dürfte die Frage der Haftung einer später gegründeten GbR für die Verbindlichkeiten einer vorher bestehenden Scheingesellschaft als geklärt anzusehen sein. Der BGH lehnt diese ab. Um eine Haftung zu begründen, bedürfte es einer Norm, die nach aktueller Rechtslage nicht im Gesetz zu finden ist. **500**

Fazit: **501**

- Bei dem Eintritt in eine bereits bestehende Gemeinschaftspraxis ergeben sich für den eintretenden Arzt **Haftungsrisiken**. Er haftet auch für „Altverbindlichkeiten". Für diese haftet er analog § 130 HGB.

- Der Eintretende haftet auch dann für Neuverbindlichkeiten, wenn er tatsächlich nicht Gesellschafter wird, aber dieser Eindruck objektiv entsteht und Dritte darauf vertrauen (z. B. Nennung auf dem Praxisschild oder Briefkopf).

---

332) BGH, Urt. v. 17.11.2011 – IX ZR 161/09, ZIP 2012, 28 = NJW-RR 2012, 239, Rn. 22.

333) BGH, Urt. v. 17.11.2011 – IX ZR 161/09, ZIP 2012, 28 = NJW-RR 2012, 239, Rn. 23; best. durch BGH, Urt. v. 12.7.2012 – AnwZ (Brfg) 37/11, ZIP 2012, 1960 = NJW 2012, 3102, dazu EWiR 2012, 659 *(Henssler/Deckenbrock)*.

Praxistipp:

Um Haftungsrisiken zu minimieren, sollte der Interessent vor Abschluss des neuen Sozietätsvertrags

- alle Aussagen, Erklärungen und Bestätigungen unter die „aufschiebende Bedingung des/der…" stellen, somit keine (bindenden) Erklärungen ggü. Dritten abgeben,

- nicht öffentlich bereits die neue Form der ärztlichen Zusammenarbeit ankündigen, vor allem nicht inserieren,

- kein gemeinsames Praxisschild führen und

- noch nicht unter der „gemeinsamen" (künftigen) Praxis (be-)handeln.

Zudem sollte im Gesellschaftsvertrag zugunsten des Neugesellschafters und zulasten der Altgesellschafter (im Innenverhältnis) eine **Haftungsfreistellung für Altverbindlichkeiten** vereinbart werden.

II. Status in der Arztpraxis als GbR – Vollmachten

502 Das Gesellschaftsvermögen einer Gesellschaft bürgerlichen Rechts ist „Gesamthandsvermögen"; es steht allen Gesellschaftern gemeinsam zu. Sie bilden eine sog. **„Gesamthandsgemeinschaft"** (§ 718 Abs. 1 BGB). Daher kann kein Gesellschafter über seinen Anteil am Gesellschaftsvermögen frei verfügen. Eine Teilung des Vermögens kann nicht verlangt werden. Die Auseinandersetzung findet erst nach Auflösung der Gesellschaft statt (§ 730 Abs. 1 BGB).[334]

503 In der GbR bzw. im laufenden Betrieb verpflichten sich die Gesellschafter gegenseitig und untereinander gegenüber Dritten. Regelmäßig sind Geschäfte mit Dritten von den Befugnissen gedeckt, die der jeweilige Gesellschaftsvertrag einem jeden Gesellschafter zubilligt. Es mag aber auch Fälle geben, in denen der Gesellschafter im Außenverhältnis ein umfangreicheres Geschäft oder einen teureren Vertrag abschließt oder eine höhere Verpflichtung eingeht, als es die Geschäftsordnung und/oder der Gesellschaftsvertrag im Innenverhältnis zulassen. Es fragt sich, ob der Vertragspartner darauf vertrauen darf, dass die Willenserklärung des handelnden Gesellschafters nicht nur diesen selbst, sondern auch die GbR und die übrigen Gesellschafter verpflichtet.

504 Im Gegensatz zum Recht der OHG fehlt dem GbR-Recht eine dem § 126 HGB entsprechende Regelung. § 126 Abs. 2 HGB bestimmt, dass die Beschränkung des Umfangs der Vertretungsmacht einem Dritten gegenüber unwirksam ist. Eine analoge Anwendung scheidet aus. Die Beschränkung der Vertretungsmacht eines „GbR-Geschäftsführers" ist daher durchaus möglich. Soweit also dessen Vertretungsmacht im Innenverhältnis beschränkt ist, kann er auch im Außenverhältnis die GbR nicht wirksam verpflichten. Hat ein Arzt einen Vertrag ohne Vertretungsmacht geschlossen so haftet für dessen Erfüllung grund-

---

334) RechtZV/*Stumpe*, § 180 ZVG Rn. 12.

sätzlich nicht die GbR, sondern der Arzt persönlich. Allerdings kann die GbR diesen Vertrag an sich ziehen, indem sie ihn genehmigt, womit er auch für die GbR wirksam wird, § 177 BGB. Wird die Genehmigung verweigert, bleibt es indes bei der persönlichen Haftung des Arztes als Vertreter ohne Vertretungsmacht, § 179 BGB.

Dieser Grundsatz kann jedoch zugunsten des Vertragspartners durchbrochen **505** werden. Die Rechtsfigur der „**Anscheins- und/oder Duldungsvollmacht**" bietet hier die sachgerechte Lösung:

> „Auf den Rechtsschein der Vollmacht kann sich der Geschäftsgegner des Vertretenen in solchen Fällen berufen, in denen er nach Treu und Glauben annehmen durfte, der Vertretene dulde das Verhalten des für ihn auftretenden Vertreters, wenn der Vertretene bei Anwendung pflichtgemäßer Sorgfalt das Verhalten des Vertreters hätte erkennen müssen und verhindern können."[335]

In diesen Fällen wird somit die GbR verpflichtet, nicht der vermeintlich ohne **506** Vertretungsmacht handelnde Gesellschafter. Der BGH konstatiert:

> „Eine Haftung des Vertreters nach § 179 BGB [Haftung des falsus procurator] scheidet aus, wenn der Vertretene aufgrund Anscheinsvollmacht in Anspruch genommen werden kann."[336] Für das Bestehen einer Anscheinsvollmacht „ist aber regelmäßig eine gewisse Häufigkeit des nicht erkennbar beanstandeten Handelns des Vertreters über eine gewisse Zeitdauer notwendig."[337]

Es reicht also nicht aus, wenn der Arzt einmal Medikamente bestellt oder ein **507** Gerät ordert, wenn dieses sonst in der Regel entweder durch einen anderen Partner oder durch mehrere Partner geschieht. Liegen aber die Voraussetzungen einer Anscheins- oder Duldungsvollmacht vor, kann der Einzelgesellschafter ohne Vertretungsmacht nicht für die Begründung von Verbindlichkeiten in Haftung genommen werden, weil der Vertragspartner einen Anspruch gegen die Gesellschaft selbst hat. Wichtig und entscheidend ist hierbei das „*Erkennenmüssen bei Anwendung pflichtgemäßer Sorgfalt*". Ist das Verhalten eines Gesellschafters für einen anderen nicht erkennbar, so liegt keine Anscheinsvollmacht vor. Das Geschäft ist dann nicht sofort wirksam, sondern schwebend unwirksam. Wie dargestellt, kann es jedoch nach § 177 Abs. 1 BGB genehmigt werden. Genehmigen die Gesellschafter, wird das Geschäft wirksam. Verweigern sie die Genehmigung, bleibt das Geschäft unwirksam. Der Schwebezustand bleibt dann bestehen, es entsteht keine Verpflichtung der Gesellschaft. In diesem Fall der Nichtgenehmigung durch die Gesellschaft erwachsen dann aber ggf. Schadensersatzansprüche gegen den Einzelgesellschafter.

---

335) BGH, v. 12.2.1953 – II ZR 96/51, BGHZ 5, 111, 116 = NJW 1952, 657.
336) BGH, Urt. v. 20.1.1983 – VII ZR 32/82, BGHZ 86, 273 = ZIP 1983, 461 = NJW 1983, 1308.
337) BGH, Urt. v. 9.6.1986 – II ZR 193/85, ZIP 1986, 965 = NJW-RR 1986, 1169; jüngst zu den Instituten der Anscheins- und Duldungsvollmacht BGH, Urt. v. 11.5.2011 – VIII ZR 289/09, ZIP 2011, 1108, NJW 2011, 2421, dazu EWiR 2011, 551 *(Stöber)*.

Übersicht: Anscheinsvollmacht/Duldungsvollmacht

Voraussetzungen	Duldungsvollmacht	Anscheinsvollmacht
1. Rechtsschein einer Vollmacht	Der Dritte kann nach Treu und Glauben und nach der Verkehrssitte aufgrund des objektiven Geschehens von einer Bevollmächtigung ausgehen (z. B. häufiges Auftreten als Vertreter), der „Vertretene" wird verpflichtet.	
2. Zurechenbarkeit des Rechtsscheins	setzt für die Duldungsvollmacht voraus, dass der Vertreter ohne Vertretungsmacht zumindest einmal mit Kenntnis des Vertretenen gehandelt und der Geschäftsherr dies geduldet hat.	für die Anscheinsvollmacht genügen die Erkennbarkeit des Vertreterhandelns bei pflichtgemäß sorgfältigem Verhalten und die Möglichkeit, es zu verhindern.
3. Berechtigtes Vertrauen in den Rechtsschein	Der Dritte kannte die den Rechtsschein begründenden Tatsachen und hatte keine Kenntnis oder fahrlässige Unkenntnis vom Fehlen einer Vollmachterteilung.	
4. Kausalzusammenhang zwischen Vertrauen und Abschluss des Rechtsgeschäfts	Der Dritte schließt das Geschäft ab, weil er mit dem Vertretenen einen Vertrag abschließen (kontrahieren) möchte und dabei auf die Vollmacht des Vertreters vertraut.	

III. Die Kündigung der Gemeinschaftspraxis (GbR)

508 Schon nach den Grundregeln des BGB sind Gesellschaften grundsätzlich ordentlich kündbar. Form und Frist bestimmt in der Regel der Gesellschaftsvertrag. Eines Kündigungsgrundes bedarf es, abhängig vom Gesellschaftsvertrag, nicht zwingend. Gemäß § 723 BGB ist ein Gesellschafter einer Gesellschaft bürgerlichen Rechts auch zur außerordentlichen Kündigung der Gesellschaft berechtigt, wenn ihm eine Fortsetzung der Gesellschaft bis zum Vertragsende oder zum nächsten ordentlichen Kündigungstermin nicht zugemutet werden kann, weil das Vertrauensverhältnis zwischen den Gesellschaftern grundlegend gestört oder ein gedeihliches Zusammenwirken aus sonstigen, namentlich auch wirtschaftlichen Gründen, nicht mehr möglich ist.[338]

509 Ob ein **wichtiger Grund** für die Kündigung vorgelegen hat, der den Gesellschafter zum „außerordentlichen Handeln berechtigt hat, ist eine Frage des Einzelfalls. Im Zweifel entscheidet das Gericht auch (erst) in der Revisionsinstanz über den „wichtigen Grund", d. h., ob alle zur Beurteilung wichtigen Gesichtspunkte herangezogen worden sind und ob das Gewicht der Gründe für den Maßstab der Unzumutbarkeit des weiteren Festhaltens am Vertrag ausreicht. Wichtige Gründe können im **Vertrauensbereich** liegen. Andauernde verbale Entgleisungen, körperliche Attacken im Betrieb oder Vermögensdelikte

---

338) BGH, Urt. v. 22.5.2012 – II ZR 2/11, ZIP 2012, 1500, 1501 ff.; MünchKomm-BGB/ *Schäfer*, § 723 Rn. 28 ff.

zulasten der Gesellschaft mögen als Beispiele dienen. Auch der **Vermögens-verfall** eines Gesellschafters wird die anderen Gesellschafter regelmäßig berechtigen, wirksam außerordentlich zu kündigen. Sieht jedoch der Gesellschaftsvertrag einer GbR vor, dass die Insolvenz eines Gesellschafters (nur) zu dessen Ausscheiden und zur Fortsetzung der Gesellschaft unter den verbleibenden Gesellschaftern führt, stellt die Eröffnung des Insolvenzverfahrens über das Vermögen eines Gesellschafters für einen anderen Gesellschafter nur bei Darlegung besonderer Umstände einen wichtigen Grund für die (außerordentliche) Kündigung des Gesellschaftsverhältnisses dar.[339] In einem solchen Fall hat der Gesellschaftsvertrag den Sachverhalt bereits dahingehend behandelt, die Gesellschafter gebunden und mit der Fortsetzung den künftigen Weg bestimmt. Der (nicht insolvente) Gesellschafter muss sich an den Vereinbarungen festhalten lassen und kann darüber hinaus nicht die Gesellschaft außerordentlich kündigen.

Praxistipp:

Die Kündigung einer Arzt-Gesellschaft ist praktisch immer möglich; der Ausschluss der ordentlichen Kündigung nach dem Vertrag dürfte in aller Regel unwirksam sein. Praxisrelevant ist in der Regel die Frage, zu welchem Zeitpunkt die Kündigung wirkt, also **welche Kündigungsfrist** einzuhalten ist.

Wenn der Gesellschafter **kündigen** will, dann sollte er dieses **immer schriftlich** und mit eindeutigen Worten tun. Es reicht der Satz: „Hiermit kündige ich den Gesellschaftsvertrag zum […], (Frist von drei Monaten dürfte in den meisten Fällen angemessen sein), hilfsweise zum nächstmöglichen Termin."

IV. Beendigung der Gemeinschaftspraxis und Abwicklung der Gesellschaft

Infolge einer Kündigung nur eines Gesellschafters soll – nach der gesetzlichen Regelung – die Auflösung der Gesellschaft erfolgen. Jedoch sind die verbleibenden Gesellschafter oftmals an dem Erhalt der Gesellschaft interessiert, weil diese etwa bereits seit Jahren gefestigte Strukturen hat, weil Patienten, Kunden, Marktteilnehmer die Einheit kennen (und schätzen), oder, weil die Gesellschaft ihre Existenzgrundlage bildet. Zur Sicherung einer Kontinuität beinhalten Gesellschaftsverträge zumeist sog. **„Fortsetzungsklauseln".** Die Liquidation der GbR ist daher in der Praxis nicht angezeigt, vielmehr ist die Fortsetzung die praktische Regel. Gesellschaftsverträge sollten so gestaltet sein und sind auch oft so gestaltet, dass der kündigende Gesellschafter aus der GbR ausscheidet und die übrigen Gesellschafter das Recht haben, die Gesellschaft fortzusetzen. Zusammen mit dieser Fortsetzungsklausel regeln Gesellschaftsverträge regelmäßig auch Themen wie etwa Abfindungsanspruch, Höhe, Verzinsung, Wettbewerbsverbot usw., was im Folgenden noch ausgeführt wird. **510**

Sollte die Gesellschaft wegen Tod beendet, gekündigt und gerade nicht fortgesetzt werden, muss sie abgewickelt werden. Die **Abwicklung der Gesellschaft** **511**

---

339) BGH, Urt. v. 22.5.2012 – II ZR 2/11, ZIP 2012, 1500, 1501 ff.

in Folge eines Auflösungsbeschlusses, wegen freier Vereinbarung oder nach Tod eines Gesellschafters, erfolgt grundsätzlich im Rahmen der **Liquidation**. Alle Aktiva sind zu realisieren. Forderungen sind einzuziehen, auch wenn diese mitunter streitig sind und der Einzug unter Einsatz erheblicher Zeit und beachtlicher finanzieller Mitteln erfolgt. Alle Passiva sind zu bedienen, namentlich solche aus laufenden betrieblichen Aufwendungen und solche aus Dauerschuldverhältnissen, die nicht stichtaggerecht beendet werden konnten. Insofern führt die Auflösung der Gesellschaft nicht automatisch zur Beendigung bereits eingegangener Schuldverhältnisse. Auch nach ihrer Auflösung besteht die GbR bis zum Abschluss der Liquidation als Abwicklungsgesellschaft fort, sie behält ihre Teilrechtsfähigkeit als Außengesellschaft wie auch ihre Schuldnerstellung.

512 Auch im Fall der Arzt-Gesellschaft bürgerlichen Rechts steht das Gesellschaftsvermögen während des Bestands der Praxis, aber auch im Fall ihrer Auflösung allen Gesellschaftern gemeinsam zu. Sie bilden eine **Gesamthandsgemeinschaft** (§ 718 Abs. 1 BGB). Daher kann kein Gesellschafter über seinen Anteil am Gesellschaftsvermögen frei verfügen. Eine Teilung des Vermögens kann nicht verlangt werden. Die Auseinandersetzung findet erst nach Auflösung der Gesellschaft statt (§ 730 Abs. 1 BGB).[340]

513 Ob die Auflösung im Einzelfall einen wichtigen Grund für die vorzeitige Beendigung befristeter Dauerschuldverhältnisse (Miete, Pacht, Leasing, Arbeitsverträge) begründet, richtet sich nach dem jeweils einschlägigen Recht. Solche Fälle sind jedoch selten. Unter anderem Miet- und Arbeitsverhältnisse dauern mitunter noch Wochen oder gar Monate über den Zeitpunkt der Einstellung des Betriebs fort. Die Verpflichtungen daraus sind gleichsam durch das Gesellschaftsverhältnis bedingt und müssen bedient werden, im Zweifel aus den Liquidationserlösen. Soweit das Gesellschaftsvermögen zur Tilgung der gemeinschaftlichen Schulden nicht ausreicht, normiert § 735 BGB eine Nachschusspflicht der Gesellschafter. Die Gesellschafter müssen der Gesellschaft Geldmittel im Verhältnis ihrer Anteile zur Verfügung stellen, damit die Liquidation unter Befriedigung aller Gläubiger gelingt. Nach Begleichung der Gesellschaftsverbindlichkeiten wird das restliche Gesellschaftsvermögen, falls vorhanden, an die Gesellschafter ausgekehrt.

514 Anders als die Rechtsbeziehungen der Gesellschaft gegenüber Dritten, die auch nach der Auflösung weitgehend unberührt bleiben, ändert sich die Rechts- und Pflichtenstellung der Gesellschafter fundamental. Die Vertragspflichten der Gesellschafter entfallen, soweit ihre Erfüllung zu dem nunmehr auf Liquidation gerichteten Gesellschaftszweck nicht mehr notwendig ist, und bleiben nur in dem Maße bestehen, als sie diesen Zweck fördern.[341] Gesellschafteransprüche, insbesondere solche auf Gewinnverteilung, werden grundsätzlich

---

340) RechtZV/*Stumpe*, § 180 ZVG Rn. 12.
341) BGH, v. 30.11.1959 – II ZR 145/58, NJW 1960, 433.

zu unselbstständigen Rechnungsposten und stehen den Gesellschaftern nicht mehr zu.

> **Praxistipp:**
>
> **Fortsetzungsklausel:**
>
> Bereits im Gesellschaftsvertrag sollte eine Klausel aufgenommen werden, welche die Fortführung der Gesellschaft bürgerlichen Rechts bei **Kündigung, Tod** oder **Insolvenz** eines Gesellschafters vorsieht. Damit ist die vom Gesetz grundsätzlich vorgesehene Folge „Auflösung der Gesellschaft bei Kündigung, Tod oder Insolvenz" ausgehebelt.
>
> Formulierung:
>
> „Sollte ein Gesellschafter kündigen (entsprechend für die weiteren Fälle), wird die Gesellschaft nicht aufgelöst. Sie wird mit den vorhandenen Gesellschaftern fortgesetzt. Der Kündigende scheidet mit Wirkung zum Kündigungszeitpunkt aus. Seine Rechte an der Gesellschaft sind auf den Abfindungsanspruch beschränkt."

V. Wettbewerbsverbote nach Ausscheiden eines Arztes und Konkurrenzschutz

Der Wettbewerb nimmt auch im Gesundheitswesen ständig zu. Daher ist Konkurrenzschutz auch bei Ärzten ein Thema. Scheidet ein Arzt aus der Berufsausübungsgemeinschaft aus, so stellt sich regelmäßig für ihn als auch für die verbleibenden Ärzte die Frage, unter welchen Voraussetzungen die Eröffnung einer neuen Praxis durch ihn zulässig ist. Die Interessen der Ex-Partner liegen nach Beendigung der ehemaligen gemeinsamen Praxis diametral auseinander. Es gibt praktisch keine vermittelnde Lösung. **515**

Gesetzlich gibt es für Ärzte kein **Wettbewerbsverbot** §§ 74 ff. HGB finden auf die Gesellschafter einer GbR grundsätzlich keine Anwendung,[342] sodass der ausscheidende Arzt grundsätzlich berechtigt ist, in vollumfängliche Konkurrenz zu seiner ehemaligen Berufsausübungsgemeinschaft zu treten. Da zudem der Gesellschaftsvertrag den ausscheidenden Arzt nicht länger bindet, können auch aus diesem keine Pflichten mehr abgeleitet werden. Dieses Zwischenergebnis dürfte in den meisten Fällen nicht gewollt sein. Daher werden in der Praxis zumeist vertragliche Wettbewerbsverbote vereinbart. **516**

Wettbewerbsverbote lassen sich in entsprechenden Verträgen häufig unter der Bezeichnung *„Konkurrenzschutzklausel"*, *„Niederlassungsverbot"*, *„Rückkehrverbot"*, *„Patientenschutz- klausel"* o. Ä. finden. Wenngleich solche Vereinbarungen generell zulässig sind, können sie im Einzelfall auslegungsbedürftig und mitunter auch unwirksam sein, weil sie für eine der Seiten existenzbedrohend wirken mögen. Entscheidend für die Wirksamkeit ist, dass die Klausel von einem schutzwürdigen Interesse des Berechtigten getragen wird. Des Wei- **517**

---

342) MünchKomm-HGB/*von Hoyningen-Huene*, § 74 Rn. 9.

teren ist die zeitliche, räumliche und gegenständliche Dimension der Klausel strikter Kontrolle unterworfen. Das OLG Düsseldorf stellt diesbezüglich unter Bezugnahme auf die Rechtsprechung des BGH fest:

> „Nachvertragliche Wettbewerbseinschränkungen sind nach der ständigen Rechtsprechung des BGH, der der Senat folgt, mit Rücksicht auf die grundgesetzlich geschützte Berufsausübungsfreiheit nur dann gerechtfertigt und nicht gemäß § 138 BGB sittenwidrig, wenn und soweit sie notwendig sind, um die Partner des ausgeschiedenen Gesellschafters vor einer illoyalen Verwertung der Erfolge der gemeinsamen Arbeit oder vor einem Missbrauch der Ausübung der Berufsfreiheit zu schützen. Sie dürfen insbesondere nicht dazu eingesetzt werden, den früheren Mitgesellschafter als Wettbewerber auszuschalten. Ihre Wirksamkeit hängt davon ab, dass sie in räumlicher, gegenständlicher und zeitlicher Hinsicht das notwendige Maß nicht überschreiten."[343]

518 Bezüglich der zeitlichen Dimension hat sich mittlerweile eine gefestigte Rechtsprechung herausgebildet. Der zweite Zivilsenat des BGH hält eine zeitliche Beschränkung des Wettbewerbsverbots auf höchstens zwei Jahre für zulässig.[344] Bei einem Verstoß gegen die zulässige Höchstdauer wird diese, im Wege der geltungserhaltenden Reduktion, auf das zulässige Maß beschränkt.[345]

519 Im Gegensatz zur gefestigten Rechtsprechung hinsichtlich der zeitlichen Komponente ist die Rechtsprechung bezüglich der **räumlichen Dimension** wenig einheitlich und stark einzelfallbezogen. Im Grundsatz ist lediglich anerkannt, dass die **Wettbewerbsbeschränkung** nicht über den Einzugsbereich der bisherigen Praxis hinausgehen darf. Zur Konkretisierung werden unterschiedliche Kriterien herangezogen, beispielsweise:

- Art der Praxis (Allgemeinarztpraxis – Facharztpraxis)
- Größe der Praxis (Kleiner – großer Patientenstamm)
- Örtliche Situation (Großstadt – Kleinstadt – ländliche Gegend)[346]

520 In der Regel hat eine Facharztpraxis mit einem großen Patientenstamm in einer ländlichen Gegend einen sehr viel größeren Einzugsbereich als eine Allgemeinarztpraxis mit einem kleinen Patientenstamm in einer Großstadt. Demnach sind bei erstgenanntem Fall weitergehende Wettbewerbsverbote zulässig als in letztgenanntem Fall. Im Fall einer durchschnittlichen Allgemein- und Facharztpraxis in einer Großstadt hat sich inzwischen ein Radius von nicht

---

343) OLG Düsseldorf, Urt. v. 19.3.2007 – 9 U 46/07; ähnlich jüngst OLG Düsseldorf, Urt. v. 13.8.2014 – VI – U (Kart) 47/13.

344) BGH, Urt. v. 8.5.2000 – II ZR 308/98, ZIP 2000, 1337 = NJW 2000, 2584 ff.; BGH, Urt. v. 7.5.2007 – II ZR 281/05, ZIP 2007, 1309 = NJW-RR 2007, 1256, dazu EWiR 2007, 489 *(Schodder)*; BGH, Urt. v. 20.1.2015 – II ZR 369/13, ZIP 2015, 472 = NJW 2015, 1012, dazu EWiR 2015, 269 *(Nolting)*.

345) BGH, Urt. v. 18.7.2005 – II ZR 159/03, ZIP 2005, 1778 = NJW 2005, 3061; *Weitnauer/Grob*, GWR 2014, 185, 188.

346) *Morawietz*, NJOZ 2008, 3813, 3817.

mehr als 2 km als relevant gezeigt.[347] Der BGH hat jedoch in anderen Fällen auch Wettbewerbsverbote im Umkreis von 10 oder 20 km für wirksam erachtet, wenn der Fall hierzu Anlass gab.[348] Es kommt somit auf die besondere Konstellation der neuen Praxen der beiden Ex-Partner an.

Anders als im Fall der **zeitlichen Beschränkung** wird bezüglich der räumlichen Beschränkung keine „geltungserhaltende Reduktion" vorgenommen. Eine zu weitgehende Klausel greift nicht; sie kann nicht aufrechterhalten werden. Sie ist per se unzulässig und damit nichtig. Diesbezüglich helfen auch salvatorische Klauseln in den entsprechenden Verträgen nicht weiter. Denn die Gerichte müssten im Zweifelsfalle weitreichend in die Vertragsfreiheit der Parteien eingreifen und eine eigene Regelung entwerfen. Dies überschreitet jedoch den Gestaltungsspielraum des Gerichts und widerspricht dem Zweck des § 138 BGB, das Risiko der Sittenwidrigkeit demjenigen aufzuerlegen, zu dessen Gunsten die zu weitgehende Klausel wirkt.[349] **521**

Weniger schwer zu beurteilen ist das Wettbewerbsverbot unter dem Aspekt der **gegenständlichen Beschränkung**. Es fragt sich, ob dem ausscheidenden Arzt auch die Tätigkeit in einem Krankenhaus als angestellter Arzt, in einem anderen Fachbereich etc. untersagt werden kann. Regelmäßig sind solche Beschränkungen unzulässig, da sie über den tatsächlich zu schützenden Tätigkeitsbereich der Praxis hinausgehen. Geschützt kann nämlich nur der Bereich sein, in dem ernsthafte Konkurrenz erwartet werden kann. **522**

Am Ende steht und fällt ein mögliches (wirksames) Wettbewerbsverbot mit der **Schwere der entstehenden Nachteile** durch eine etwaige Zulassungsbeschränkung. Solche Nachteile können insbesondere dann entstehen, wenn der ausscheidende Arzt dazu verpflichtet wird, den Planungsbereich in dem die Praxis liegt, zu verlassen und gleichzeitig aber wegen bestehender Zulassungsbeschränkungen nicht die Möglichkeit hat, sich in einem angrenzenden Planungsbereich niederzulassen. Liegt die Konstellation so, wird hierin zumeist ein Indiz dafür gesehen, dass die beiderseitigen Belange der Parteien nicht ausreichend berücksichtigt wurden, da eine solche Klausel in der Regel zu einem umfassenden Tätigkeitsverbot für den ausscheidenden Arzt führt. Ein Wettbewerbsverbot ist dann unzulässig.[350] **523**

Neben den angesprochenen Wettbewerbsverboten werden in der Praxis oftmals vertragliche Regelungen getroffen, die den ausscheidenden Arzt verpflichten, auf seinen Vertragsarztsitz zu verzichten, wenn er die Berufsausübungsgemeinschaft verlässt. Das Urteil über die Wirksamkeit solcher Abreden hat einschnei- **524**

---

347) *Morawietz*, NJOZ 2008, 3813, 3819.

348) Vgl. BGH, Urt. v. 7.5.2007 – II ZR 281/05, ZIP 2007, 1309 = NJW-RR 2007, 1256 = NZG 2007, 583 mit Differenzierung zwischen internistischer Tätigkeit (2 km) und Dialyseleistungen (20 km).

349) OLG Düsseldorf, Urt. v. 19.3.2007 – 9 U 46/07 = BeckRS 2007, 16113; BGH, Urt. v. 14.7.1997 – II ZR 238/96 = NJW 1997, 3089, 3090.

350) *Ries/Schnieder/Althaus/Großbölting/Voß*, Arztrecht, S. 174.

dende Bedeutung für die Beteiligten. Der ausscheidende Arzt steckt in einem Dilemma, wenn er, um eine neue Praxis eröffnen zu können, eine neue Zulassung inklusive eines neuen Vertragsarztsitzes beantragen muss. Das dürfte oft nicht möglich sein, da die allermeisten Planungsbezirke zurzeit gesperrt sind, neue Zulassungen daher nicht vergeben werden.[351] Auf der anderen Seite kann ein unwirksam vereinbarter Verzicht auf den Vertragsarztsitz schwerwiegende Konsequenzen für die zurückbleibende Praxis haben. Oftmals ist diese auf einen gewissen Umfang ausgelegt, der insbesondere im Hinblick auf monatlich entstehende Kosten nicht reduziert werden kann. Mindestumsätze müssen zur Kostendeckung erreicht werden; damit ist der Unternehmerlohn noch nicht verdient. Fällt ein Berufsträger aus, können die laufenden Kosten von den verbleibenden Ärzten unter Umständen nicht mehr gedeckt werden, da es ihnen allein unmöglich ist, entsprechend hohe Umsätze zu erwirtschaften.

525 Letztlich und für die Entscheidung des konkreten Einzelfalls ist eine dezidierte **Interessenabwägung** zwischen den Parteien vorzunehmen, anhand derer die Wirksamkeit der in Rede stehenden Klausel beurteilt werden mag. Eindeutige Rechtsprechung ist nicht zu ermitteln. Lediglich in zwei Fällen hat der BGH entschieden, dass ein vertraglicher Verzicht auf den Vertragsarztsitz wirksam ist.[352] Hierbei handelte es sich allerdings um Sachverhalte, bei denen die ausscheidenden Ärzte nur kurz in der Praxis gearbeitet und einen bereits bestehenden Vertragsarztsitz übernommen hatten. Deswegen hat der BGH lediglich unter Bezugnahme auf die Berufsfreiheit des Art. 12 GG klargestellt, dass die Abwägung im Wege der *„praktischen Konkordanz"* vorzunehmen sei, wobei die widerstreitenden Rechtspositionen zu einem möglichst schonenden Ausgleich gebracht werden müssten. Sodann hat er ausgeführt, der ausscheidende Arzt habe die Gemeinschaftspraxis wegen der relativ kurzen Zeit seiner Mitarbeit noch nicht entscheidend mitprägen können, die Abwägung müsse daher zugunsten des verbleibenden Arztes erfolgen. Eine tatsächliche Abgrenzung unter Zugrundelegung weiterer Kriterien erübrigte sich damit, sodass sich die vorstehende Argumentation nicht auf Fälle übertragen lässt, in denen der Arzt langjähriges Mitglied der Praxis ist und die Gemeinschaftspraxis durch seine Arbeit sehr wohl geprägt hat. In diesen Fällen wird es weiterhin auf eine umfassende Einzelfallabwägung und eine schlüssige Argumentation ankommen.[353]

---

351) Exemplarisch für die Planungsbezirke der KV Nordrhein, https://www.kvno.de/10praxis/20niederlass/20bedarfsplanung.

352) BGH, v. 22.7.2002 – II ZR 90/01, BGHZ 151, 389 = NJW 2002, 3536; BGH, Urt. v. 22.7.2002 – II ZR 265/00, NJW 2002, 3538, dazu EWiR 2002, 1005 *(Ring)*.

353) Vgl. zu möglichen Kriterien der Abwägung *Morawietz*, NJOZ 2008, 3813 3824.

Praxistipp:

Wettbewerbsverbot

Wettbewerbsverbote für den Fall der Beendigung einer Praxis sollten schon vor deren Beginn thematisiert werden. Schon bei Abschluss des Gesellschaftsvertrags kann und sollte geklärt werden, ob ein (nachvertragliches) Wettbewerbsverbot in den Vertrag aufgenommen und wie es ausgestaltet werden soll. Das ist grundsätzlich möglich und auch zu empfehlen.

Wettbewerbsklauseln sind unter den Aspekten der **zeitlichen, räumlichen** sowie **gegenständlichen** Beschränkung stets im Einzelfall zu beleuchten und zu prüfen.

Um ein wirksames nachvertragliches Wettbewerbsverbot zu erreichen, sind die konkreten Einzelumstände des Falls zugrunde zu legen und angemessen zu würdigen.

Insbesondere muss in die Betrachtung eingestellt werden:

1. Art der Praxis (Allgemeinarztpraxis – Facharztpraxis)

2. Größe der Praxis (Kleiner – großer Patientenstamm)

3. Örtliche Situation (Großstadt – Kleinstadt – ländliche Gegend)

Formulierungsbeispiel:

„Dem ausscheidenden Gesellschafter ist es untersagt, sich für die Dauer von ein/zwei Jahren ab Zeitpunkt der Wirksamkeit der Kündigung im Umkreis von x km um den Standort der Praxis als Arzt im Fachbereich „Fachgebiet der betriebenen Praxis" niederzulassen."

VI. Zusammenfassung: Beendigung der Praxis/Kündigung/Abwicklung

- Immer **schriftlich**: „Hiermit kündige ich den Gesellschaftsvertrag in seiner 526 aktuellen Gestalt zum [...] (Frist von drei Monaten dürfte in den meisten Fällen angemessen sein), hilfsweise zum nächstmöglichen Termin."

- (Nachvertragliches) **Wettbewerbsverbot** sollte in den Vertrag mit aufgenommen und ausgestaltet werden. Hierbei ist eine etwaige Klausel immer unter den Aspekten der zeitlichen, räumlichen sowie gegenständlichen Beschränkung zu prüfen.

- Eine **Fortsetzungsklausel** ist dringend zu empfehlen (siehe oben).

I. Die Arzt-GbR in der zivilgerichtlichen Auseinandersetzung und im Prozess

Die Gesellschaft bürgerlichen Rechts ist rechts- und prozessfähig. Was heute **527** so eindeutig und klar formuliert ist, war lange Zeit umstritten; Besonderheiten sind unverändert zu berücksichtigen, gerade bei einer Gesellschaft von Ärzten.

I. Grundlagen

Der 2. Zivilsenat des BGH hatte mit Urteil vom 29.1.2001 klargestellt, dass **528** die GbR selbst am Rechtsverkehr teilnehmen sowie Träger von Rechten und Pflichten sein kann. Damit steht die Rechtsfähigkeit der GbR fest.[354] Demnach steht auch fest, dass

- die (Außen)-GbR Rechtsfähigkeit besitzt, soweit sie durch Teilnahme am Rechtsverkehr eigene Rechte und Pflichten begründet;

- sie in diesem Rahmen im Zivilprozess aktiv und passiv parteifähig ist;

- die persönlich haftenden Gesellschafter akzessorisch für die Verbindlichkeiten der GbR analog der Regelungen zur OHG haften.

Somit kommt es in jeder Regelung und jeder Auseinandersetzung darauf an, **529** ob die Gesellschaft selbst oder ihre Gesellschafter Teil eines etwaigen Prozesses sein sollen.

Auf die GbR anwendbare Vorschriften

Vertretung	§ 709 ff. BGB, insb. § 714 BGB; keine analoge Anwendung des § 126 Abs. 2 HGB. Vertretungsbeschränkung im Innenverhältnis auch für das Außenverhältnis wirksam.
Persönliche Haftung der Gesellschafter	§ 128 HGB analog.
Haftung der Gesellschaft bei Eintritt in das Geschäft eines Einzelkaufmannes	Keine analoge Anwendung des § 28 HGB, da Freiberufler keine Kaufleute i. S. d. Norm sind.
Haftung bei Eintritt in die Berufsausübungsgemeinschaft	Volle Haftung auch für Altverbindlichkeiten. Analoge Anwendung des § 130 HGB.
Vollstreckung gegen die Gesellschaft	Grundfall: Urteil gegen alle Gesellschafter, § 736 ZPO. Daneben: Urteil gegen die GbR selbst.
Insolvenzfähigkeit	§ 11 Abs. 2 Nr. 1 InsO und § 728 Abs. 1 BGB.

---

354) BGH, Urt. v. 29.1.2001 – II ZR 331/00, ZIP 2001, 330 (m. Bespr. *Ulmer*, S. 585) = NJW 2001, 1056, dazu EWiR 2001, 341 (*Prütting*).

II. Passivlegitimation der Gesellschaft bürgerlichen Rechts

530 Auswirkung hat die Rechtsprechung zur Rechtsfähigkeit der Gesellschaft bürgerlichen Rechts zunächst für die Frage, wer im Prozess **passivlegitimiert** ist. Vor der oben beschriebenen Änderung war der einzige Weg, in das Gesellschaftsvermögen einer GbR zu vollstrecken, gemäß § 736 ZPO ein Urteil gegen alle Gesellschafter zu erwirken. Eines solchen Titels bedarf es heute nicht mehr. Die **Gesellschaft als solche** kann nun verklagt werden. Dazu kann sie im Prozess durch den Namen, unter dem sie handelt, bezeichnet werden. Möglich und ausreichend ist es jedoch auch, wenn die einzelnen Gesellschafter genannt werden und durch einen Zusatz kenntlich gemacht wird, dass sich die Klage gegen die GbR richtet (Bsp. A, B, C in Gesellschaft bürgerlichen Rechts).[355]

531 Daneben besteht weiterhin die Möglichkeit, einen **Titel gegen alle Gesellschafter** zu erwirken und damit in das Gesellschaftsvermögen zu vollstrecken (§ 736 ZPO). Insoweit ist die Rechtslage anders als bei der OHG. Bei dieser kommt einzig und allein ein Titel gegen die Gesellschaft selbst in Betracht (§ 124 Abs. 2 HGB).[356]

532 Soll hingegen die **persönliche Haftung der Gesellschafter** für Gesellschaftsschulden geltend gemacht werden, so kommt nur die Vollstreckung aus einem Titel in Betracht, der gegen den jeweiligen Gesellschafter persönlich gerichtet ist. Dies folgt daraus, dass der BGH die Gesellschafterhaftung

> „in Konsequenz der Anerkennung der beschränkten Rechtsfähigkeit der GbR im Sinne einer akzessorischen Haftung der Gesellschafter für die Gesellschaftsverbindlichkeiten"[357] anerkannt hat. Weiter führt er aus: „Soweit der Gesellschafter für die Verbindlichkeiten der Gesellschaft auch persönlich haftet, ist der jeweilige Bestand der Gesellschaftsschuld also auch für die persönliche Haftung maßgebend. Insoweit entspricht das Verhältnis zwischen Gesellschafts- und Gesellschafterhaftung damit der Rechtslage in den Fällen der akzessorischen Gesellschafterhaftung gemäß §§ 128f. HGB bei der OHG".[358]

533 Strategisch betrachtet mag es durchaus angezeigt sein, nicht nur die Gesellschaft oder die Gesellschafter, sondern beide gemeinsam zu verklagen. Unbestritten bietet eine „*Doppelklage*" auch doppelte Chancen, wenigstens bei einem solventen Beklagten durchzudringen. Diese Strategie bewirkt indes höhere Kostenrisiken. Denn die Kosten im Falle einer teilweisen Abweisung der Klage (eventuell weil gegen die Gesellschaft kein Anspruch besteht) wären vom Kläger zu tragen. Ökonomischer ist es mitunter, einen Titel gegen alle Gesellschafter zu erwirken, aus dem dann auch in das Gesellschaftsvermögen vollstreckt werden kann. Im Fall einer Publikumsgesellschaft dürfte dieses Vorgehen daran scheitern, dass nicht alle Gesellschafter bekannt sind. In Fällen ärztlicher Ge-

355) Musielak/Voit/*Weth*, ZPO, § 50 Rn. 22b.
356) Musielak/Voit/*Weth*, ZPO, § 50 Rn. 22b.
357) BGH, Urt. v. 29.1.2001 – II ZR 331/00, ZIP 2001, 330 = NJW 2001, 1056, 1061.
358) BGH, Urt. v. 29.1.2001 – II ZR 331/00, ZIP 2001, 330 = NJW 2001, 1056, 1061.

meinschaften aber sollte eine Klage gegen die Gesellschaft selbst sowie alle bekannten Ärzte als Gesellschafter erhoben werden.[359]

III. Aktivlegitimation der Gesellschaft bürgerlichen Rechts

Spiegelbildlich zur Passivlegitimation steht der Gesellschaft bürgerlichen Rechts **534** auch die **Aktivlegitimation** zu. Sie kann also selbst Forderungen verfolgen und klagen. Bezüglich der Bezeichnung der Partei gelten die Ausführungen zur Passivlegitimation entsprechend. Folglich kann die Gesellschaft selbst unter ihrem Namen klagen. Andererseits reicht es auch hier, wenn die einzelnen Gesellschafter genannt werden und durch einen Zusatz kenntlich gemacht wird, dass die Gesellschaft klagt.[360] Es ist Obliegenheit der jeweiligen Gesellschafter, die klagende Partei so genau wie möglich zu bezeichnen, will sie Rechtsnachteile vermeiden. Stellt sich im Prozess heraus, dass eine Außen-GbR nicht existiert und die Klage daher als unzulässig abgewiesen werden muss, trägt derjenige die Kosten, der den unzulässigen Prozess eingeleitet hat.[361]

Im Aktivprozess wird die Gesellschaft durch alle, bzw. den oder die vertre- **535** tungsberechtigten Gesellschafter vertreten. Auch insoweit können und sollten Regelungen im Gesellschaftsvertrag getroffen werden. Enthält dieser keine entsprechenden Bestimmungen, so gilt die gesetzliche Regel, dass die Gesellschaft von allen Gesellschaftern gemeinschaftlich vertreten wird (§ 714 BGB). Forderungen, die der Gesellschaft selbst zustehen, können nicht durch die Gesellschafter im eigenen Namen eingeklagt werden. Der BGH führt dazu aus:

> „Liegt aber die materielle und prozessuale Rechtszuständigkeit bei der Gesellschaft, kann nur diese – es sei denn die Voraussetzungen der gewillkürten Prozessstandschaft liegen vor – Partei des Rechtsstreites sein. Für die Annahme einer notwendigen Streitgenossenschaft mehrerer Gesellschafter als natürliche Personen ist bei dieser Sichtweise kein Raum."[362]

IV. Die prozessuale Durchsetzung von Forderungen bzw. Vollstreckung gegen die GbR

Gemäß Urteil des BGH vom 29.1.2001 kann die Zwangsvollstreckung gegen **536** die GbR nunmehr auf zwei Wegen erfolgen. Zum einen kann ein **Titel gegen die Gesellschaft selbst** erwirkt werden. Aus diesem kann die Vollstreckung in das Gesellschaftsvermögen betrieben werden. Daneben besteht die Möglichkeit, ein Urteil i. S. d. § 736 ZPO zu erwirken, das sich als **Urteil gegen alle Gesellschafter** richtet und damit ebenfalls die Zwangsvollstreckung in das Vermögen der GbR ermöglicht.

---

359) Vgl. zu vorstehendem Absatz, Musielak/Voit/*Weth*, ZPO, § 50 Rn. 22d.
360) Musielak/Voit/*Weth*, ZPO, § 50 Rn. 22e.
361) BGH, Urt. v. 29.1.2001 – II ZR 331/00, ZIP 2001, 330 = NJW 2001, 1056, 1060.
362) OLG Dresden, Beschl. v. 8.6.2006 – 13 W 653/06, ZIP 2006, 2287.

1. Titel gegen die Gesellschaft

537 Zunächst kann gegen die Gesellschaft aufgrund eines Titels vollstreckt werden, der sich gegen die Gesellschaft als Partei richtet. Dabei ist es unerheblich, ob ein solcher Titel als Titel gegen alle Gesellschafter i. S. d. § 736 ZPO verstanden wird.[363] Dieses ist anhand objektiver Kriterien auszulegen.

538 Die Gesellschaft muss hinreichend genau bezeichnet werden, damit das Vollstreckungsobjekt klar wird. Unklarheiten können etwa dann entstehen, wenn eine nicht existente Gesellschaft als Vollstreckungsschuldner genannt ist, nur einige Gesellschafter im Titel aufgeführt sind oder Kurzbezeichnungen verwendet werden. Eine Berichtigung des Urteils gemäß § 319 ZPO kommt in diesen Fällen zumeist nicht in Betracht, da die Unrichtigkeit der Bezeichnung nicht auf einem Fehler des Gerichts beruht, sondern bereits in der Klage falsch angelegt war.[364]

539 Die Zustellung gemäß § 750 ZPO hat, wenn eine Geschäftsführung bestellt ist, an diese, andernfalls an einen Gesellschafter zu erfolgen.[365]

2. Titel gegen alle Gesellschafter – gemeinsam oder einzeln

540 Gemäß § 736 ZPO kann ein Titel gegen alle Gesellschafter erwirkt werden, um die Zwangsvollstreckung in das Gesellschaftsvermögen zu ermöglichen. Dabei müssen alle Gesellschafter als passivlegitimiert im Rubrum ausgewiesen sein.[366] Ändert sich nach Rechtshängigkeit der Klage der Gesellschafterbestand durch das Ausscheiden eines Gesellschafters, so hindert dies die Vollstreckung nicht.

541 Tritt ein Gesellschafter hinzu, so kommt eine Klauselumschreibung nach § 727 ZPO analog in Betracht. Grundlage hierfür bildet § 130 HGB, der die Haftung des neu eintretenden Gesellschafters für Altverbindlichkeiten anordnet. Auch wenn dieser keine Rechtsnachfolge im eigentlichen Sinn des § 727 ZPO statuiert, so sind beide Fälle vergleichbar. Der analogen Anwendung steht daher nichts entgegen.[367]

542 Es ist nicht notwendig, dass ein einheitlicher Titel gegen alle Gesellschafter vorliegt. Ausreichend ist es, wenn mehrere Titel vorliegen, die sich gegen die Gesellschafter richten. Liegt jedoch nur ein Titel gegen einige Gesellschafter vor, so kann nur in deren Privatvermögen und nicht in das Gesellschaftsvermögen vollstreckt werden.[368]

---

363) RechtZV/*Giers*, § 736 ZPO Rn. 2.
364) RechtZV/*Giers*, § 736 ZPO Rn. 3.
365) RechtZV/*Giers*, § 736 ZPO Rn. 5.
366) RechtZV/*Giers*, § 736 ZPO Rn. 6.
367) RechtZV/*Giers*, § 736 ZPO Rn. 6.
368) RechtZV/*Giers*, § 736 ZPO Rn. 6.

Die Eröffnung des Insolvenzverfahrens über das Vermögen eines der Gesell- **543** schafter steht nicht zwingend einer Vollstreckung in das Gesellschaftsvermögen entgegen.[369] Das Vollstreckungsverbot aus § 89 InsO fordert zwar, dass Zwangsvollstreckungen für einzelne Insolvenzgläubiger während der Dauer des Insolvenzverfahrens weder in die Insolvenzmasse noch in das sonstige Vermögen des Schuldners zulässig sind. Die Immobiliarvollstreckung findet indes neben der Insolvenzordnung statt. Ob und inwieweit daneben die Ansprüche ggf. bei einem Insolvenzverwalter reklamiert werden, etwa durch Anmeldung als Forderungen zur Insolvenztabelle gemäß § 38 InsO, ist eine freie Entscheidung des Gläubigers.

Um in das Privatvermögen eines einzelnen Gesellschafters zu vollstrecken, **544** ist ein Titel gegen diesen notwendig. Ausreichend ist jedoch auch ein Titel gegen alle Gesellschafter gemäß § 736 ZPO. Nur ein Titel gegen die Gesellschaft selbst eignet sich nicht, um hieraus die Zwangsvollstreckung gegen den Gesellschafter persönlich zu betreiben.[370] Insofern muss der Anspruchsteller im Zweifel auch gegen den einzelnen Arzt vorgehen.

3. Rechtsbehelfe gegen Vollstreckungen

Gegen die Zwangsvollstreckung in das Vermögen der ärztlichen Gemeinschafts- **545** praxis oder in das Vermögen des einzelnen Arztes sind die Rechtsbehelfe der §§ 766 ff. ZPO gegeben. Wird aufgrund eines Titels, der sich weder gegen die Gesellschaft, noch gegen die Gesellschafter richtet, in das Gesellschaftsvermögen vollstreckt, so ist die **Drittwiderspruchsklage** (§ 771 ZPO) der richtige und zielführende Rechtsbehelf. Daneben ist die **Erinnerung** zulässig (§ 766 ZPO), da es sich um einen Rechtsbehelf gegen die Art und Weise der Zwangsvollstreckung handelt.[371]

V. Die Zwangsversteigerung zum Zwecke der Aufhebung einer Gesellschaft

Wird die Gesellschaft aufgelöst, kommt es zur **Auseinandersetzung** unter den **546** Gesellschaftern, wenn über das Vermögen der Gesellschaft nicht das Insolvenzverfahren eröffnet ist (§ 730 Abs. 1 BGB). Können sich die Gesellschafter nicht über die Art und Weise sowie Ergebnisse der Auseinandersetzung einigen, beispielsweise über die Veräußerung eines Grundstücks, kommt eine sog. „Teilungsversteigerung" (§ 180 ZVG) in Betracht. Das Verfahren ist dabei nicht als gerichtliche Auseinandersetzung zu sehen. Es soll eine solche nur vorbereiten.[372] Die eigentliche Auseinandersetzung schließt sich an dieses Verfahren außergerichtlich an.

---

369) RechtZV/*Giers*, § 736 ZPO Rn. 6.
370) RechtZV/*Giers*, § 736 ZPO Rn. 8.
371) RechtZV/*Giers*, § 736 ZPO Rn. 9.
372) RechtZV/*Stumpe*, § 180 ZVG Rn. 1.

547 Während des laufenden Verfahrens der Zwangsvollstreckung in eine Immobilie oder bei Zwangsverwaltung derselben werden zunächst die Lasten des zu veräußernden Vermögensgegenstands berichtigt. Im Fall einer gemeinsamen Immobilie werden beispielsweise zunächst Grundsteuern, Versicherungen und Energiekosten bedient, soweit die Beträge rückständig oder fällig sind oder vertraglich zur Zahlung anstehen. Anschließend wird der Gegenstand veräußert. Der Erlösüberschuss, und dies ist die Besonderheit des Verfahrens, steht weiterhin der Gemeinschaft zu und wird nicht direkt verteilt sondern hinterlegt. Eine Ausnahme hiervon besteht allerdings dann, wenn alle Miteigentümer erklären, mit der Auszahlung einverstanden zu sein.[373]

---

373) RechtZV/*Stumpe*, § 180 ZVG Rn. 4.

J. Bewertung der ärztlichen Gemeinschaftspraxis und Realisierung des Wertes

Die Bewertung einer Arztpraxis ist anspruchsvoll und kann durchaus kreativ **548** erfolgen. Art und Weise der Bewertung aber auch der Verwertung bieten immer wieder Anlass zu Differenzen. Denn der Geschäftsanteil an einer Gemeinschaftspraxis in Form der GmbH, der Gesellschaft bürgerlichen Rechts (GbR), aber auch der Partnerschaftsgesellschaft (PartG) hat einen **Buchwert** oder nominellen Wert und darüber hinaus einen **Marktwert**. Die Werte werden von den Beteiligten häufig unterschiedlich eingeschätzt. Jedenfalls kommt es auf den Wert in Verkaufs- und Übertragungsfällen, bei Beendigung der Gesellschaft nach Kündigung, durch Tod oder ein anderes Ereignis und auch im Fall der wirtschaftlichen Schieflage an. Gerät ein Mitglied einer ärztlichen Gemeinschaftspraxis in die existenzielle Krise, gefolgt möglicherweise von der Insolvenz, hat dies Einfluss sowohl auf die Gesellschaft bzw. Gemeinschaft als auch auf den einzelnen Arzt und seine Gläubiger.

Wirtschaftlich übersichtlich erscheint noch die Praxisgemeinschaft, somit der **549** Zusammenschluss wirtschaftlich selbstständiger Ärzte in Form einer Kooperation bei ansonsten getrennter Berufsausübung. Lediglich die gemeinsam betriebenen Geräte, Apparate, ggf. auch Geschäfte bzw. unterhaltenen Vertragsbeziehungen, sind zu erfassen bzw. abzugrenzen und ggf. sind Verträge mit Dritten zu beenden, zu modifizieren oder abzuschließen.

Im Fall einer Gemeinschaftspraxis, der typischen Form einer Gesellschaft des **550** bürgerlichen Rechts i. S. d. §§ 705 ff. BGB, aber auch bei der Rechtsform der Partnerschaft, § 1 Abs. 2 Nr. 2 PartGG, erfasst die Insolvenz eines Partners gemäß § 80 InsO auch seine Gesellschaftsanteile. Einzelne Gegenstände des Gesellschaftsvermögens sind indes nicht vom Insolvenzbeschlag erfasst, da insoweit lediglich eine gesamthänderische Bindung des Vermögens vorliegt, § 719 BGB.

Nach der Grundregel des § 728 Abs. 2 Nr. 1 BGB wird die Gesellschaft durch **551** die Eröffnung des Insolvenzverfahrens über das Vermögen eines Gesellschafters aufgelöst. Die Ex-Gesellschafter haben einen Anspruch auf ihren Anteil am auseinander gesetzten Vermögen inkl. Aufgabegewinn; unter Umständen schulden sie der GbR in Liquidation aber auch einen Verlustausgleich, soweit die Gläubiger die Gesellschafter (noch) nicht unmittelbar in Anspruch genommen haben. Die Auflösung der GbR ist nach den meisten Gesellschaftsverträgen aber nicht vorgesehen; vielmehr soll die Praxis/Gesellschaft mit den existenten Strukturen fortgesetzt werden. Gesellschaftsverträge schließen die Zwangsauflösung in der Regel aus und bestimmen stattdessen eine Fortsetzung unter Ausscheiden des insolventen Partners. So lange werden die Mitwirkungsrechte des insolventen Gesellschafters vom Insolvenzverwalter wahrgenommen.

Das **Auseinandersetzungsguthaben** fällt in die Insolvenzmasse gemäß § 80 **552** InsO. Es wird vom Insolvenzverwalter verwaltet. Während die verbleibenden Gesellschafter im Falle einer zulässigen Fortsetzungsklausel gemäß § 736

Abs. 1 BGB im Wege der Anwachsung Vermögen erwerben, sind sie bzw. die Gesellschaft mit dem Abfindungsanspruch des Gesellschafters belastet.

I. Rechnungslegung und wertbildende Faktoren einer Vertragsarztpraxis

553 Gesellschafter sind einander grundsätzlich zu Informationen verpflichtet, soweit diese die Gesellschaft und vor allem die Geschäftsführung, Umsatz, Kosten, Ergebnisse und andere zentrale wirtschaftliche Fragen betrifft. Im Rahmen der Auseinandersetzung, aber auch in der Liquidation haben Gesellschafter untereinander weitreichende Ansprüche auf **Auskunftserteilung und Rechnungslegung** gegenüber dem Liquidator/Geschäftsführer der beendeten und in Auflösung befindlichen GbR. Auch der an der Liquidation nicht beteiligte und auch sonst über den Vermögensgegenstand der Gesellschaft nicht unterrichtete Gesellschafter einer GbR hat gegen den die Abwicklung betreibenden Mitgesellschafter einen Anspruch auf **Rechnungsabschluss**. Dieser Anspruch trägt den weitergehenden Anspruch auf Rechnungslegung in sich, s. BGH Urteil vom 22.3.2011.[374]

554 Zur korrekten Ermittlung der Abfindung ist regelmäßig zu erörtern, ob und wenn ja in welcher Höhe, die **Zulassung als Vertragsarzt** im Rahmen der gesetzlichen Krankenversicherung wertbildender Faktor des Praxiswertes ist bzw. sein kann. Der Geschäftswert eines Unternehmens ist zwar ein Wirtschaftsgut, nämlich Ausdruck für die Gewinnchancen. Gewinnchancen sind aber isoliert nur aktivierungsfähig, soweit sie nicht in einzelnen Wirtschaftsgütern verkörpert, sondern durch den Betrieb des eigenführten und fortlebenden Unternehmens im Ganzen aufgrund besonderer, dem Unternehmen eigener Vorteile höher oder gesicherter erscheinen als bei einem vergleichbaren Unternehmen.[375] Auch der abgeleitete, von Dritten – ggf. käuflich – erworbene Praxiswert ist ein immaterielles Wirtschaftsgut. Weiterhin gehört zu den immateriellen Wirtschaftsgütern einer Praxis auch ein evtl. Wettbewerbsverbot, für das Leistungen erbracht werden bzw. Zahlungen erfolgen,[376] sowie andere Rechte.

555 Anders liegt der Fall bei selbstständigen Teilen oder wertbildenden Faktoren, die praktisch in dem eigentlichen Kern immateriellen Rechts aufgehen. Wertbildende Faktoren sind beispielsweise geschäftswertbildende Rechtsreflexe oder allgemeine Nutzungsvorteile eines Wirtschaftsgutes.[377] Dasselbe gilt für Gewinnchancen aus schwebenden Verträgen.[378]

556 Nur in Ausnahmefällen kann ein **unselbstständiger** werterhöhender **Faktor** zu einem selbstständigen immateriellen Wirtschaftsgut konkretisiert werden. Das ist z. B. der Fall, wenn eine Veräußerung des Patientenstamms oder Kun-

---

374) BGH, Urt. v. 22.3.2011 – II ZR 206/09, ZIP 2011, 1145 = DB 2011, 1442, 1443.
375) BFH, Urt. v. 25.1.1979 – IV R 21/75, BStBl II 1979, 369 = DB 1979, 1016; BFH, Urt. v. 27.3.1996 – I R 60/95, BStBl II 1996, 576 = DB 1996, 2158.
376) BFH, Urt. v. 23.6.1981 – VIII R 43/79, BStBl II 1982, 56 = DB 1982, 557.
377) BFH, Urt. v. 20.3.2003 – IX R 27/01, BStBl II 2003, 878 = DB 2003, 2043 m. w. N.
378) BFH, Urt. v. 7.11.1985 – IV R 7/83, BStBl II 1986, 176 = DB 1986, 662.

denkreises zur Bereinigung von Liefergebieten oder bei Änderung des Waren-
angebotes stattfindet.[379] Der Bundesfinanzhof (BFH) geht davon aus, dass
bei dem Erwerb einer Vertragsarztpraxis im Regelfall neben dem erworbenen
Praxiswert kein weiteres selbstständiges immaterielles Wirtschaftsgut in Form
des *„mit einer Vertragsarztzulassung verbundenen wirtschaftlichen Vorteils"* vorhanden ist. Der Kaufpreis, so der BFH, lasse sich im Fall einer Vertragsarztpraxis grundsätzlich nicht, auch nicht nur teilweise, dem wirtschaftlichen Vorteil aus der Vertragsarztzulassung zuordnen. Von der eingeführten Arztpraxis
an sich lasse sich kein gesondertes Wirtschaftsgut *„Vorteil aus der Vertragsarztzulassung"* abspalten.

Die Rechtsprechung erscheint konsequent. Der die Praxis übergebende Ver-   **557**
tragsarzt kann den Vorteil aus der Zulassung grundsätzlich nicht selbstständig verwerten. Er kann nur gegenüber dem zuständigen Zulassungsausschuss
der Kassenärztlichen Vereinigung (KV) einen Antrag auf Durchführung des
Nachbesetzungsverfahrens (§ 103 Abs. 4 Nr. 1 SGB V) stellen. Dieser Antrag
löst dann in der Regel ein neues Zulassungsverfahren aus, wobei die Zulassung des Erwerbers vom Vorliegen persönlicher Eigenschaften abhängt und
im Ermessen des Zulassungsausschusses steht.[380]

Die Oberfinanzdirektion (OFD) Rheinland hat hierzu unter dem 14.12.2012   **558**
eine Verwaltungsanweisung erlassen, in der auf das BFH-Urteil vom 14.12.2011
Bezug genommen wird. Die OFD fasst das besagte Urteil zusammen und
unterstreicht, dass die **Zulassung zum Vertragsarzt** der gesetzlichen Krankenkassen an sich *„nur in besonders gelagerten Fällen"* ein **eigenständiges Wirtschaftsgut** sein könne.[381] Erwerbe etwa ein Praxisnachfolger im Rahmen der
Nachbesetzung eine Praxis, ohne sie (Praxisräume, Patientenstamm, Neben-
betriebsstätten) zu übernehmen und fortzuführen, und ergäben sich aufgrund
vorliegender Vereinbarungen oder Verträge Anhaltspunkte dafür, dass der Erwerb der Kassenzulassung im Vordergrund steht, z. B. um den Vertragsarztsitz
zu verlegen oder die Aufnahme des Erwerbers als weiterer Gesellschafter in
eine bestehende freiberufliche Personengesellschaft zu ermöglichen, dann komme der Anschaffung der Vertragsarztzulassung eine nicht unerhebliche eigene
wirtschaftliche Bedeutung zu.[382] (Nur) in diesen Fällen sei von der Entstehung
eines selbstständigen immateriellen Wirtschaftsguts auszugehen, sodass die entsprechenden Anschaffungskosten der Kassenzulassung zuzuordnen sind.[383]

---

379) BFH, Urt. v. 16.9.1970 – I R 196/67, BStBl II 1971, 175 = DB 1971, 557.

380) BFH, Urt. v. 9.8.2011 – VIII R 13/08, DB 2011, 2123, 2124 f.

381) OFD Rheinland, Kurzinfo ESt Nr. 057/2011 vom 14.12.2012, DB 2012, 20 mit Verweis
auf OFD Münster, Kurzinfo ESt Nr. 35/2011, DB 0463918.

382) OFD Rheinland, Kurzinfo ESt Nr. 057/2011 vom 14.12.2012, DB 2012, 20 mit Verweis
auf OFD Münster, Kurzinfo ESt Nr. 35/2011, DB 0463918.

383) OFD Rheinland, Kurzinfo ESt Nr. 057/2011 vom 14.12.2012, DB 2012, 20 mit Verweis auf OFD Münster, Kurzinfo ESt Nr. 35/2011, DB 0463918.

II. Beschränkung von Abfindungen im Gesellschaftsvertrag der Arztpraxis

559 Wenngleich im Grundsatz die Stellung als Gesellschafter eine geldwerte Rechtsposition ist, richtet sich die Frage des Abfindungsguthabens, seiner Höhe, Fälligkeit und Zinsen, im konkreten Fall nach dem Gesellschaftsvertrag. In der Praxis entbrennt über die Frage schon der **Höhe der Abfindung** oftmals Streit. Streitmildernd wirkt es, wenn die Parteien sich bereits bei Abschluss des Gesellschaftsvertrags – was regelmäßig geschieht – auf einen objektiven Dritten, somit einen Sachverständigen einigen, der im Zweifelsfall für alle Parteien verbindlich über die Höhe des Abfindungsguthabens entscheidet. Zuvor muss der externe Sachverständige sämtliche Geschäftsunterlagen, Jahresabschlüsse, Salden, Konten etc. prüfen. Als Sachverständige eignen sich Wirtschaftsprüfer, Steuerberater, Rechtsanwälte oder andere für Arztpraxen kompetente Personen. Diese sollten sodann nicht von der Gesellschaft, sondern von einer Institution, beispielsweise dem Präsidenten der Bundesärztekammer, der regionalen Ärztekammern oder ortsansässigen Industrie- und Handelskammer, ausgewählt werden.

560 Hilfreich und auch konfliktentschärfend wirken **Stundungs- und Verzinsungsklauseln** und Beschränkungen des Anspruchs. Sie dürfen allerdings das Kündigungsrecht eines jeden Gesellschafters gemäß § 723 Abs. 3 BGB nicht in unzulässiger Weise einschränken, was noch ausgeführt wird. Die **Grenze der Sittenwidrigkeit** bzw. **Knebelung** ist zu beachten.[384] In diesem Zusammenhang ist auch eine faktische Realteilung möglich. Die Abfindung kann dergestalt geregelt werden, dass sie lediglich auf den Patientenstamm gerichtet wird. Jeder der Partner nimmt seine Patienten in die neue berufliche Zukunft mit, wobei der Grundsatz der freien Arztwahl des Patienten gewahrt werden muss. Dieses ist auch von (vollstreckenden) Gläubigern und auch von einem etwaigen Insolvenzverwalter hinzunehmen.[385]

561 Einschränkende Klauseln dürfen nicht zu einer (rechtswidrigen) Gläubigerbenachteiligung führen. Sittenwidrig und damit rechtswidrig wäre beispielsweise eine generelle Beschränkung des Abfindungsanspruchs ohne angemessenen wirtschaftlichen Ausgleich. Zu denken ist etwa an eine Einbringung einer vorherigen Einzelpraxis in die Gesellschaft, bei gleichzeitiger kardinaler Beschränkung der Abfindungsansprüche und Beschneidung sonstiger Abfindungsregelungen, für den Fall des Ausscheidens oder der Insolvenz.[386] Eine solche Beschränkung hielte einer rechtlichen Prüfung nicht stand und wäre unwirksam.

III. Abfindungs- bzw. Buchwertklauseln in Verträgen ärztlicher Gesellschaften

562 Zur objektiven Wertermittlung der Praxis und des Anteils des Arztes ist zum Stichtag des Ausscheidens eine sog. Auflösungs- bzw. Abschichtungsbilanz

---

384) *van Zwoll/Mai/Eckardt/Rehborn*, Die Arztpraxis in Krise und Insolvenz, Rn. 854.
385) *van Zwoll/Mai/Eckardt/Rehborn*, Die Arztpraxis in Krise und Insolvenz, Rn. 854.
386) *van Zwoll/Mai/Eckardt/Rehborn*, Die Arztpraxis in Krise und Insolvenz, Rn. 854.

aufzustellen. Auf diesem Weg wird der Verkehrswert des Gesellschaftsanteils ermittelt. Stille Reserven sind aufzulösen bzw. in die Berechnung des Abfindungs- und Auseinandersetzungsguthabens einzubeziehen.

Da **Verkehrswertabfindungen** in der Praxis zu existentiell bedrohlichen Li-   **563** quiditätsabflüssen führen können, vereinbaren Gesellschafter per Vertrag häufig modifizierende Regelungen. In Betracht kommen echte oder gleitende **Buchwertklauseln**, die in ihrer Einfachheit (Buchwert bleibt i. d. R. weit hinter dem Verkehrswert zurück) allerdings unter Umständen unzulässig sein können. Dies gilt jedenfalls dann, wenn ihr Verkehrs- bzw. immaterieller Wert in den Fällen ausgeschlossen wird, in denen Partnerschaften viele Jahre oder Jahrzehnte bestanden haben.

In der Praxis streiten langjährige Partner (aufgelöster) Gesellschaften mitunter   **564** heftig über die Geltung, Auslegung, Reichweite und ggf. Anpassung einer Buchwertklausel, wenn der tatsächliche oder vermutete Verkehrswert der Anteile hinter dem rechnerischen Buchwert und/oder Abfindungswert zurückbleibt. Die divergierenden Standpunkte sind schnell erkannt: Während der/die verbleibende/n Gesellschafter schon aus Gründen der Liquiditätsschonung von dem geringeren Buchwert als Berechnungsgrundlage einer Abfindung des Weichenden ausgeht/ausgehen, verlangt der Ausgeschiedene den Verkehrswert als Abfindung und begründet dieses regelmäßig mit der Unwirksamkeit oder Anpassungsnotwendigkeit einer historischen Buchwertklausel. Dieses Thema kann durchaus jahrelang Anwälte und Wirtschaftsprüfer beschäftigen.

IV. Maßstab der Sittenwidrigkeit bei Buchwertklauseln in Gesellschaftsverträgen

Eine mathematische Lösung gibt es für die Beurteilung von Buchwertklauseln   **565** nicht. Die Grenze beschreiben §§ 138, 242 BGB; diese Normen liefern aber keine sofort greifbare Lösung, weil sich ein Lebenssachverhalt praktisch nie ohne Weiteres unter die Tatbestandsmerkmale „Sittenwidrigkeit" und „Treu und Glauben" subsumieren lässt. Ist aber eine Buchwertklausel im konkreten Fall einmal sittenwidrig, entfällt nicht etwa ein Abfindungsanspruch. Vielmehr greift die gesetzliche Regelung des § 738 BGB. Demnach kann der ausgeschiedene Gesellschafter eine Abfindung beanspruchen, die der Höhe nach dem Verkehrswert seiner Beteiligung an der Gesellschaft bzw. dem Unternehmen am Tage seines Ausscheidens entspricht.[387] Der BGH entschied zu einer Kombination von Hinauskündigungs- und Buchwertklausel im Einzelfall.[388] Hiernach ist die Berechnung der Ansprüche, des *„ohne wichtigen Grund"* aus der Gesellschaft *ausgeschlossenen* Gesellschafters, auf der Grundlage der Buchwerte gemäß § 138 BGB nichtig. Denn eine solche Berechnung begründet für den bevorzugten Gesellschafter den Anreiz, von dem Ausschließungsrecht aus sachfremden und willkürlichen Erwägungen heraus Gebrauch zu machen.

---

387) MünchKomm-BGB/*Schäfer*, § 738 Rn. 2 f.; *Piltz*, BB 1994, 1021, 1023.
388) BGH, Urt. v. 26.5.1978 – V ZR 72/77, NJW 1979, 104 = WM 1978, 1293.

566 In gleicher Weise entschied der BGH den Fall einer Kürzung des Abfindungs- anspruchs auf „*50 % des buchmäßigen Kapitalanteils*" unter Streckung der Aus- zahlung auf 15 Jahre.[389]

567 Wenn man sich das gesetzliche Leitbild der Gesellschaftsverfassung und die Norm des § 738 BGB ansieht, ist die vorzitierte Klausel rechteentwertend, da sie dem Gesellschafter gerade keine angemessene Abfindung mehr sichert. Der BGH hält diese Klausel daher auch schon für anfänglich, also schon bei Ver- tragsschluss für sittenwidrig i. S. d. § 138 Abs. 1 BGB.[390]

568 Entgegen mancher Meinung betroffener Ärzte in fortbestehenden Gesellschaf- ten verschlechtert sich die Rechtsposition eines Gesellschafters – vorbehaltlich etwaiger Spezialregelungen im Gesellschaftsvertrag – im Fall einer Eigenkün- digung nicht. Sein Recht zur ordentlichen, aber auch außerordentlichen Kün- digung kann schon aus Gründen des grundgesetzlichen Eigentumsschutzes nicht verwässert werden. Scheidet ein Gesellschafter aufgrund *eigener Kündi- gung aus wichtigem Grund* aus, muss er sich nicht zwingend eine Buchwert- klausel entgegenhalten lassen, auch wenn er diese unter Umständen seinerzeit selbst initiiert, verhandelt oder formuliert hatte. Zwar haben verbleibende Ge- sellschafter am Bestand des Unternehmens und der Sicherung eines hinrei- chenden Unternehmenskapitals immer ein geborenes und durchaus zu berück- sichtigendes Interesse. Jedoch ist dieses im Falle einer außerordentlichen Kün- digung geringer zu bewerten als das Interesse des ausscheidenden Gesell- schafters, der den Verkehrswert seiner Beteiligung erhalten will und aus exis- tentiellen Gründen vielleicht auch muss.[391] Das wird deutlich, wenn man die Gründe für eine außerordentliche Kündigung beleuchtet; sei es vorheriges Ab- schneiden von Informationen, Vorenthaltung von Daten, Erkenntnissen, Zah- len, Codes oder gar Konten, strafbares Verhalten oder eventuell auch „*Mob- bing*". Sämtliche exemplarisch genannten Konstellationen haben gemein, dass sie Gründe für einen Gesellschafter bilden können, sich von den anderen Ge- sellschaftern abzuwenden und die Gesellschaft außerordentlich zu kündigen. Das Bedrängen, Schneiden oder gar Übervorteilen des einen Gesellschafters muss die anderen Gesellschafter für eine Reaktion wachsam machen. Sollte die Reaktion eine berechtigte außerordentliche Kündigung sein, mussten die verbleibenden Gesellschafter damit nahezu rechnen, weil sich damit das Risiko des provozierten Handelns faktisch realisiert. Beim Abfindungsanspruch kann diese Reaktion ins Kalkül eingestellt werden. Sie darf nicht zu einer Stärkung der Rechtsposition und auch nicht zu einer Verbesserung der wirtschaftlichen Ausgangslage der verbleibenden Gesellschafter führen. Letztere würden durch die strengen Grenzen der Buchwertklausel zu Unrecht begünstigt und die

---

389) BGH, Urt. v. 9.1.1989 – II ZR 83/88, ZIP 1989, 770 = NJW 1989, 2685, dazu EWiR 1989, 761 *(Priester)*.
390) BGH, Urt. v. 9.1.1989 – II ZR 83/88, ZIP 1989, 770 = NJW 1989, 2685.
391) MünchKomm-BGB/*Schäfer*, § 738 Rn. 49 ff.

Buchwertabfindung des Ausscheidenden zu Unrecht limitiert.[392] Die gegenteilige Ansicht würde von dem berechtigterweise Kündigenden verlangen, seinen Schritt mit einem nachträglichen Wert zu erkaufen, was unbillig und rechtlich unzulässig ist.[393]

V. Prozessuales Vorgehen zur Erlangen einer Abfindung

Abfindungsansprüche stehen in den meisten Fällen zwar dem Grunde nach, nicht aber der Höhe nach fest. Der Gesellschafter kann somit in der Regel nach seinem Ausscheiden und vor Vorlage eines Gutachtens des ggf. noch zu bestellenden Sachverständigen keinen konkreten Wert beziffern. Er muss daher erst *„Material sammeln und Fakten gewinnen"*. In der Vergangenheit war der Gesellschafter gezwungen, ggf. **Stufenklage** zu erheben, um auf der ersten Stufe eine Auskunft zu erwirken oder eine **Feststellung** zu erreichen, um sodann auf der zweiten Stufe eine **Zahlung** zu verlangen. Dieses Vorgehen war häufig sperrig und verzögerte die Auseinandersetzung, womit erneut Differenzen verbunden waren.

Der BGH hat mit Urteil vom 7.6.2011[394] hierzu den Gesellschaftern eine pragmatischere Vorgehensweise an die Hand gegeben. Der ausgeschiedene Gesellschafter kann sofort **Leistungsklage** erheben. Die Höhe der seiner Ansicht nach korrekten Abfindung muss er angeben. Der Klageantrag enthält somit eine geschätzte vorläufige Abfindungssumme. Das angerufene Gericht hat dann die konkrete und zu bestimmende Leistung – falls erforderlich mit sachverständiger Hilfe – durch Urteil festzustellen. Anders als in der Vergangenheit, ist eine Abweisung der Klage als „zur Zeit unbegründet" nicht mehr zulässig. Im zitierten Fall des BGH vom 7.6.2011 hatte der Gesellschaftsvertrag einer GbR eine Schiedsgutachtenklausel vorgesehen, wonach der Gesellschafter einen externen Schiedsgutachter benennen konnte. Dies hatte er über einen Zeitraum von fast zwei Jahren unterlassen. Diese Frist hielt der BGH für nicht mehr objektiv angemessen. Gleichwohl sprach der BGH dem Ex-Gesellschafter das Recht zu, auf die seiner Auffassung nach zustehende Abfindung zu klagen.[395]

Die zuvor zitierte Rechtsprechung knüpft an eine ältere Entscheidung aus dem Jahr 1987 an. Diese hat der BGH mit Urteil vom 17.5.2011 bestätigt. Im Urteil vom 17.5.2011 führt der BGH aus, dass der aus einer Personengesellschaft ausgeschiedene Gesellschafter nach dem Verstreichen des vertraglich vereinbarten Fälligkeitszeitpunktes im Regelfall auf Leistung klagen kann, wenn und soweit er in der Lage ist, die Höhe seines Abfindungsanspruchs schlüssig zu begründen. Im Rahmen dieser Leistungsklage, die auf Zahlung gerichtet ist, kann der Gesellschafter dann auch den Streit darüber austragen, ob und in welcher Höhe bestimmte Aktiv- oder Passivposten bei der Berechnung des Abfin-

569

570

571

---

392) *Ebenroth/Müller*, BB 1993, 1153, 1355.
393) MünchKomm-BGB/*Schäfer*, § 723 Rn. 76; *Mayer*, DB 1990, 1319, 1320.
394) BGH, Urt. v. 7.6.2011 – II ZR 186/08, ZIP 2011, 1358.
395) BGH, Urt. v. 7.6.2011 – II ZR 186/08, ZIP 2011, 1358 ff.

dungsguthabens zu berücksichtigen sind. Auf der Grundlage des beiderseitigen Prozessvortrages kann – und wird in der Regel – das mit dem Fall befasste Gericht die Geschäftsunterlagen, Jahresabschlüsse, betriebswirtschaftlichen Auswertungen, Summen- und Saldenlisten etc. prüfen und ggf. bei fehlender eigener vollständiger Sachkompetenz einen externen Sachverständigen bestellen.

572 Auch wenn die Leistungsklage in vielen Fällen den schnellsten Weg zur Erlangung des Abfindungsguthabens darstellen mag, so sind grundlegende prozessuale Überlegungen vorgeschaltet. Der Klageantrag muss konkret beziffert werden. Der Antrag – wie er teilweise bei Schadensersatzansprüchen üblich ist – „dem Kläger ein angemessenes Abfindungsguthaben zuzusprechen, das jedenfalls den Betrag „x €" nicht unterschreitet", ist unzulässig. Soweit noch kein Gutachten über den Praxiswert vorliegt, muss sachgerecht und ggf. vorsichtig geschätzt werden. Gemäß § 308 Abs. 1 ZPO ist das Gericht an den Klageantrag gebunden. Wird das Abfindungsguthaben zu niedrig angesetzt, so kann das Gericht nicht mehr zusprechen. Bei zu hoch angesetzten Beträgen besteht hingegen die Gefahr, dass der Kläger partiell unterliegt, weil ihm weniger als die Klagesumme zugesprochen wird. Im Fall des Teilunterliegens müsste das Gericht dem Kläger einen Teil der Kosten des Rechtsstreits auferlegen. Das mag durch eine vernünftige sachgerechte Schätzung der vermutlich angemessenen Abfindungssumme vermieden werden.

VI. Fazit – Abfindungsansprüche

573 • Im Gesellschaftsvertrag empfehlen sich exakte und widerspruchsfreie Regelungen zur (ratenweisen) Zahlung etwaiger Abfindungen (über mehrere Jahre). Das ist ein Mittel zur Existenzsicherung der Parteien, denn Abfindungen haben i. d. R. weitreichende wirtschaftliche Auswirkungen und führen zu durchaus hohen Liquiditätsabflüssen mit entsprechenden Konsequenzen sowohl für den ausscheidenden als auch für den verbleibenden Gesellschafter.

• Grundsätzlich ist es möglich, den Abfindungsanspruch nach dem Verkehrswert (i. d. R. hoher Ansatz) oder nach dem Buchwert (i. d. R. geringer Ansatz) zu berechnen.

• Tatsächlich und rechnerisch einfach ist eine Buchwertklausel. Diese kann im Einzelfall unwirksam sein oder nach einer Laufzeit mehrerer Jahre unwirksam werden (Sittenwidrigkeit, Verstoß gegen Treu und Glauben). Die Klausel ist dann nicht zwingend nichtig. Es kommt u. U. zu einer nachträglichen Anpassung.

• Um Streit im Falle des Ausscheidens zu vermeiden, kann und sollte ein fachkundiger Dritter bzw. Sachverständiger benannt werden, der im Streitfall die Höhe der Abfindung nach verlässlichen und objektiven Parametern verbindlich für alle Parteien feststellt.

• Prozessual kann der Anspruch uneingeschränkt durch die Leistungsklage (Zahlungsklage) geltend gemacht werden, eine vorherige Klage auf Auskunft erübrigt sich.

Stichwortverzeichnis